Comentario de Dennis Waite

El Ser no puede ser descrito, pero David Carse logra aquí una magnífica aproximación. Su lenguaje vivo y directo es portador de la convicción que solo emana de la experiencia. Muchos libros sobre el advaita dan la impresión de que se basan en otras obras y de que sus afirmaciones pertenecen al ámbito de lo teórico; sin embargo, se percibe nítidamente que este no es el caso aquí. Este libro aporta comprensión para aquellos que buscan explicaciones, pero ello no impide que resplandezca a su través un «saber» directo, no mental y pleno de sentimiento que trasciende lo meramente intelectual. Carse desvela la verdad no-dual ayudándose de citas de sabios sufíes, taoístas y advaitines, y la información llega al lector con gran claridad, sencillez y autoevidencia. Creo que esta es la razón de que esta obra tenga tanto éxito.

A pesar de las muchas veces que David insiste en la inadecuación del lenguaje y de la imposibilidad de expresar la realidad con palabras, su texto es muy bueno. Yo he asegurado en mis libros que es imposible hablar claramente sobre la no-dualidad sin emplear la correcta terminología sánscrita, pero esta obra parece contradecir tal afirmación. Hay en ella algunas metáforas muy originales, a la vez que múltiples observaciones muy brillantes que son susceptibles de ser citadas. Hay veces, incluso, en que cada párrafo subsiguiente parece contener una nueva profundidad.

He mencionado en alguna otra parte que siempre escribo anotaciones a lápiz en los márgenes de todos los libros advaita que leo. Marco los comentarios positivos con un «Bueno» o un signo de admiración «!»; pongo una «C» para señalar las partes citables; lo que no entiendo lo indico con una interrogación «?», y las partes con las que no estoy de acuerdo las señalo con una «x». En esta obra he marcado muy pocas interrogaciones y solo un par de «x», pero he incluido muchos «Buenos», admiraciones y «C's». ¿Qué más puedo decir? El único comentario adverso que cabe hacer —y es más un aviso para los lectores potenciales que otra cosa— es que los primeros capítulos son los más exigentes. De modo que sugiero al lector que no se rinda ni abandone la lectura si los encuentra abstrusos; que siga leyendo. ¡El texto se vuelve mejor y mejor cada vez!

David no es instructor de advaita y afirma explícitamente que no enseña. Seguramente los principiantes no se beneficiarán de este texto y deberían buscar en alguna otra parte para empezar. Pero si crees que ya lo sabes todo, aunque sientes que «Ello» todavía no ha cuajado en ti, entonces este es ciertamente tu libro. Esta es la obra definitiva que agradecerán quienes saben distinguir entre los comentarios que provienen de una mera comprensión intelectual y los que surgen de la auténtica realización. He observado también que parece recibir alabanzas tanto de parte de los vedantines tradicionales como de los denominados neo-advaitines, ¡y eso sí que es una verdadera alabanza!

DENNIS WAITE
autor de *Back to the Truth* y
The Book of One: 5000 years of Advaita

Perfecta Brillante Quietud

PERFECTA BRILLANTE QUIETUD

Más allá del yo individual

David Carse

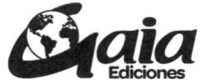

Este libro y los pensamientos y conceptos que aquí se expresan carecen de autoría. No son «míos». Puede ocurrir, o no, que se entiendan o malentiendan, que se interpreten o malinterpreten, que se citen o mal citen, que se utilicen o mal utilicen, que haya apropiación o mala apropiación. Todo es Presencia, todo es Conciencia en la cual todos los aparentes pensamientos y conceptos, eventos y acciones brotan espontáneamente.

david carse
2006

Primera edición: mayo de 2009
Tercera reimpresión: junio de 2022
Sexta reimpresión: marzo de 2025

Título original: *Perfect Brilliant Stillness*

Primera edición en lengua inglesa: Non-Duality Press, septiembre de 2005
Primera edición en lengua castellana: Gaia Ediciones, Madrid, mayo de 2009
Editado con la autorización de David Carse y Non-Duality Press

Traducción: Jorge Viñes Roig

De la presente edición en castellano:
© Distribuciones Alfaomega S.L., Gaia Ediciones, 2009, 2018
   Alquimia, 6 - 28933 Móstoles (Madrid) - España
   Tel.: 91 617 08 67
   www.grupogaia.es - E-mail: grupogaia@grupogaia.es

Depósito legal: M. 22.810-2009
I.S.B.N.: 978-84-8445-258-4

Impreso en España por: Artes Gráficas COFÁS, S.A. - Móstoles (Madrid)

Cualquier forma de reproducción, distribución, comunicación pública o transformación de esta obra solo puede ser realizada con la autorización de sus titulares, salvo excepción prevista por la ley. Diríjase a CEDRO (Centro Español de Derechos Reprográficos, www.cedro.org) si necesita fotocopiar o escanear algún fragmento de esta obra.

La letra pequeña

Hay por ahí multitud de libros que te ayudarán a vivir mejor, a ser mejor persona y a evolucionar y a desarrollarte para que realices tu pleno potencial como ser espiritual.
Este no es uno de ellos.
En el momento de escribir estas líneas, casi todos los instructores espirituales de América y Europa están enseñando que la definitiva iluminación espiritual, alcanzada antaño solamente por ciertos yoguis, gurús y otros seres extraordinarios, puede ahora ser tuya; y que la lectura de sus libros o la asistencia a sus seminarios puede ayudarte a lograrla.
Este libro te dirá que esas ideas son absurdas, ya que es completamente obvio que ni tú ni ninguna otra cosa ha existido jamás.
De hecho, y a pesar de los entusiastas encomios de la contraportada, encarezco a toda persona que sea razonablemente normal a que no compre este libro. Digo esto porque no tiene ningún sentido gastarse un buen dinero en un libro «espiritual» más, para acabar encontrándose con que no tiene ninguna utilidad. El tema sobre el que versa es tal que apenas unos pocos lo hallarán interesante. Lo que aquí está escrito, en caso de ser realmente entendido, es tan genuinamente extraño que se encuentra en el confín más extremo de lo que el cerebro humano puede comprender o aceptar. Yo no lo habría entendido ni lo hubiera hallado interesante con anterioridad a lo acaecido en la jungla.
Además, si estás verdaderamente interesado y eres capaz de ver más allá de las palabras para alcanzar a entender parte, al menos, de aquello hacia lo cual apuntan, es muy probable que lo encuentres bastante inquietante. Pocos hay que adquieran libros sobre espiritualidad con el fin de sentirse profundamente inquietos, así que considérate advertido.
Y, finalmente, si de todos modos lo lees y lo que aquí se esboza resuena en ti y es, por un remoto casual, seguido hasta su final, entonces eso será con toda probabilidad también tu final. Así que, nuevamente,

estás advertido. *Con un poco de suerte, no regresarás de esta con una vida que puedas llamar tuya; «tú» no regresarás en absoluto.*

No hay modo de saber cuáles son las probabilidades de que esto ocurra, pero los Upanishads *afirman que «solo una vez cada miles de millares de años despierta un alma», así que lo más probable es que no necesites preocuparte. Probablemente.*

Dicho lo cual, disfruta.

Esta vida no tuvo nunca sentido desde su mismo comienzo.
Durante cuarenta y seis años la experiencia vital fue
arbitraria, caótica y dolorosa.

Ha habido muchos:
padres, hermanos y hermanas,
profesores, compañeros, amigos,
novias, esposas,
colegas y socios,
consejeros y asesores,
chamanes, sacerdotes y profetas,
doctores, terapeutas, sanadores de toda índole
y más de un espectador relativamente inocente;

los cuales, cada cual a su modo, dieron
solaz y apoyo, ayuda y consuelo,
sabiduría y guía
a un alma fragmentada
que se desgranaba entre las sombras
hasta que todo ello cesó.

Este libro está dedicado a todos vosotros,
con eterna gratitud.

Ahora se ve tan sencillamente:
todos sois Yo Mismo.

Ilustración de portada (sin título) realizada por Bianca Nixdorf,
que vive y trabaja en Bombay.
(«*No son más que palabras, ¿no? Palabras y conceptos.
Y la verdad está más allá.
Así que lo mejor es olvidarse de todos los conceptos
y de todo lo que he escuchado aquí...*»)[1].
Utilizada con permiso.

*Cuando estás en profundo silencio
has llegado a la base de todo.
Ese es el profundo estado azul oscuro
donde hay millones de estrellas y planetas.
Cuando estás en ese estado
no tienes conciencia de tu existencia.*

NISARGADATTA MAHARAJ [2]

Gracias de corazón a todos aquellos cuyos
comentarios, preguntas y lectura de pruebas
han contribuido a configurar y a alumbrar esta obra:
Cindy, Annie, Bill, Jina, Anima, Michael, Kara, Marcel,
Diana, Dave, Anna, Claudine y Koshen.

Y para Ramesh, con profundo afecto y aprecio.

---

[1] Cita de Bianca Nixdorf que aparece en la página 302 del libro de Ramesh Balsekar, *Your Head in the Tiger's Mouth* {*Tu cabeza en la boca del tigre*}. Casi todos los libros citados en esta obra aparecen listados al final del texto, excepto unos pocos que aparecen mencionados directamente a pie de página.

[2] Esta cita inusualmente quijotesca de Maharaj corresponde a sus últimas charlas, recogidas en el libro *La consciencia y lo absoluto y el conocimiento del sí mismo y la realización del sí mismo*, Sri Nisargadatta Maharaj. Gracias, Michael.

Aquiétate.
Y sabe.
Yo Soy.
Dios.

Salmo 46:10

Índice

Uno

1. Vertiéndose 23
2. Un hilo 27
3. Contando la historia 31
4. Prólogo 47

Dos

5. La jungla, parte I 59
6. Rendición 69
7. La jungla, parte II 73
8. Las palabras fallan 79
9. La jungla, parte III 89
10. Ido más allá 95
11. La jungla, post scríptum 103
12. La botella del Dr. Bronner 109
13. Liberación 117
14. Girando sin fin 125

Tres

15. Ni gurú, ni método, ni maestro 135
16. Caída libre 149
17. Amor 155
18. Charlas matinales 159
19. La enseñanza de la Verdad 165

20. No taxi 171
21. No sé 177

Cuatro

22. Pregunta / Respuesta 191
23. Perspectiva 203
24. Increíblemente simple 213
25. Nunca interferir 217
26. La máquina de soñar 221
27. Pensamiento confuso 233

Cinco

28. La rendición revisitada 243
29. Demasiadas palabras 249
30. Para 253
31. Que explote tu cerebro 257
32. Comportamiento ejemplar 267
33. Nataraja 273
34. Metanoesis 287
35. La diferencia 293

Seis

36. Tiempo 303
37. Sujeto / Objeto 309
38. Una carga imposible 315
39. Una astilla… 325
40. Quieta extensión 333
41. Visión periférica 335
42. Sueños dentro de sueños 347
43. Trinidad 351

Siete

44.	¿Cómo decirlo?	361
45.	De lo más peculiar	369
46.	Eterno nonato	377
47.	Mundo mágico	385
48.	Todo está bien	389
49.	Una parábola: ¡Despierta!	393

Epílogo: Una ontología eckhartiana 411

Lecturas 423

*La comprensión esencial es que
en realidad nada es.
Esto es tan obvio que no se percibe.*

Wei Wu Wei

Uno

*El Brillo
adentro
donde el
Corazón
se abre
y no hay
Nada.*

1
Vertiéndose

Quienquiera que aquí me trajo
habrá de llevarme de regreso al hogar.
RUMI

Y así
    solo hay Uno
       todo lo demás es ilusión
una construcción en la mente
nada hay aquí sucediendo
solo hay
Un Ser Conciencia

quietud silencio perfección
y en la quietud
    acaso un aliento
    como si
solo hubiera Uno
alentando

y todo esto es ese aliento
todo esto es Eso
somos Eso
somos ese Uno
y sin embargo no

    ni siquiera somos Uno
    pues no hay nosotros
solo Uno

nada aquí sucede
a pesar de la apariencia
nada importa

inmoble
el aliento Uno
es un Verterse de
    pura radiante compasión
    amor perdón belleza gracia

y hallo que no soy
quien pensaba ser
lo que llamaba «yo mismo»
es nada — es una idea es
una adición de recuerdos
    atributos pautas pensamientos
    herencias hábitos ideas
a los que puedo mirar y decir

no yo
yo no soy esto
como mí mismo yo simplemente
    no soy
ningún yo ningún mí existió jamás
    ilusión
    fabricación

nada hay sucediendo
    nadie hay aquí
solo hay Uno
    alentando
Eso es lo que yo — es

Yo Soy Eso
Y Eso es Todo

y Eso es el Brillo
que todo esto es
   vida muerte amor angustia
   compasión comprensión sanación
luz

el Brillo adentro
donde el Corazón se abre y no hay
Nada
no yo no alguien
solo desgarradora belleza
   y desbordante gratitud

Vertiéndose

2
Un hilo

*Déjate silenciosamente llevar
por el poderoso impulso
de lo que en verdad amas.*

RUMI

―

*La sabiduría puede aprenderse
pero no puede enseñarse.*

ANTHONY DE MELLO

Solo hay Uno. No hay jamás, en ningún sentido, multiplicidad, ni siquiera duplicidad. Toda percepción de distinción y separación, de dualidad y, por ende, de lo que se conoce por realidad física, es una ilusión creada mentalmente que tiene la misma naturaleza que un sueño. Lo que tú crees ser —una entidad individual separada— es parte de esta ilusión. Tú no eres el hacedor de ninguna acción o el pensador de ningún pensamiento. Los eventos suceden, pero no hay hacedor. Todo lo que hay es Conciencia. Eso es lo que verdaderamente eres Tú.

En el estudio o la práctica de la filosofía, la religión o la espiritualidad, uno se cruza con un recurrente conjunto de ideas tales como estas, que tratan de apuntar hacia la verdadera naturaleza de la realidad. Es un ininterrumpido hilo de comprensión que se extiende a lo largo de toda la historia y por casi todas las culturas, y al cual se alude como «sabiduría perenne». En términos de meros números, ha habido relativamente pocas personas que hayan tenido interés por descubrir este hilo de lucidez o por aprender de él, y aún muchas menos que lo hayan comprendido plenamente. De ahí que se halle envuelto en un aura de misterio; aura que, en correspondencia con la naturaleza humana, ha sido explotada y capitalizada a lo largo de la historia por escuelas arcanas, cultos secretos y todo tipo de instructores que afirman poseer un conocimiento especial y exclusivo acerca de la naturaleza de Lo Que Es.

Pero este hilo es, y siempre ha sido, verdaderamente un secreto abierto, comunicado de continuo y ofrecido y hecho accesible tanto dentro como fuera de todas las principales tradiciones espirituales. A pesar de haber sido buscado y comprendido por tan pocos, este hilo de Comprensión, esta sabiduría perenne, ha perdurado debido a que ofrece nada menos que todo: las respuestas a las preguntas esenciales, la verdadera naturaleza de todo cuanto es, el significado último, el propósito definitivo y el cese del sufrimiento.

Dado que ofrece tanto, puede parecer raro que hayan sido tan pocos los que han descubierto los elementos que componen aquello a lo que se alude simplemente como la Enseñanza y los que han alcanzado la Comprensión de esta Sabiduría. Hay, de hecho, una razón básica para ello que es inherente a la Comprensión misma. Pero la razón inmediata y funcional, desde el punto de vista de la experiencia y del entendimiento humano, es esta: la Enseñanza, la sabiduría perenne, no puede ser expresada directamente. Los maestros que han llegado a comprenderla pueden apuntar hacia ella, hablar acerca de ella, sugerir vías y medios para que otros se aproximen a ella; pero la Enseñanza no puede ser directa y claramente establecida. Esto conduce a que muchos crean que no es real o que no vale la pena perseguirla, mientras que para aquellos otros que son atraídos hacia ella, esta característica de la Enseñanza es fuente de gran frustración y exasperación.

Albert Einstein dijo en cierta ocasión que un problema no puede ser resuelto por la misma mente que lo creó. De modo similar, cualesquiera respuestas a las cuestiones de la existencia humana suscitadas por la propia experiencia humana serán, ellas mismas, parte del problema, dado que brotan de la situación misma que buscan explicar y están condicionadas por ella. Es razonable que cualquier respuesta verdadera o comprensión definitiva debe, en cierto sentido, provenir de afuera, debe ser diversa a la condición misma que ella comprende.

Tal es el caso de la Comprensión. No pertenece a la condición humana; proviene de «afuera», es completamente diversa o previa a toda experiencia o comprehensión humanas. Pero como tal, es, desde luego, inherentemente incomprensible; pues al surgir de afuera del pensamiento y de la experiencia humanos, no puede ser introducida, limitada o capturada por los conceptos o palabras humanos. Aunque puede ser aprendida, no puede ser enseñada. Aunque puede ser, en sí misma, discernida, apercibida o, si se quiere, intuida, no puede ser directamente expresada en palabras y ni tan siquiera, a tal efecto, pensada mediante pensamientos, ideas o conceptos estructurados lingüísticamente. Existe. No puede ser expresada.

Naturalmente, basta con esto para disuadir a la mayor parte de la raza humana y para llevarla a buscar en alguna otra parte más tangible los significados que pudieran obtenerse. Y basta también para alumbrar y mantener el interés de aquellos pocos que se sienten atraídos o impulsados hacia la inefable llama. Estos son los llamados «buscadores espirituales». Son los que saben que la respuesta última está ahí, justo más allá de la percepción, y por ese saber son atrapados. Y estos pasan sus vidas siguiendo y escuchando a los videntes y sabios, maestros y ancianos, tratando de aprehender lo que no puede ser enseñado.

Y luego, inexplicablemente, están aquellos que son sorprendidos por la gracia, aquellos en quienes la verdadera naturaleza de Lo Que Es deviene obvia; quizá tras largos años de seguimiento y escucha y aprendizaje, o acaso, aún más incongruentemente, con escasa o ninguna búsqueda declarada. Si resulta singular que sean tan pocos los que despiertan del sueño de la vida cotidiana para ver las cosas tal y como son, considérese lo extremadamente raro que es, dados los parámetros del sueño, que haya siquiera alguien que despierte en absoluto.

Y de aquellos en los que acaece la Comprensión de Lo Que Es, ¿qué puede decirse? Ellos son lo inverso: son los despiertos a lo que el mundo está dormido mientras duermen a lo que el mundo está despierto. Poco acerca de ellos tendrá sentido para la persona normal, incluso para los más versados en los asuntos espirituales.

> La mente despierta se vuelve del revés y no concuerda ni con la sabiduría del Buda.
>
> HUI HAI

De estos habrá algunos a través de los cuales surgirá, de modo igualmente inexplicable, un intento de comunicar lo incomunicable, manteniendo así vivo el continuo hilo de la sabiduría perenne.

Existe. No puede ser expresada.

3
Contando la historia

He vivido al filo de la locura,
queriendo saber razones, llamando a la puerta.
Se abre.
¡He estado llamando desde adentro!

RUMI

I

Recientemente se me pidió una vez más que compartiera mi historia..., y una vez más decliné la petición. Por buenas razones: ya ves, es este estar constantemente creando y sosteniendo, contando y recontando, puliendo y lustrando la historia personal lo que precisamente mantiene vivo el sentido de ser un yo individual. El ego no es más que la historia que él se cuenta constantemente de sí mismo: las experiencias y dificultades que ha tenido, la senda que ha seguido, las heridas que acarrea...

Aquí la invitación es, precisamente, dejar de contarse la historia. Cuando desaparece el sentido de ser un yo individual, esta historia, que parece tan extremadamente importante y con la que uno está tan profundamente encariñado que acaba por convertirnos en lo que creemos ser, se ve como lo que es, una novela barata y trivial pobremente contada; y sin el lustre y el recuento, el sentido de yo se desvanece cual humo en el aire. Esta es la invitación al despertar espiritual: abandonar este constante alimentar la creencia en ti mismo como yo individual, y así emerger de las sombras.

Y hete aquí, desde luego, la justicia divina o, cuando menos, la ironía divina; pues las circunstancias dictan que la historia debe ser contada de todos modos. Sea pues así. Hágase de una vez por todas.

Hay otras razones para la reluctancia, quizá no tan nobles: una profunda resistencia en esta mente/cuerpo, cimentada en el entramado de su condicionamiento. Ya en una ocasión anterior hubo un huir del «rol de hombre santo», dejando atrás el sacerdocio católico; había aquí una profunda desconfianza hacia todo lo que llamara la atención y pudiera reforzar una morbosa sensación de ser especial. Esa senda conducía a una destrucción cierta, de modo que salí huyendo como alma que lleva el diablo y no paré de correr, eludiendo constantemente los roles de liderazgo que de continuo eran ofrecidos, hasta que aprendí a evitar las situaciones que motivaban los ofrecimientos. Trabajar como carpintero, martillear clavos y serrar tablones era una tarea segura..., mientras la mente, azuzada por las terapias y las medicaciones, se tambaleaba al filo del caos. Transcurren veinticinco años y dos matrimonios fallidos. El tiempo no cuenta para la Conciencia.

Entonces, espoleado por una fuerza que en aquel tiempo desconocía (¡mierda!, pensaba que había sido idea «mía»), surge el impulso al redescubrimiento y a la exploración de las raíces nativas americanas (de vuelta al tiempo en que pensaba que la historia personal tenía importancia), dando lugar a un corretear por ahí con ancianos, curanderos y chamanes nativos.

Una cosa lleva a la otra, y la «cosa david», a pesar de hallar los viajes incómodos y desagradables, de albergar un secreto y particular temor al (miopemente percibido) oscuro continente americano y de estar poseída por una aguda alergia a cuanto se relacionara con formar parte de un grupo, se descubre no obstante compartiendo con otros cuatro encantadores personajes varios días de viaje en autobús, avioneta, canoa y a pie por el sudeste de Quito: primero descendiendo del altiplano andino a través del bosque nublado y después río abajo por diversos afluentes hasta la cuenca superior del Amazonas.

El tiempo pasado con los curanderos y chamanes del pueblo Shuar en lo profundo de la selva tropical es materia de grandes historias poseedoras de un maravilloso dramatismo. Pero todo ello es irrelevante y carece de significado, excepto como un elaborado montaje en la Conciencia con el fin de orquestar unas medidas lo suficientemente rudas como para resquebrajar la cáscara de la cosa david. El por qué habría de tomarse la Conciencia tales molestias por la cosa david, con los miles de meritorios y predispuestos devotos que hay por ahí aguardando a ser movilizados, es algo que escapa a toda comprensión.

II

«Lo que sucedió en la jungla».

Tony Parsons habla de un «paseo por el parque». Para Suzanne Segal fue «la parada del autobús». U. G. Krishnamurti alude a un evento que calificó de «completa calamidad». En el caso de Douglas Harding fue la denominada «experiencia del Himalaya». Aquí es «lo que sucedió en la jungla».

No sucedió nada en la jungla. Lo que sucedió fue todo, lo único que por siempre le ha sucedido a todo ser en todo lugar. Lo que sucedió es inefable. No sucedió nada.

Lo que sucedió en la jungla llenaría innumerables conversaciones si el condicionamiento aquí no fuera tan alérgico a las consecuencias que ello pudiera acarrear. Así que, en cambio, se escribe aquí libre de contaminación, aunque inevitablemente acarreará la misma maldita cosa.

Y en última instancia, ¿qué más da? «Asienta por siempre jamás el ponderoso Ecuador en su línea...»[3]. Todo encuentra su equilibrio. Los jirones y remanentes del condicionamiento de david aletean estrepitosamente en el viento restregando horrendas advertencias de la trampa del ego, provocando impulsos de huir para refugiarse en la proverbial cueva del anacoreta, al menos metafóricamente.

Pero es una estupidez. No hay ego, no hay trampa; también esto es ilusión, tenue cual una veraniega neblina matinal sobre un henar. La aversión está ahí, en el condicionamiento de este aparato mente/cuerpo, al igual que la aversión a ciertos alimentos o a la música estridente. Se ve esto y enseguida pierde toda significación. Una sola Conciencia fluye a través de toda esta infinidad de formas, y lo que sucede en cada una de ellas, incluyendo esta, carece en verdad de relevancia. No hay elección aquí, tan solo el puro darse cuenta de la Conciencia fluyendo sin elección. Tony DeMello aludía a ello como un «cooperar de todo corazón con lo inevitable». Así que ahí va.

Gran parte de lo que sucedió en la jungla fue experiencial; y de este modo podría ser pensado, recordado, compartido: como una experiencia profunda y transformadora. Buen rollo. Un rollo trascendente. ¡Qué bonito! Un rollo tipo experiencia cumbre, ya sabes a qué me refiero, suficiente como para extinguir hasta el más santo tuétano a la cosa david. Preparatorio, podría sin embargo decirse ahora. De esto es de lo que puede hablarse, aunque con vacilación y con abundante abuso de las reglas gramaticales y del significado atribuido a las palabras.

Pero entonces llegó un momento en que todo cesó, en que la experiencia cesó, y aquí el asunto se pone al rojo vivo; porque

---

[3] Cita del escritor, filósofo y poeta estadounidense Ralph Waldo Emerson (1803-1882), extraída del texto *Lectures and Biographical Sketches*, University Press of Pacific, Honolulu, 2003.

también cesó david. Pero claro, eso es una estupidez. david nunca existió.

Las anotaciones en el diario, escritas poco después de ese instante, son un galimatías. Son el intento de expresar lo inefable por parte de un chiflado. Todas ellas muestran el infinito, aunque desde la perspectiva del Brillo allende la luz al cual denominamos Conciencia y que posee un sentido del humor bastante retorcido. «¡Eh, mira! Hemos intentado todas las demás combinaciones: muchos años de preparación y entonces el despertar; muchos años de preparación y entonces no hay despertar; muchos años de preparación y entonces casi el despertar, aunque ¡huy!, lo sentimos, no del todo. Pero hete aquí una combinación que no hacemos muy a menudo: ¿Qué tal una realización completa con Conciencia total, ¡pum!, sin preparación previa en absoluto? Agarra a un cretino renegado y medio piel roja, un renegado tipo no-pudimos-hacerle-cura con la mente torturada y carpintero en las colinas de Vermont, y el pobre bastardo no tendrá ni idea de qué demonios le ha pasado. ¡Tenemos la diversión asegurada!».

Hay que entender que yo no tenía la menor idea de toda esta mierda. No sabía que existiera ese animal llamado «buscador espiritual» y, menos aún, toda la subcultura espiritual. Nunca había oído mencionar toda esa jerga trascendente ni conocía ninguno de sus conceptos: *sadhana, moksha, lila, samadhi;* y si hubiera oído esos términos seguramente habría pensado que se trataba de aderezos para ensaladas. No tenía ni las estructuras mentales ni las nociones mínimas necesarias para categorizar lo que sucedió. Fue una absoluta, pura, total y pasmosa gracia que, a la vez, carecía absolutamente de sentido.

Hay algunos escritos ligeramente menos enrevesados que fueron añadidos a las primeras anotaciones del diario unos meses después, cuando la Conciencia tuvo la misericordia de presentar un ramillete de ideas advaita ante lo que había quedado de la cosa david. Son estos los textos que compartiré en las páginas que siguen, como un destello, como un chispazo de ese instantáneo momento atemporal en el que se evidencia que no hay más que un simple «observar» (todavía no sabía que el término advaita correcto es «atestiguar») de esa cosa david, de esa cosa que pensaba que era «yo mismo»; no solo el cuerpo, sino todo ello, la cosa entera llamada cuerpo-mente-alma-personalidad-espíritu, y la realización inmediata de que no hay nada de ello, de que no hay nadie en casa. No hay algo ahí. Es obvio que no hay «yo», no hay algo que sea «yo». Y aún es más obvio que no hay un «yo» observando, atestiguando. El atestiguamiento llena el universo, y no hay cosa alguna en lugar alguno, no hay ningún lugar ni hay cosas, ni seres, ni entidades. Solo hay esto, esta mismidad, Conciencia, y esto es lo que «yo» es.

La descripción mas pulcra que puede hacerse es que hubo un «cambio de percepción», pero..., ¡madre mía!, ver de manera diferente o ver las cosas de manera diferente, vale, ¡pero que no haya quien las vea...! Lo más aproximado que puede decirse es que la percepción dejó de originarse en esta cosa mente/cuerpo.

Y, desde luego, al mismo tiempo todo lo anterior no es más que pura basura, negada por la evidencia igualmente válida de que no sucedió nada en absoluto. Nuevamente, lo más aproximado que puede decirse es que hay una especie de sentido retroactivo implícito en la «completa calamidad». Nada cambia, ya que se ve que todo ha sido siempre así. Cesa una interpretación errónea, desaparece una idea falsa. ¿Y qué ha ocurrido? Nada. Nunca ha habido nadie en casa. Este «yo» es y ha sido siempre esta mismidad. ¡Qué divertido que haya ocurrido ese pequeño malentendido, que hayan ocurrido esas divertidas ideas respecto al «tiempo» y las «cosas», incluso que haya habido ideas y personas y seres y david y jungla y Fuente Original y todo...!

Nisargadatta Maharaj lo denominaba Comprensión, aunque

no es algo que tenga que ver con «conocer». Es un saber que nada tiene que ver con el conocimiento.

Escucha, esto es importante. Hay palabras y conceptos que se emplean aquí de manera descriptiva. Pero ignoro si lo que sucedió en la jungla se corresponde o no con aquello a lo que se refieren los diversos maestros, sabios o tradiciones mediante las palabras y conceptos que ellos emplean; y, en definitiva, no me importa. Esta «nada» que sucedió en la jungla se autovalida absolutamente en y por sí misma. Lo que sucedió lo relativiza todo y no es relativizado por nada.

Por un lado está todo: todo lo conocido, sentido, pensado o creído, todo lo que existe o no existe, todo lo posible y lo imposible, todo lo que fue, es y siempre será o nunca será. Y por otro lado hay esto. Y resulta que todo no es. Y resulta que esto sí es.

Que alguna otra alma, ya sea en el universo conocido o en el desconocido, llegue o no a reconocerlo algún día ha sido por siempre irrelevante desde que acaeció ese fuera-del-tiempo en la jungla. No puedo explicarlo, pues por otra parte soy más bien racional. Pero no solo no hay la menor duda; es que el concepto mismo de duda no existe.

La palabra que acude más frecuentemente es que ello es «obvio»; pero, evidentemente, eso es abusar de una buena palabra, ya que cuando la empleo en las conversaciones suele suscitar miradas de perplejidad. Aun así. Lo que está delante de ti, o más aún, lo que eres de hecho, lo que todo *esto* es, lo que de ningún modo puede pasarse por alto, lo que no puede ser de ningún otro modo, es obvio; aun cuando la mayoría de las veces parezca no verse.

Así que, sea como fuere, la cosa podría haber acabado ahí. Hubo el intento de expresarlo a unos pocos (un tanto «gagá»), pero pensaron que estaba loco, así que se abandonó el intento. Se observó a la cosa david regresar al martillear de clavos..., bañado en el Brillo..., que nadie veía..., pasmosa gratitud que cortaba el aliento..., lágrimas casi todo el tiempo, espontáneas e irrefrenables. david ha perdido la chaveta, pero parece un idiota feliz, así que ¡viva! Siempre y por doquier perfecta Brillante Quietud, y nada, un no-algo sin nombre (amor y compasión y bienaventuranza son apenas patéticas sombras) vertiéndose constantemente, viéndose ahora siempre, no desde esta cosa mente/cuerpo.

III

La cosa podría haber acabado ahí. Pero entonces la Conciencia volvió a mostrarse nuevamente misericordiosa, o nuevamente brutal (lo cual es lo mismo: se volvió brutalmente misericordiosa), y sin que el personaje tuviera nada que ver, inscribió a la cosa david en un curso que le llevó a presentarse ante un cierto dúo dinámico (él y ella) de supuestos instructores advaita. Con el tiempo resultaron ser casi enteramente unos egos, muy alejados del estándar que alcanzan los mentores espirituales. No obstante, con notable excelencia y una buena absorción intelectual de la enseñanza por mi parte (máxime tratándose de un chiflado), logré aprender mucho. Curiosa experiencia, ya que parte de lo que la mujer decía resonaba..., como si quizá ella supiera..., para luego verse que obviamente no era así.

Gradualmente fueron encajando las piezas y se descubrió que ahí fuera hay toda una cultura de ciegos guiando a otros ciegos, aunque ha habido múltiples ocasiones a lo largo de los eones en las que el ver ha sucedido, y en las que esos ojos a través de los cuales sucedía el ver supieron que no eran «ellos» los que veían. Ha habido múltiples escritos de las cosas-Buda, de las cosas-Rumi, de las cosas-Seng-Ts'an y de las cosas-Ramana, que otras cosas podían leer. Y esas otras cosas, que pensaban que eran cosas (pero que no pensaban que eran ellas quienes lo pensaban) y que no veían (aunque todo esto no es más que un juego, porque esas «otras» cosas no son más que la *Yo-idad,* que es la *Es-idad* de todo ver), cuando leían esos escritos pensaban que los comprendían. Así que, en el ínterin entre las ocasiones en que el ver sucedía, algunas de esas otras cosas desarrollaban toda una serie de estructuras y sistemas en torno a la teoría del ver, y algunas de ellas lograban reunir a otras muchas cosas para que las siguieran y las adoraran, pues nadie sabía la diferencia entre pensar y ver. Nadie sabía la maldita diferencia, ¡así que esas otras muchas cosas eran muy fáciles de engatusar!

Y eso era muy singular. Y mientras tanto, por supuesto, la perfecta Brillante Quietud, siempre y por doquier, vertiéndose constantemente.

Se dice que cuando necesitas un instructor, lo encuentras. Desde luego, esta afirmación asume que los instructores son imprescindibles, lo cual es muy cuestionable. El universo existe en base a una necesidad de saber, y la mayoría de las veces no necesitamos saber. Pero cuando, en el contexto del gran marco global, es necesario para una mente/cuerpo saber algo, entonces lo escucha; y, además, de tal modo que lo entiende. Esto puede ocurrir de diversas formas: hallando un maestro, o a través de una conversación escuchada por casualidad, o gracias al espontáneo comentario de un taxista, o mediante un simple pensamiento que brota sin más. No podría ser de otro modo. Todo es Conciencia.

Todo cesó en la jungla; cesó david; cesó el mundo. Y durante algún tiempo solo hubo un estar en esto y solo en esto, sin conceptos o pensamientos dentro de los cuales enmarcarlo. Entonces sucedió este cruzarse con esos dos, junto con el descubrimiento de que las ideas de las que hablaban se correspondían de algún modo con el saber inefable que había ocurrido en la jungla. Hay simplemente un seguir un carril que emerge de modo natural, viendo solo el paso siguiente..., que es, siempre y en cualquier caso, lo único que alcanzamos a ver.

Sea como fuere, justo cuando empezaba a evidenciarse que todo cuanto podía adquirirse de estos dos era un marco intelectual básico, un día ella menciona en una charla el nombre «Ramesh», al que alude como uno de sus maestros.

IV

Haciendo breve una larga historia: búsqueda en Internet, *The Final Truth {La verdad final}* en amazon.com, y lo demás es historia. Se devora todo cuanto Ramesh Balsekar había escrito hasta entonces, siendo lo más provechoso que había encontrado desde lo de la jungla. Aquellos primeros libros del ex banquero de Bombay resonaban con claridad. Los textos son altamente metafísicos y reflejan la influencia de su maestro, Nisargadatta Maharaj, y de un escritor anterior conocido como Wei Wu Wei. Se lee también todo lo que hay escrito por estos caballeros, así como todo lo que puede hallarse de, y sobre, Ramana Maharshi, el místico sabio maestro santo del sur de la India.

Con estas lecturas y reflexiones se descubre que, a pesar de que esta «nada» que sucedió en la jungla no podía ser reconocida o explicada por nadie en el inmediato contexto en el que sucedió, existía sin embargo una tradición, un contexto dentro del cual tal suceso era conocido y reconocido. En un mundo repleto de mistificadas y tergiversadas historias espirituales de tercera mano, hay algunas obras, apenas un puñado, que aportan lúcidas descripciones y reflexiones acerca de Lo Que Es. Eso suponiendo, desde luego, que conozcas de antemano aquello de lo que están hablando esas historias y puedas sentir adónde apuntan sus palabras. Tomadas literalmente o por su valor nominal, incluso la mayor parte de esas charlas resultan incomprensibles. Es inevitable, dadas las deficiencias que tiene el lenguaje.

De este modo, fui introducido al hilo atemporal de la enseñanza: la sabiduría perenne. Y en un momento dado de estar en medio de todo esto, surge el pensamiento: A veces es una buena idea, cuando eres un recién llegado, ir a ver a alguien que haya estado por allí algún tiempo, y tal vez charlar con él o escucharle. De las cuatro fuentes fiables que hasta entonces había hallado, Ramesh era el único que vivía todavía, y además gozando de bastante buena salud para tratarse de un octogenario residente permanentemente en Bombay.

Los primeros encuentros son notablemente fructíferos. Ramesh pregunta por la historia, y la historia es contada: la cosa david cuenta lo que sucedió en la jungla. Titubeantemente, con vacilaciones, empleando palabras y conceptos que brotan espontáneamente del contexto de esta vida, intentando describir lo que se sabe indescriptible. Y hay reconocimiento por parte de Ramesh, y su confirmación de que lo sucedido en la jungla se corresponde con lo que él (haciéndose eco de Wei Wu Wei y Maharaj) denomina la «Comprensión total» y que en su tradición se conoce como despertar o iluminación. Durante una visita alude a que es un poco rara la manera en que sucedió este evento: sin gurú, sin maestro... Claro que también está el caso del Maharshi y su montaña [4], así que... un ligero encogimiento de hombros y la mayor de las sonrisas. Ramesh está totalmente seguro de su no-sí-mismo.

No es fácil convencerse de estar iluminado. La primera reacción es un retraerse instintivo; de nuevo se revuelve ese viejo temor a ser especial. Y cualesquiera ideas vagas y preconcebidas que hubieran existido acerca de lo que pudiera ser la «iluminación» no habían incluido la extinción acaecida esa noche en

---

[4] Ramana Maharshi afirmaba que su maestro había sido Arunachala, una montaña sagrada asociada a la divinidad hindú Shiva. *(N. del T.)*

la jungla ni este vasto verterse de la Presencia. Al mismo tiempo, sin embargo, está la sensación de que esto es lo que es. No hay nadie en casa. Surge el reconocimiento y, sin embargo, no tiene consecuencias ni cambia nada. Pese a lo que cualquiera (incluyendo a los gurús hindúes) pueda pensar o decir acerca de esto, y por útil que ello sea, no es posible etiquetar lo inefable. No puede haber apropiación, ni la asunción de una etiqueta, de un concepto, de una tradición.

Durante las siguientes semanas, años, más visitas, más charlas. Hay una sensación inicial de incomodidad; ese gran titubeo en el condicionamiento todavía revolotea en el aire. Si durante alguna visita Ramesh reitera, tal como suele hacerlo en diversas ocasiones, que la Comprensión total está aquí, soy después acosado por otros miembros del grupo de buscadores que acude a las charlas matinales; o todo lo contrario, soy evitado. De modo que suele haber aquí una tendencia al distanciamiento, en un intento de pasar desapercibido entre los miserables buscadores, feliz en el sempiterno Brillo vertiéndose cada vez más amplia y profundamente.

De haber algún propósito en estas visitas, sería algo que solamente podría calificar de «proceso retroactivo». En la jungla se dio la respuesta antes de que hubiera preguntas, así que esta temporada está dedicada a completar las preguntas correspondientes a la respuesta que había sido previamente dada; es decir, a configurar un marco para comprender a posteriori la Comprensión previa.

V

Bien; esto es lo que sucedió en la jungla. Y en Bombay. No sucedió nada.

Lo que es visto no puede nunca ser no-visto. Todo es perfectamente simple. Siempre y por doquier perfecta Brillante Quietud, y nada, un no-algo sin nombre, vertiéndose constantemente, viéndose ahora siempre, no desde esta cosa mente/cuerpo. Y la charla acerca de ello, cuando surge, no puede no ser. Y soy muy aguda e intensamente consciente de la dificultad que esto entraña.

Fue Wayne Liquorman, en su prefacio a la obra de Ramesh *Habla la consciencia*, quien realizó la enteramente cabal observación de que «El mero incidente de la iluminación no confiere necesariamente la habilidad de transmitir la comprensión concomitante».

Liquorman lo captó muy bien. Yo no soy un maestro. No hay ningún interés en enseñar, y la cosa mente/cuerpo no posee la habilidad o la cualificación. Desde la perspectiva de alguien con conocimiento de estas cosas, lo que tienes entre las manos es un burdo carpintero renegado medio indio (un indio de mala raza) de las colinas, total y rematadamente carente de cualquier tipo de «habilidades» y con apenas una limitada comprensión del tema, además de carente de la formación o de la disciplina que habrían podido instilar los años de meditación o de servicio. Decir que la cosa david es seriamente defectuosa y no está cortada para lo que está sucediendo aquí, es ser innecesariamente afable. Aunque, desde luego, la cosa david ha sido precisamente diseñada y cortada y condicionada exactamente para esto. La Conciencia tiene un singular sentido del humor.

Solo hay esto. Y esta sería una afirmación absurda si hubiera «alguien» aquí proclamándola, pero no es el caso. Solo hay esto, y esto está claro. No sé absolutamente nada acerca de nada, excepto esto: saber, ver, comprender; ha sucedido aquí, hay aquí un saber, ver, comprender que no es, porque está más allá del entendimiento humano. Visto ahora, perennemente, no desde esta mente/cuerpo. No ha sido pedido, ni buscado; ni tan siquiera so-

licitado, al menos abiertamente. Es inefable, no puede expresarse, es impensable.
Rumi estaba en lo cierto:

> Al igual que se disuelve la sal en el océano,
> fui engullido en Ti
> más allá de toda duda o certeza.
>
> De súbito, aquí en mi pecho
> una estrella
> brota con tal claridad
> que atrae hacia sí todas las estrellas.

Y Ramesh está en lo cierto: tiene que ser lo que él llama «hipnosis divina». ¿De qué otro modo puede explicarse, si no? Todos estos cuerpo/mentes miran fijamente hacia ello, están bañados en ello, *son* ello, y sin embargo no pueden verlo. ¿Cómo puedes mostrarle a alguien algo que ya es, especialmente cuando ello es no-algo y el alguien es no-alguien? ¡Todo es tan increíblemente simple! Es obvio que no hay nadie en casa. Todo-Lo-Que-Es es Amor allende el amor, Luz allende la luz, Paz allende la paz, Libertad allende cualquier concepto de libertad... Arroja letras mayúsculas sobre las palabras y grítalas, aúllalas, sollózalas.

Y la gente sacude la cabeza y dice que no lo capta; «Bueno, es un poco excesivamente filosófico...», dicen; o «Lo que pasa es que me gusta mi historia, me gusta mi drama»; o «Caray, hoy estamos sonando muy advaiticamente correctos». Todos ellos defendiéndose de diversas maneras de ver Lo Que Es. Incluso los buscadores más devotos, cuando oyen decir «Esto es un sueño!», responden «Ajá», y siguen hablando como si nada. Nadie se *para,* para ver, para ser. Perdonen a la cruda cosa david si exhibe una marcada falta de interés por estas discusiones.

Y también Hafiz estaba en lo cierto:

Queridos míos que tratáis de entender el milagro del amor empleando la razón, mucho me temo que jamás le encontraréis sentido.

O empleando la experiencia o el pensamiento o el lenguaje o la emoción, añadiría yo. Simplemente, ha de ser penetrado directamente.

Definitivamente, no hay en verdad nada que decir. El sueño prosigue; y hay un re-entrar en el sueño (no por elección, sino porque eso es lo que aparentemente ha de ocurrir en este personaje soñado) con plena conciencia de que es un sueño… Solo que ahora ya no puedes esperar que me lo tome en serio.

Y esa cueva de ermitaño sigue resultando terriblemente atractiva. Aquí no se necesita nada. Carece por completo de importancia que suceda algo o que algo resulte de esto. No hay ninguna necesidad, ni requerimiento, ni mandato, ni rol. Todo es simple. Absolutamente simple.

4
Prólogo

Puedo aseguraros que no hay tal cosa como Dios.
No hay tal cosa como la creación,
y no hay tal cosa como el universo.
Así que no hay tal cosa como el mundo,
y no hay tal cosa como tú.
No hay tal cosa como «yo».
¿Qué queda? ¡Silencio!
ROBERT ADAMS

I

Uno podría decir que la realidad no es en absoluto lo que parece ni es tal como aparenta ser, y que casi la totalidad de la raza humana está operando bajo una alucinación en masa. Uno podría decir esto, pero ello sería totalmente inexacto, ya que la idea de que existe una raza humana y la idea de que hay un «alguien» que pudiera decir eso son también parte de la alucinación. Estas cosas que llamamos «personas» o «seres humanos», junto con cualquier otra cosa que podamos pensar o percibir a través de nuestros sentidos, son, en realidad, solo apariencias ilusorias en una Conciencia infinita, que es lo único que existe de veras.

Bien, llegados hasta aquí, ¿cómo lo llevas? Todo esto suena casi como la teoría suprema de la conspiración paranoica, ¿no es cierto? De hecho, suena tan descabellado y tan en contradicción con la percepción ordinaria y el sentido común que la mayoría de las personas, si llegaran a escucharlo, se sentirían inclinadas a considerarlo un total desvarío, y se reirían o encogerían de hombros y regresarían a sus vidas cotidianas.

Y sin embargo, nuestros anales históricos, así como nuestras tradiciones religiosas y filosóficas, nos dicen que en todo tiempo han existido ocasionalmente «seres humanos» que han llegado a cerciorarse de que este escenario aparentemente tan fantástico es, de hecho, la verdad; y hay crónicas que describen sus intentos por transmitir esta convicción a otros. De hecho, tales visionarios y tales «delirios» constituyen los cimientos de la mayoría de las grandes religiones del mundo, así como de las tradiciones filosóficas. Pocas de estas tradiciones proclaman hoy abiertamente tales ideas como parte de sus enseñanzas explícitas o de sus prácticas, pero basta con investigar un poco para descubrir que esas nociones estaban en sus orígenes, estaban en las ideas o en las experiencias o en las visiones de las personas en torno a las cuales se forjaron tales tradiciones, o bien en sus textos fundacionales.

Lo cual es, una vez más, una afirmación inexacta, puesto que, nuevamente, la idea de que existió una «persona» como entidad individual, cuyas ideas o experiencia individual originaron una tradición, es, en sí misma, parte de la ilusión. Así que ya ves que tenemos aquí un problema de comunicación.

Míralo de este modo: supón por un momento, aunque sea solo en aras de esclarecer la cuestión, que es posible que alguien haya visto, haya llegado a saber o se haya persuadido más allá de toda duda de que todo lo que consideramos «real» es, de hecho, una fantasía generada por la mente; y supón que esta ilusión incluye todas las ideas y palabras y experiencias y percepciones, así como las cosas que consideramos «seres humanos» y que son las que tienen tales ideas o percepciones; y suponiendo, también solo en aras del argumento, que tal persona no está simplemente loca, sino que puede estar de algún modo, aunque solo sea una remota posibilidad, viendo algo que los demás no ven; entonces, y en tal caso, ¿cómo podría tal persona comunicar a otros lo que ve, siendo que sabe que tanto ella misma como todos los demás, así como cualesquiera ideas o palabras que pudiera emplear para comunicarse, es todo parte de la ilusión y, por tanto, todo resulta absolutamente inefectivo?

¿Qué analogías, qué metáforas o juegos de palabras podrían utilizarse para intentar expresar lo que está más allá de lo expresable? En tal caso podrían quizá decirse cosas tales como: «Se parece a la luz, pero no es luz; es algo tan completamente más allá de la luz que no puede verse», o «Está en todas partes y en ninguna al mismo tiempo», o «Es la plenitud de todo cuanto es, lo cual es completo vacío; es lo que ya eres aunque no puedes verlo», o, simplemente, «Yo-Soy-Eso».

Y, desde luego, si has echado un vistazo a las tradiciones místicas o esotéricas de las religiones mundiales, reconocerás que este es exactamente el tipo de cosas que, según recogen las crónicas, dijeron Gautama el Buda, Jesús de Nazaret, Rabbi Bal Shem Tov, Jalaluddin Rumi, Adi Shankara, Meister Eckhart, Seng-Ts'an, Ramana Maharshi y los diversos maestros zen, cristianos, jasídicos, sufíes, taoístas, advaitines y cualesquiera otros «maestros espirituales».

Por favor, escucha muy atentamente; esta información que sigue es muy importante. Es lo contrario a lo que te han dicho siempre; y lo que te han dicho siempre no es verdad. Aquello de lo que aquí estamos hablando es algo extremadamente simple. No es su complejidad o su dificultad lo que hace que sea tan complicado de comunicar o de entender, no. Por el contrario, es algo muy simple y muy sencillo. Lo que sucede es que está tan completamente reñido con lo que suele creerse y con la manera en que comúnmente se interpreta la experiencia, que la mente no puede comprenderlo.

Hay una realidad consensuada y concordada que casi toda la raza humana comparte. El mundo ha estado dando vueltas desde hace mucho tiempo; es muy antiguo. Tú naces como un individuo dentro de este mundo; creces, aprendes, experimentas la vida y mueres. Hay algún desacuerdo acerca de lo que sucede tras eso, excepto que la vida proseguirá para todos los demás hasta que también ellos mueran. Todo el mundo cree que sabe esto o algunas variaciones locales de esto mismo. Pero lo cierto es que cuando «naciste» no lo sabías. Lo *aprendiste*. Todos los demás lo aprendieron igualmente, y de este modo se convirtió en una idea compartida casi universalmente. Pero el hecho de que todo el mundo crea algo no lo convierte en verdad.

Por toda la eternidad, sin tiempo, Yo Soy el nonato. De igual modo que un sueño comienza en un determinado punto mientras dormimos, así mismo Eso que Yo Soy aparece «en un determinado punto» como Conciencia aquí, y este mundo deviene existente. Abro los ojos: hay experimentación de la vida en este aparente mente/cuerpo. Tras un cierto periodo de experimentación, cierro los ojos: el mundo cesa de existir, y por toda la eternidad Yo Soy el nonato.

¿Qué podría ser más simple, o más obvio?

De vez en cuando aparece alguien que intenta contarle esto a la gente, pero la realidad consensuada es dura de pelar. Se autorrefuerza a sí misma y lleva incorporados diversos modos de hacer frente a las disonancias cognitivas. Una manera de hacerlo es calificar de locos a los transgresores. Otra, igual de efectiva, es llamarlos «místicos». Ya sea de un modo o del otro, se preservan tanto la ilusión de separación como el consenso sobre la realidad.

Así que el maestro trabaja con extrañas historias, parábolas, metáforas, acciones; con afirmaciones pronunciadas un día y directamente contradichas al siguiente, intentando sortear las defensas. Si tomas con literalidad cualquiera de las declaraciones del maestro, estarás pasando por alto aquello hacia donde la declaración apunta y, en cambio, te hallarás mirando dentro de la realidad consensuada, lo cual no era lo que se buscaba. De ahí que la manera (avalada por el tiempo) de aprender de estos peculiares personajes del sueño, si es que uno tiene tal inclinación, consiste en sentarse con ellos por algún tiempo, ya sean meses o años, resistiendo sus contradicciones y sus revocaciones y sus *non sequiturs* y su aparente locura, hasta que uno absorbe la cantidad suficiente de estos vectores divergentes como para lograr trazar una especie de promedio entre todos ellos y así alcanzar a dirigir la mirada más allá de ellos, hacia el punto donde previsiblemente podrían converger, un punto más allá de cualquier cosa que pueda ser comprendida o imaginada.

II

Los hay que pasan sus vidas así, a los pies de tales instructores; pero no fue esto lo que ocurrió en este caso. No obstante, las páginas que siguen son un recuento de lo que sucede cuando «Lo Que Es» (eso que no puede ser enseñado, lo que está más allá del consenso de la realidad de las cosas, ideas, pensamientos, experiencias y percepciones sensoriales) es súbita y espontáneamente apercibido, y cuando toda la así denominada «realidad» es vista y claramente comprendida como una ilusión que tiene la misma naturaleza que un sueño.

La convención sugeriría que se refiriera lo que sigue como un recuento en «primera persona»; pero ya ves, ya estamos otra vez con ese pequeño problema de las palabras y las ideas y la comunicación. Esta «primera persona» que estaría relatando este informe es vista claramente como parte de la ilusión, un mero personaje del sueño, y de ningún modo como un individuo realmente existente a quien le hubieran podido suceder estos eventos o que pudiera estar experimentando o pensando o relatando algo. Después de todo, si te duermes por la noche y tienes un sueño en el que sueñas que estás volando sobre las montañas, ¿dirías, al despertar, que alguien voló realmente sobre las montañas la noche anterior? Sin importar lo vívido que fuera el sueño, lo cierto es que tanto los personajes como la historia, los eventos o el «hacer» fueron, en términos de la realidad vigílica, todos ellos ficticios.

Esta analogía del sueño y del despertar volverá a aparecer con frecuencia en este texto. Es una imagen empleada por muchos de los que intentaron enseñar o transmitir o simplemente hablar acerca de esto, y es una de las mejores analogías disponibles, a pesar de que, por supuesto, es solo una analogía. Se usa con propósitos ilustrativos, nada más; si te la tomas literalmente, todo se desmoronará y perderá su sentido.

Cuando cesa la percepción errónea que toma por real lo que no es más que una ilusión, hay un súbito, completo e irrevocable ver que no existe tal cosa como una persona separada, sino que ello es tan solo una apariencia en el juego de la Conciencia; apariencia la cual cumple la función, dentro de ese juego o sueño, de lo que viene en denominarse «organismo mente/cuerpo humano». Tal organismo es solo una apariencia, un constructo ilusorio u onírico en el seno de «Eso» que está más allá o es previo a la ilusión.

Desde dentro de la ilusión, puede aludirse a «Eso Que Es» llamándolo Conciencia, o Presencia, o Todo Lo Que Es, o tal vez incluso (con algunos matices) «Dios»; entendiéndose que esta Presencia (por elegir solo un término) es todo lo que hay, de suerte que cualquier cosa que sea percibida es siempre y únicamente «Presencia *siendo percibida como*» alguna (ilusoria) cosa. Esta Presencia es lo que mana o fluye (por emplear una imagen) a través del aparato mente/cuerpo, animándolo y dotándolo de consciencia. Esta consciencia es tal que el aparato piensa, al igual que les ocurre a los demás aparatos similares a él, que es de veras una entidad autónoma individual, un ser separado que es consciente.

Pero no lo es. Esa es la ilusión. No hay seres separados. No hay nadie en casa. Solo hay Presencia manando a través de estas formas aparentes, creando así esta ilusión. En realidad, no existe un «yo», un «mí», un «david», excepto como una idea errónea de estar separado de la Conciencia, una idea descarriada, totalmente conceptual y jamás «real» que da lugar a un ilusorio yo separado. Y la realización consiste en ver que esta Conciencia, Presencia, Todo Lo Que Es, es lo que en verdad «se» *es*.

III

Todo intento de explicar Lo Que Es desde dentro de lo que no es (es decir, de tratar de explicar o describir la Verdad mediante términos y conceptos aportados por la ilusión) está condenado de antemano a ser particularmente estéril. Todo lo que hay es ver, es Comprender, en el seno de Lo Que Es, en medio de una impensable e inefable quietud. Es sencillamente imposible comunicarlo.

¿Por qué molestarse en intentarlo? Buena pregunta. Lo único que puedo decir es que, al igual que la Comprensión misma, al igual que la «vida» misma, los intentos de comunicar llegan sin ser vistos, sin ser pedidos, sin ser deseados, y no hay ni intento ni hacer alguno.

Lo que sigue es un conglomerado de raros fragmentos de información garabateados en forma de versos, anotaciones en el diario, correos electrónicos, respuestas a preguntas, conversaciones reconstruidas vagamente en la memoria y, ocasionalmente, de escritos tecleados tranquilamente en la computadora. La mayor parte de todo ello está sin refinar ni pulir. Y todo ello no es más que Conciencia manando a través de un aparato mente/cuerpo completamente vacío de todo yo individual.

Lo cual no es una declaración especial, en absoluto; ya que ese mismo manar de la Conciencia sucede a través de la mente/cuerpo que tú consideras «tú mismo». Probablemente piensas que estás leyendo esto. Te aseguro que no, tú no lo lees. La lectura está sucediendo, pero mientras sucede no hay sentido de ser «tú» quien lo hace; y, con toda certeza, el «tú» que crees ser no existe. Bienvenido a Todo Lo Que Es.

Soy plenamente consciente de que, en ocasiones, puede ser muy difícil leer lo que sigue y dotarlo de algún sentido. Con este documento se atoraron las funciones gramaticales y ortográficas del procesador de textos. Las reglas básicas del lenguaje, tales como la gramática, el uso de mayúsculas, la puntuación o la sintaxis, han sido retorcidas y mutiladas con el afán de lograr que las palabras se alejen de su utilización usual y apunten hacia lo decididamente inusual.

No es posible evitarlo. No hay intención alguna de ser abstruso; las palabras se utilizan de maneras extrañas por una razón: porque eso es lo máximo que podemos aproximarnos a Lo Que Es mediante el lenguaje. Llegados a este punto, el texto ha sido sometido a corrección de pruebas y a supervisión ortotipográfica múltiples veces por diversos correctores. Si aparecen extrañas ortografías y puntuaciones, o si aparecen palabras empleadas de manera extraña, lo más probable es que ello sea intencionado, con el fin de transmitir un cierto significado. El significado podría haber sido diferente (acaso sutilmente) de haberse utilizado el lenguaje de manera «correcta» [5].

---

[5] La traducción se ha efectuado lo más literalmente posible, incluyendo las singulares ortografías, sintaxis o puntuaciones. De modo que, en caso de detectar una incorrección en el texto español, lo más probable es que sea igualmente intencionada. (N. del T.)

A menudo, el texto no fluye suavemente; está frecuentemente salpicado de frases y palabras poco convencionales que obstaculizan la lectura, cuando un lenguaje más familiar habría permitido una lectura más fluida. Esto es inevitable. Puede que haya ocasiones en las que el texto parezca estar en contradicción consigo mismo o con algo que ha sido expresado anteriormente. Esto también es inevitable, dadas las limitaciones del lenguaje.

Muchos de los temas son tratados en diversas ocasiones, así que hay pasajes que pueden parecer reiterativos. Toma tales repeticiones como una invitación a profundizar en tales partes, a mirar a su través, más allá de ellas. Recuerda: estas palabras se emplean para apuntar a un lugar más allá de ellas, y lo que se comprende la primera vez que se leen, raramente es lo más profundo o lo más pleno que es posible entender.

Y, por favor, recuerda: ninguna de las imágenes o ideas o conceptos que se presentan aquí son, ellos mismos, verdad; ni tan siquiera señalan directamente a la Verdad. Solamente son vectores señalando hacia algún lugar en la dirección general.

La razón por la que nada de lo aquí expresado puede ser la Verdad es que los conceptos, los pensamientos y el lenguaje mismo son todos ellos duales, de modo que lo que intentan expresar no es lo que es. En la dualidad, para cada objeto hay un sujeto; para cada mejor hay un peor; para cada verdad hay una falsedad; hay tanto claridad como confusión; hay ambos: amor y odio, quietud y moción, perfecto e imperfecto, completo e incompleto.

Este es el motivo de que los maestros estuvieran, y estén, tan orgullosos de reiterar *«neti, neti»*, ni esto ni aquello, ni un lado ni el otro. En la dualidad, y por tanto en el lenguaje, la moneda tiene siempre otra cara, el lado opuesto que completa o complementa al primer lado y que es tan incierto como aquel.

Siendo el lenguaje inherentemente dual, se emplea aquí de

modo peculiar con el fin de señalar hacia aquello que trasciende la dualidad; el «Amor» que está más allá del amor y el odio; la «Quietud» que no se opone al movimiento; la «Perfección» que nada tiene que ver con lo perfecto frente a lo imperfecto. Este ha sido precisamente el motivo de que se haya aludido tradicionalmente a la enseñanza como un conjunto de «indicadores», más que como un conjunto de «verdades»; y es también el motivo de que haya habido una mayor preferencia por el empleo de indicadores que señalan lo que «Todo Lo Que Es» *no* es, más que por el empleo de indicadores que intenten definir lo que sí es ello. *Neti, neti.*

Todas estas cosas, así como todo lo escrito en las páginas que siguen, son solamente conceptos, pensamientos que, cual pompas de jabón, han sido creados aquí, en esta ilusión generada por la mente; y, como tales, tienen una severa limitación y son inherentemente erróneos.

De hecho, y hablando con total franqueza, no son más que tonterías. En realidad, todas las ideas, todas las palabras, todos los libros, todas las enseñanzas están fuera de lugar. En realidad, lo único que procede es soltarse totalmente e ir más allá; ir, por completo, más allá. Entonces todo cesará, nada habrá sido nunca, y solo queda la Comprensión y la Paz que sobrepasa todo entendimiento[6].

Cuando aprendas que no hay nada que tú puedas hacer para alcanzar esto o para lograr que ello suceda, habrá un momento de frustración. Pero esto, al igual que cualquier cosa, pensamiento o experiencia, será solo temporal. En cualquier caso, y afortunadamente, ello jamás estuvo a tu alcance.

---

[6] «Llena nuestros corazones con Tu paz que sobrepasa todo entendimiento», la Biblia, *Epístola a los filipenses,* 4:7.

Dos

*Abruptamente,
instantáneamente.
Sin esfuerzo,
brota de la quietud.
Un sueño.
Un estremecimiento.
Despertando a lo
Real.*

5
La jungla, parte I

Abre tu ojo oculto y ven.
¡Retorna a la raíz de la raíz
de tu propio Ser!

RUMI

I

Un último y necesario desmentido antes de llegar por fin a la historia. La tarea aquí es contar la historia de lo que sucedió en la jungla. No hay razón para ello, no hay ningún propósito. No puede hablarse de la Comprensión misma, solo puede ser señalada, y eso es todo cuanto ahora puede hacerse y es todo cuanto sucede a través de esta cosa mente/cuerpo. Hablar de los eventos experienciales que, en el sueño, condujeron y rodearon al «estallido» de la percepción, a la realización, al despertar del sueño, carece de significado; solo es más historia soñada.

Hay quienes han pedido que se contara esta historia, acaso para poder evaluarla por sí mismos. Parece razonable; he aquí las circunstancias que rodearon ese evento. En definitiva, es la Comprensión misma lo único de valor, no la historia de la cosa mente/cuerpo. Pero se pide la historia, así que hela aquí. Esto es lo que sucedió en esta mente/cuerpo. ¿Y qué? ¿A quién le importa?

Cuando se publicó el libro de Ramesh Balsekar *¡A quién le*

importa!, descubrí que, cuando tecleaba ese título, estos dedos (criaturas de hábitos) lo escribían mal y tecleaban *¿A quién «carse» le importa?* [7]. Siempre surge una sonrisa al evocarlo, un pequeño don en la Conciencia. El título del libro de Ramesh no pretende ser desdeñoso o retórico, sino que, siguiendo la tradición del «Quién soy yo» de Ramana Maharshi, plantea una cuestión para investigarla: «¿Quién es ese al que le importa?». Y lo mismo sucede con esta: «¿Quién es este "carse"?». ¿Quién es, en verdad? Nadie en absoluto. ¡Y qué importa! La norma social tiende comúnmente a enfatizar al individuo y a resaltar el carácter individual, el esfuerzo individual, la experiencia individual, la historia individual. De hecho, no hay nada que sea un mayor sinsentido.

Así que, por favor, no cometas el error de leer esto con la pretensión de encontrar algo significativo acerca de «esta vida», o alguna pauta o senda o alguna concatenación causal. El perfecto despliegue en la Conciencia es, en verdad, perfecto; la infinita expresión es, en verdad, infinita. No hay senda alguna, excepto al mirar en retrospectiva; y entonces hay infinitas sendas. Si lees esta historia y la añades a tu colección de historias de sendas que conducen a la iluminación, y estudias las similitudes y registras las diferencias, la historia no te será de ninguna ayuda y puede que, por el contrario, te resulte un enorme estorbo. Al igual que toda práctica, toda tarea, todo intento, todo pensamiento, todo libro.

La única posible ayuda real que todo eso puede aportar es que pases toda la vida haciéndolo hasta que te des cuenta de que carece de valor, de que no lleva a parte alguna. Olvídalo. El Tao

---

[7] El autor hace un juego de palabras intraducible. El título original del libro citado es *Who Cares*, que significa «¡A quién le importa!». Al teclearlo, el autor invertía dos letras y escribía *Who Carse*, que significa «¿A quién Carse?», en coincidencia con su apellido. Con el fin de poder seguir adecuadamente el texto, aquí lo hemos convertido en «¿A quién carse le importa?», con la inicial del apellido en minúscula, tal como lo escribe el autor. *(N. del T.)*

del que puede hablarse no es el verdadero Tao [8]. La historia que puede contarse no es más que ruido. Aquiétate. ¿Quién es, en la quietud, el «yo» que Es? Eso es lo que buscas. No esto. Lee este texto por puro divertimento dentro del sueño, si debes hacerlo, pero no te desvíes.

La historia está concienzudamente plagada de un lenguaje que emplea las palabras «yo», «mi» y «mí». ¿Ves lo tonta que es esta cosa-historia? Esto es pura ficción. Tal entidad no existe. «Mí» es una idea mitológica. La historia habla de eventos que le acaecieron a alguien; pero aquí no hay nadie, no hay alguien a quien le puedan suceder eventos. Se emplean pronombres personales debido a los requerimientos del lenguaje, pero solo se refieren a este organismo mente/cuerpo que está vacío de todo yo o entidad personal a la que referirse. ¿Ves lo vacua que es toda esta cosa? ¿Y qué? ¿A quién carse le importa?

Por mucho que remarquemos lo siguiente, nunca será suficiente: la primera parte de lo que sucedió en la jungla consistió en una serie de experiencias, gracias a lo cual pueden ser recordadas; es posible pensar o hablar acerca de ellas. En este caso hubo lo que quizá podrían llamarse experiencias profundas, transformativas, incluso dramáticas. Pero debe recordarse que esta parte de lo que sucedió en la jungla, la parte preparatoria, por profunda y maravillosa que parezca, es todavía solo una experiencia; una experiencia que sucedió en, o a través de, esta cosa mente/cuerpo. Como tal, carece esencialmente de cualquier significado particular. Los eventos soñados acaecidos en la vida soñada de un personaje soñado carecen de significación duradera.

Los instructores espirituales destacan ocasionalmente que uno puede considerarse afortunado si no ha tenido alguna espectacular experiencia mística o espiritual. Quizá yo no he sido

---

[8] «El Tao del que puede hablarse no es el verdadero Tao», o también «El Tao del que puede hablarse no es el Tao eterno». Estas son las famosas líneas con que comienza el *Tao Te Ching* de Lao Tse.

tan afortunado; han existido experiencias, algunas de las cuales son relatadas aquí. Así es el guión que le corresponde a este personaje soñado. Pero junto a ellas, también ocurrió el claro ver que ninguna experiencia otorga en sí misma ni comprensión ni sabiduría, sino que solo conforma las circunstancias en las cuales eso puede llegar a suceder. Una experiencia de despertar no es el Despertar.

Y por tanto, la historia acerca de estas partes experienciales que sucedieron en la jungla no tiene nada que ver directamente con lo que sucedió más tarde, con lo que se denomina Despertar o Comprensión. Las primeras partes, las partes experienciales, las partes que no importan (aunque, desde luego, al igual que cualquier otra cosa, juegan su papel dentro del infinito despliegue), pueden ser descritas más o menos tal como sucedieron. La última parte, un evento instantáneo fuera del tiempo y fuera de toda experiencia, solamente puede ser señalado oblicuamente.

II

Hacía ya varios días que estábamos en la jungla viviendo en el poblado Shuar, realizando caminatas por la selva, trabajando la mayor parte del tiempo con un anciano de la tribu y con uno de sus *vegetalistas* [9], un curandero herborista. La experiencia de viajar a través de Ecuador, llegar hasta la selva tropical y conocer a la gente de este pequeño poblado y vivir con ella había estado siempre impregnada de un calmo bienestar. Aunque ciertamente todo era allí muy distinto y extraño, en otro sentido la jungla resultaba también muy familiar y acogedora, como si estuviera retornando a un hogar olvidado.

Pero tras unos pocos días llegó un momento en que esta sen-

---

[9] En español, en el original. *(N. del T.)*

sación de bienestar desapareció abruptamente. Entre el mediodía y primera hora de la tarde de un cierto día, mi estado interno de abierta aceptación y confianza dio repentinamente paso a una creciente inquietud, que aumentó rápidamente hasta convertirse, primero, en un serio temor y, después, directamente en pánico. Estaba seguro de que moriría si no salía de allí de inmediato.

Dentro de ese contexto había alguna base racional para el temor. Habían ocurrido algunos incidentes: un encuentro cercano con una pequeña pero extremadamente venenosa criatura de la jungla; un accidente menor durante una de las caminatas; malentendidos con el chamán acerca de la ingesta de ciertas plantas. Estaba claro que un pequeño tropiezo podía tener graves consecuencias.

Además, cuando informé a mi familia y amigos de que iba a efectuar este viaje, la mayoría de ellos simplemente me desearon buena suerte, pero casi inmediatamente recibí dos llamadas telefónicas con una respuesta bien distinta. Dos mujeres, una de ellas miembro de la familia y la otra una amiga, que no se conocían mutuamente y que me llamaban con total independencia la una de la otra, estaban ambas extremadamente preocupadas y trataron de disuadirme de mi partida. Las dos tenían una facultad intuitiva que yo reconocía como veraz y que respetaba desde tiempo atrás; y ahora resultaba que la una había soñado, y la otra tenía la poderosa intuición, de que si me marchaba no regresaría. Ambas sentían que ese viaje representaba un peligro extremo para mí y trataron de convencerme de que lo reconsiderara. Yo me había tomado con total seriedad su preocupación, pero tras ponderarlo detenidamente decidí efectuar el viaje. Ahora, el recuerdo de sus advertencias alimentaba en mí la convicción de que no iba a salir vivo de allí.

La mente agarró todo esto y lo llevó más allá de cualquier base racional, algo en lo cual la mente es ciertamente una experta. Lo que había comenzado siendo una aventura de exploración parecía estar ahora salvajemente fuera de todo control, al igual que la fecunda jungla que me rodeaba. Estaba a punto de salirme de mis casillas y no parecía haber salida. Hubo una tranquila charla con el líder del viaje, en la cual se me aseguró que no había ninguna posibilidad de partir durante los siguientes próximos días, cuando menos, ya que el clima impedía que el Cessna aterrizara en la pista de hierba que había río arriba. Por supuesto, la alternativa era abandonar las actividades y tratar de mantenerme a salvo en la choza de bambú que se me había asignado. Pero algo me impidió tomar tal opción.

En medio del temor que crecía en mi vientre, y junto a la certeza de que iba a morir si las cosas seguían así, estaba también la profunda sensación de que lo que estaba sucediendo aquí era una oportunidad única-en-la-vida, ofrecida por lo que, en aquel tiempo, concebía como «la totalidad». Esa impresión era difusa; de hecho, muy vaga, pero aun así persistía la poderosa sensación de que, cualquiera que fuere la fuerza espiritual que me había traído aquí, a la jungla, lo había hecho con el propósito de ofrecerme una oportunidad para una profunda transformación y para sanar lo que en ese entonces yo creía ser: un cuerpo alma espíritu. Retirarme a la seguridad de la cabaña era perder esa oportunidad e implicaba abandonar la jungla tal cual había llegado, es decir, como un alma en conflicto, desasosegada y llena de angustia. Esa opción apestaba a fracaso y a desatino: ¿Qué sentido tenía alcanzar la seguridad a tamaño coste?

El conflicto alcanzó su punto más álgido al anochecer. Me salté la cena y me senté en el interior de la alargada choza de paja comunal, dirigiendo la mirada más allá del fuego que ardía en el centro, hacia la abertura practicada en la pared de bambú que tenía al frente. La jungla comenzaba inmediatamente más allá, y mientras la lluvia caía a través de las hojas, mezclándose su sonido con el de millones de insectos, la selva se deslizó velozmente en la oscuridad de la noche. El temor era intenso, tanto física como mentalmente. La mente iba evocando sucesivos escenarios en los que yo moría en la jungla de diversas maneras, todas desagradables. El corazón latía con fuerza y apresuradamente, y tenía una visión de túnel que no era solo ocasionada por la creciente oscuridad. Quería correr, pero el único lugar al que podía huir era de regreso a mi choza y a mi sombría derrota. Así que permanecí sentado, manteniendo fija la mirada en la jungla.

En ese momento la mente se aquietó, los escenarios cesaron y apareció un nuevo pensamiento completamente calmo en medio del pánico, que decía algo así: «Bien, si voy a morir (y sin duda voy a morir; si no aquí, en algún otro lugar; si no ahora, en cualquier otro momento), si ello es necesario, si eso es lo que se requiere, entonces este es un buen lugar para morir y este es un buen momento para ello».

Un buen lugar. En la jungla me había sentido como en casa, rodeado de un ambiente familiar, acogedor y afectuoso. Dentro del ciclo de la vida, la muerte y el renacimiento, ese era obviamente un lugar apropiado para dejar la vida. Y también era un buen momento. Había menos lazos sueltos en mi vida que en cualquier otra ocasión. Todos los antiguos proyectos y negocios estaban concluidos y saldados, y todavía no había comenzado ninguno nuevo. No me ligaba una relación afectiva, ni tenía pendiente alguna cuestión o responsabilidad de índole personal. Incluso había hecho testamento, impulsado en parte por la preocupación de mi hermana y de mi amiga, y lo había dejado sobre mi escritorio al salir de casa. Si voy a morir (y, desde luego, voy a morir), entonces este es, en verdad y con un grado de precisión asombroso, un magnífico lugar y momento en esta vida para ello.

Tan pronto acaeció este pensamiento se aquietaron completamente tanto el cuerpo como la mente, y me invadió una sensación como si alguien muy fuerte y cariñoso se hubiera situado a mi espalda y depositara sus manos sobre mis hombros: «Estupendo —pensé—, esto es estupendo». Y me dejé ir completamente, y me relajé en esta nueva consciencia de que, para este cuerpo, morir aquí y ahora era algo estupendo y muy apropiado, y que esto era por lo que me encontraba aquí. No era un resignarse a algo indeseado, sino una aceptación de todo corazón, una gozosa rendición a lo que se sabía correcto y perfecto. En apenas unos instantes se disolvieron todos los pensamientos y sentimientos y síntomas físicos de temor extremo, dando paso a una aceptación pura y gozosa que no mermaba ni siquiera ante la certeza de la muerte.

Pero lo más notable era que resultaba absolutamente claro que yo no había hecho ni causado ni ganado esta transformación. Un instante atrás estaba ese temor, intenso y gráfico; al momento siguiente solo había todo lo contrario: paz y dicha y claridad, y la sensación de estar tan protegido por la desconocida fuerza del «Espíritu» que incluso la muerte se llevaría a cabo y se desarrollaría del modo más apropiado y «perfecto».

Sin embargo, estaba claro que yo no había trabajado con el temor, que no había resuelto nada. Sugerir o aducir que había afrontado de algún modo mi temor y que, mediante algún proceso psicológico, lo había trascendido, no habría sido en ese contexto más que una fabricación mental.

Este nuevo estado de mente y cuerpo, de rendición y aceptación, sencillamente había aterrizado en mi regazo sin mérito alguno por mi parte. Estaba claro que, abandonado a mis propios recursos, habría permanecido ilimitadamente en ese agónico estado de temor y de angustia paralizante. Que no fuera así y que, en cambio, estuviera sentado envuelto en pura gratitud y dicha y aceptación, era obviamente una gracia. Era asombroso.

No fue sino mucho más tarde cuando me di cuenta de que

tanto mi hermana como mi amiga y esa intuitiva sensación de pánico resultaron estar todos ellos en lo cierto. De hecho, no hubo un «yo» que saliera vivo de allí. Tal como luego se evidenció, ningún individuo llamado «david» regresó jamás de la jungla.

6
Rendición

¿Qué puedes llevarte de aquí?
Llegas al mundo con los puños cerrados
y sales de él
con las palmas abiertas.

KABIR

U n elemento crucial aquí es la idea, el concepto de rendición; y la Verdad inexpresable que subyace y es, a la vez, previa a esta idea. La mayoría de las tradiciones espirituales, métodos de superación personal o sendas de acción tratan la rendición como un proceso, como algo con lo que uno trabaja; de modo que uno trabaja con el soltar o con el desvelamiento de los asuntos personales con el fin de desvanecerlos o purificarlos. Pero, por supuesto, también en esto, como en todo, la verdad es radical: dado que el despertar es la realización de que no hay nadie aquí que despierte, la auténtica rendición o el soltar se refieren a rendir o soltar por completo la propia existencia individual.

Aquí es donde descubro cuánto *bhakti* (la senda espiritual de la devoción) corre por mis venas, cuando es Rumi y su vía sufí de rendición al Amado lo que resuena tan verdadero, cuando se toma consciencia de que era esto lo que había estado intentando hacer (en ciega futilidad, por supuesto) toda mi vida. El nombre «david» proviene de una palabra hebrea cuya raíz significa «el amado». Debería haberlo sabido; siempre lo he sabido. Y sí, *jnana* (la senda espiritual del conocimiento) es la otra parte que corre por mis venas, lo que impulsa hacia la comprensión y la sabiduría; pero aún parece más natural describir la Comprensión como un ver y un saber internos esenciales e intuitivos. Es comprensión, sin duda, pero una comprensión que poco tiene que ver con comprender algo.

Los instructores de la no-dualidad pura suelen remarcar que no hay prerrequisitos, que no hay nada que haya de suceder previamente para que la Comprensión suceda. Aquí está la prueba viviente de ello. No obstante, al mismo tiempo hay aquí también esta rendición. Parece esencial; necesaria. Regresando a la jungla, al punto en el que todo esto sucedió, a cuando nada sucedió, la rendición sucedió también. Y al igual que la posterior Comprensión, la rendición fue un completo regalo inmerecido, no ganado, no buscado. Y ahora se ve que era lo preciso, al menos en el caso de esta mente/cuerpo, para que sucediera todo lo demás.

¿Cómo puede haber comprensión de que uno no es sin rendir lo que uno es?

Finalmente, rendición y Comprensión son en definitiva lo mismo, aun cuando ante la percepción o la experiencia se encuentren aparentemente separadas cronológicamente. El concepto mismo de «total Comprensión» implica necesariamente rendición, pues la comprensión comienza con la disposición al «Hágase Tu voluntad» [10] y concluye con el ver que uno no es.

De ahí que se sienta correcta la idea de que la humildad es, de una forma u otra, la marca del verdadero sabio; de que haya una sensación intuitiva de que si uno no puede reírse de sí mismo y de lo que le está sucediendo, es altamente improbable que el despertar haya ocurrido. Tomarse uno mismo demasiado en serio puede ser un buen indicio de que ahí no ha habido una entrega, no ha habido un rendir la falsa idea de que uno existe

---

[10] «... hágase Tu voluntad y no la mía», *Evangelio de san Mateo*, 26:39.

realmente. Las dudas acerca de la autenticidad de ciertos instructores suelen reducirse a esto: que, aun cuando puedan tener un excelente entendimiento de las enseñanzas, quizá no haya sucedido la completa rendición del sentido de yo individual.

En esta «fenomenalidad» que es la dualidad todo tiene dos caras, siempre existe el lado opuesto y complementario que todo lo completa: masculino-femenino, *Shiva-Shakti, jnana-bhakti,* comprensión-rendición. Desdeñar un lado o el otro implica perderse la verdad. A pesar de las tradiciones que afirman lo contrario, simplemente no puede haber verdadero *jnana* sin verdadera *bhakti;* esto es, no puede haber comprensión final sin rendición final. Ciertas personalidades tratarán de evitar ya sea la una o la otra apelando a alguna sabiduría que aparenta ser elevada, pero siempre a costa de la totalidad.

Existe una tradición según la cual la *jnana* es la senda más elevada, ya que el *bhakta* se sustenta en una creencia en alguien o algo, y de ello se devociona, mientras que el *jnani* sabe que no existe ni alguien ni algo. Pero lo cierto es que el verdadero *bhakti* es pura devoción sin objeto y el verdadero *jnani* sabe que no sabe nada.

El *jnana* y *el bhakti,* el conocimiento y la devoción, la comprensión y la rendición, el ver internamente y el verterse, la mente y el corazón, no pueden escindirse u oponerse; porque son lo mismo.

> La base esencial de la autorrealización es un total repudio del individuo como entidad independiente, tanto si llega en forma de comprensión espontánea como a través de la absoluta rendición de la propia existencia individual.
>
> Ramesh

Puede verse que la senda devocional del *bhakta,* que lleva a la rendición, y la senda del saber del *jnani,* que lleva a la comprensión, convergen cuando se da el paso final. La rendición absoluta *es* la comprensión total; la comprensión absoluta *es* la plena rendición a la muerte del yo individual.

Jesús: «El que pierda su vida por mí, la encontrará»[11]. Nuevamente: «Hágase Tu voluntad, y no la mía»; porque se comprende que no hay tal cosa como «mía» y que tampoco hay un «mí» que sea capaz de desear. Es la rendición de todo vestigio del sentido de ser una persona individual, incluyendo, por irónico que parezca, todas esas esperanzas y sueños y preces de llegar alguna vez a ser una buena o mejor persona, o una persona que otros puedan amar o que sea del agrado de otros o que resulte atractiva para los demás. Es la completa rendición a «Esto Es Todo Cuando Existe».

Y sí, esa rendición definitiva, esa Comprensión total es súbita y sucede una vez. Y esa vez es ahora. Y ese ahora es eterno.

---

[11] «… el que pierda su vida por mí, la encontrará», *Evangelio de san Mateo*, 10:39.

7
La jungla, parte II

La luz
algún día te abrirá
aunque tu vida sea ahora una jaula...
Con certeza el amor hará que estalles
en una desatada y floreciente nueva galaxia.

HAFIZ

Avanzada ya la noche, en medio de la oscuridad, yaciendo sobre una estera extendida sobre el suelo de la choza de bambú, la lluvia se derrama sobre la selva y los insectos entretejen un millón de sonidos y ritmos. Yaciendo allí, en la sosegada paz de la rendición que ha sobrevenido pocas horas antes. Sin saber ni importar en qué momento ni de qué modo acaecerá la muerte inevitable.

Hay un desgarramiento, un ardiente dolor físico en el pecho, como si la caja torácica estuviera abriéndose; al mismo tiempo, hay un cosquilleo en la coronilla y la sensación de que la cúspide de la cabeza se despega como cuando se extrae una gorra muy ajustada. Hay paz, consentimiento, ningún temor. Se siente como una inmensa erupción o explosión o expansión que el cuerpo no puede contener. De la coronilla surge una oleada, un torbellino hacia no sé donde, hacia el infinito; mientras que mi corazón se expande en mi pecho y fuera de él, hasta que llena primero la selva, luego el mundo, después la galaxia.

La oleada de la cúspide de la cabeza se percibe, pero la atención no la sigue. Lo que sí se atiende es la expansión del corazón, porque con la expansión del corazón se expande también el «yo». Y me descubro en lo que en mi ignorancia, carente de términos o categorías, denomino Presencia; expresándose como Brillo, como luz, pero más clara y brillante, más allá de la luz. Ni blanca ni dorada, solo Brillo absoluto. Brillantemente Vivo, radiantemente Siendo Todo Lo Que Es.

Y hay un darse cuenta, realmente jocoso, de que la Presencia ha sido permanentemente consciente de «david», y es «chistoso» que «david» haya despertado lo suficiente como para percibirlo. Y hay la profunda comprensión de que nada, absolutamente nada importa. Todo cuanto jamás pensé o experimenté, o cuanto jamás podría llegar a pensar o experimentar, no es nada, un sueño; no importaba nada en absoluto. Todo era verdaderamente muy gracioso. Reí y lloré alternativamente durante horas, toda la noche, bajo la lluvia.

En esta parte de esa experiencia en la jungla sabía tres cosas acerca de esta Presencia, acerca de Todo Lo Que Es. Tres cosas y, posteriormente, una cuarta. Las tres palabras que usaba en ese entonces eran:

Primero, que la Presencia está Viva. No es una nube inanimada o un campo energético de algún tipo; ni siquiera es algo vivo; es pura Vida, Viveza, Existencia.

Segundo, que es inteligencia. Está alerta, despierta y Consciente; es Saber. No es *algo* que sabe; es el Saber mismo.

Tercero, que su naturaleza, su esencia, es puro, insondable, interminable, incondicional Amor, Compasión, belleza, vertiéndose. En esta Presencia me hallé en un estado de desbordante gratitud, bienaventuranza, insondable Paz, Amor.

Meses después leí tres palabras sánscritas que tradicionalmente se emplean juntas con el fin de intentar expresar esta brillante Presencia, este Todo Lo Que Es: *Sat, Chit* y *Ananda.*

Sat: Ser. No un ser *algo,* no un *algo* que es; sino simplemente puro Ser en sí mismo; Soy-dad. Soy el que Soy. Lo que yo denomino «Vivo».

Chit: Conciencia. No conciencia *de* algo, sino la simple y pura Conciencia misma; Darse Cuenta. Lo que yo denomino «Inteligencia», saber.

Ananda: Bienaventuranza, Paz, Vertiéndose.

Permanezco en esta Presencia durante horas. Experimenté intensamente lo que calificaría de un «procesamiento» durante el cual sentí que revivía toda mi vida, deteniéndome allí donde había cuestiones irresueltas o asuntos inacabados: temas de la niñez, de las relaciones afectivas, antiguos dolores, pérdidas, penas..., los cuales, en buena parte, había trabajado extensamente durante múltiples años de terapia. Todos ellos fueron intensamente revividos, re-experimentados, completados y soltados. Cuando concluía uno, surgía otro. Esa noche se llegó a la resolución definitiva y a la conclusión de muchas viejas heridas que nunca antes había podido sanar.

La Presencia que se experimentó esa noche por primera vez, nunca jamás ha dejado de experimentarse desde entonces. Esta vida se vive a la Luz de la Presencia, siempre: ahora no puede no ser sentida. Esta sensación de Presencia, esta consciencia de *Sat Chit Ananda,* que es Brillo, es omnipresente. Tan pronto pareció expandirse el corazón fuera del pecho hasta llenar la galaxia, se apercibió la Presencia, que es Todo Lo Que Existe, como un inmenso Brillo, como Luz más allá de la luz.

Mis ojos estaban cerrados cuando sucedió esto, y el Brillo era infinito. Cuando abrí los ojos la jungla estaba oscura, tan negra como solo puede estarlo la profunda selva, protegida como está de toda luz, incluso del resplandor de la Luna y las estrellas, por el denso dosel de gigantescos árboles. Una vez con los ojos abiertos, el Brillo retrocedió hasta el trasfondo, pero aún seguía ahí, absolutamente brillante detrás de mi cabeza, aunque permitiendo que los ojos vieran la oscuridad que había ante ellos.

Cuando mis ojos se cerraban, era como si el Brillo me llenara el cráneo; o aun más, como si no hubiera cabeza, ni cabaña de bambú, ni jungla, ni Tierra, ni nada que pudiera contener este Brillo que, en sí mismo, todo lo contiene y todo lo es.

Durante los primeros días y semanas este fenómeno distraía la atención y resultaba un tanto desconcertante. Siempre que los ojos estaban cerrados, había mucho más brillo que con ellos abiertos, incluso durante el día. Poder dormir bañado en este Brillo requirió de algunos ajustes; solo hay oscuridad por la noche y con los ojos abiertos, e incluso entonces aún permanece la luz detrás. Y el Brillo no es luz inerte; es *Sat Chit Ananda,* viviendo, respirando, consciente, amor compasión bienaventuranza vertiéndose.

No he hablado con mucha gente acerca del Brillo. Si eso hubiera sido todo cuanto sucedió esa noche quizá podría hablarse más de él. Pero a la vista de lo que sucedió unas horas después, el Brillo es simplemente lo que es, nada más. Me ha sido sugerido, por parte de aquellos que saben de estas cosas, que tiene que ver con la liberación de la energía *kundalini.* No sé gran cosa acerca de la *kundalini;* y aparte de haber leído solo lo suficiente como para confirmar que lo sucedido parece encajar con su descripción, la verdad es que no es una cuestión relevante. Todo esto —las oleadas de energía, *Sat Chit Ananda,* el Brillo, el procesamiento y la sanación de antiguas heridas— no fueron más que experiencias. Maravillosas y bellas, pero experiencias al fin y al cabo, y, por tanto, cosas del sueño, experiencias soñadas por un personaje del sueño; en definitiva, parte de «todo eso» que no es.

Hay una profunda gratitud por esta experiencia, por el Brillo. Es un permanente recordatorio y un profundo consuelo. Ha hecho que resulte imposible para la mente/cuerpo david caer jamás en el error conceptual de separar el mundo de la experiencia mística y de *Sat Chit Ananda* del mundo del cuerpo y la mente y los sentidos y los objetos. El Brillo no se encuentra en otro ámbito, accesible solamente bajo ciertas condiciones; está aquí, siempre, explotando en esta cabeza, afectando al funcionamiento visual de este organismo. Es un bello y asombroso don; una vez más, no buscado, no ganado, inmerecido.

Pero todas estas cosas no son todavía más que asuntos del sueño, y nada tienen que ver con la Comprensión.

8
Las palabras fallan

*Sal del círculo del tiempo
para entrar en el círculo del amor.*

RUMI

Q ué darías por saber, absolutamente y más allá de toda duda, que realmente todo está bien, que no hay razón para tener miedo; que no hay necesidad de sentir desespero, extravío o incertidumbre; que todo el dolor y el daño y el mal que hemos visto no es verdadero sino tan solo una ilusión, y que las más bellas cosas que hemos experimentado no son más que un vislumbre, un pequeño paladeo de lo verdaderamente «real», de lo que verdaderamente es nuestro; que todo es correcto; que todo es perfecto tal cual es; que todo está bien? Esto es lo que veo y lo que sé.

Pero no, nada de esto lo describe bien, nada de esto es correcto. Las palabras son esclavas de la ilusión. No es «verdaderamente nuestro», no es algo que poseamos, sino que más bien es lo que *somos;* y ni siquiera eso, porque no hay «nosotros». Desde luego, «yo» no sé nada en ningún caso, y no hay un «mí» que vea nada ni hay ningún «algo» que ver. Lo que se sabe es del todo imposible de expresar o comunicar. Y, en definitiva, no es algo sabido o visto por «mí», sino que es lo que «yo» *es*.

Fallan el lenguaje y los conceptos en los que el lenguaje se basa. Por definición, esta Verdad, esta Belleza está Más Allá. (Más Allá en el sentido de ser inaccesible al pensamiento y a la experiencia humana, aunque, desde luego, es obvio que no existe un literal «más allá» ni hay ningún «otro» ser o cosa.) En sí misma, no puede ser experimentada; solo puede ser «sabida». E incluso este saber no es conocimiento, no es intelectual; esto no tiene nada que ver con la comprensión mental.

Los místicos y poetas, los santos y maestros despiertos que han vislumbrado o visto o sabido, han concordado todos en que lo que es visto o sabido es inefable, inexpresable. Las palabras y los conceptos fallan por completo en explicarlo. Se describe como aquello que «el ojo no ha visto, ni el oído ha escuchado, ni el corazón humano ha concebido...»[12]. Y sin embargo, el corazón humano, siendo incapaz de poderlo contener, se desborda en burdos intentos de expresar lo que está más allá de toda expresión, acompañados siempre de la advertencia de que tales expresiones, de que cualquier descripción, por pasmosa que sea, no puede abarcarlo.

Solo al final de la visión humana reside la Verdad final y definitiva, por cuanto que, como tal, no puede hallarse de ningún modo dentro de nuestra visión, por mucho que la llevemos al límite más extremo. La Verdad final no puede ser experimentada o pensada o verbalizada, ya que no puede ser conceptualizada. Nuestro lenguaje, así como los pensamientos y los conceptos que lo estructuran, son esencialmente duales, están basados en una relación sujeto/objeto. No hay modo de pensar o de hablar de lo que sea sin constituirlo de inmediato, al hacerlo, en objeto de un supuesto individuo que piensa o habla como «sujeto». Por tanto, tan pronto existe un pensamiento lingüísticamente estructurado, aparece una desviación de la Verdad, una inversión fundamental de la auténtica relación sujeto/objeto. No hay tal cosa como un yo individual que exista como sujeto; los aparentes individuos existen solo como objetos. Y la Verdad última no existe de ningún modo como objeto; es genuina Subjetividad

---

[12] *I Corintios*, 2:9.

pura, y referirse a ella como objeto, tal cual uno debe necesariamente hacer para pensar en ella, esto es, el mero hecho de referirse a ella como «ella», tal cual hace esta frase, es el mayor de los disparates.

Aun así..., el saber no puede ser contenido y se desborda. Así que Eso que reside al final de la visión humana es espontáneamente descrito por muchos que lo han visto por medio de tres conceptos, de tres palabras. Solo son conceptos, solo son palabras, y, como tales, se alejan completamente de Ello. Aun así..., Ser; Conciencia; Bienaventuranza. Conocidos en sánscrito como *Sat Chit Ananda*. Tal como observó Wei Wu Wei: «No podemos ver más lejos ni hay senda que lleve más allá»; y según Nisargadatta Maharaj: «Hay que asumir que *Sat Chit Ananda* es lo máximo que la mente puede acercarse a describir ese estado indescriptible».

Esto es lo máximo que la mente y los conceptos pueden aproximarse al Ser, Mente Total, Pura Subjetividad, Conciencia, Todo-Lo-Que-Es, Presencia, Verdad última, Yo Soy. No es una entidad, una persona, una cosa, un «ello». Es puro Sí Mismo; Conciencia absoluta y plenamente consciente; Amor-Compasión-Bienaventuranza desbordante vertiéndose.

Puesto que está más allá del pensamiento y de los conceptos y del lenguaje, está también más allá de la experiencia. La experiencia está determinada por los conceptos, los cuales son todos ellos ilusorios, meros constructos del espacio y el tiempo. Toda experiencia está determinada por nuestras percepciones sensoriales, y tiene un comienzo, una parte media y una conclusión. Esto es cierto para toda experiencia, ya sea física, mental o incluso espiritual. Toda experiencia está estructurada por, y contenida en, nuestro marco conceptual espaciotemporal. Pero el Sí Mismo, Presencia, Verdad última está Más Allá, está fuera de la estructura espaciotemporal y, por tanto, no puede ser experimentado. Sin embargo, puede ser sabido, Comprendido, de un modo tal que trasciende tanto el tiempo como el espacio, que trasciende la experiencia.

Es por ello que los maestros e instructores afirman que el despertar o iluminación, el acaecimiento de este saber o Comprensión, es siempre instantáneo, y no gradual o por etapas. Un proceso gradual o por etapas implica duración en el tiempo; considerar que el despertar es un suceso gradual implica que todavía se piensa que es un evento que le sucede a un individuo que está experimentando en el tiempo. Sin embargo, el despertar trae consigo la evidencia de que no hay ni individuo ni tiempo. La Comprensión, por su propia naturaleza, está fuera del tiempo, y sucede fuera del tiempo; así que siempre aparece, desde el punto de vista de una consciencia ligada al tiempo, como un evento instantáneo, es decir, que no requiere de tiempo.

Sin embargo, los organismos mente/cuerpo funcionan fundamentalmente a través de la experiencia. Ese es el proceso operacional básico, es lo que su programación les suscita, es lo que les sucede naturalmente: lo que les ocurre a estos organismos mente/cuerpo es experimentación. Por tanto, cuando tiene lugar la Comprensión en una mente/cuerpo humana, le ocurre una experiencia; parecerá que esa mente/cuerpo ha «tenido» una experiencia, se construirá una experiencia en torno a esa ocurrencia. De este modo, habrá sucedido lo que puede denominarse una «experiencia de despertar», o la experiencia de la comprensión o de la iluminación.

Pero esta experiencia del despertar no es el Despertar. La experiencia de la comprensión no es la Comprensión. Son meramente experiencias humanas creadas en la mente/cuerpo en torno a la ocurrencia del Despertar, de la Comprensión.

La Comprensión, el conocimiento del Sí Mismo, la Presencia, la Verdad última reside fuera de la experiencia humana, dado que reside fuera del tiempo y el espacio. La experiencia de la ocurrencia de esta Comprensión, la «experiencia del despertar», no es el Despertar, no es la Verdad; es solamente una experiencia creada en la mente/cuerpo, similar a cualquier otra experiencia humana. Por esta razón, los maestros e instructores proclaman que incluso las mayores y más prodigiosas experiencias espirituales carecen de valor y deben descartarse; la fijación en la experiencia hace que la atención se desvíe de la verdadera Comprensión.

Aun así..., el saber no puede ser contenido y se desborda. En el intento de expresar el saber se emplean el lenguaje y los conceptos, aun cuando solo son palabras e ideas y yerran completamente el blanco. En el intento de expresar el ver, se describen aspectos de la experiencia, aun cuando la experiencia de ver no es más que una experiencia, no es el ver mismo, no es la Verdad. Así, el Sí Mismo, la Presencia, Lo Que Es se describe en conceptos mediante el empleo de las ideas *Sat Chit Ananda,* Ser-Conciencia-Bienaventuranza; igualmente, a menudo se describe también en términos experienciales empleando la imagen de la luz. Es usual que aparezca la experiencia de la luz, o de algo análogo a la luz, como parte de la experiencia que ocurre en torno al despertar o a la Comprensión; de ahí que se denomine iluminación a tal experiencia.

Del Sí Mismo, Presencia, Lo Que Es, se dice que es...

> ...como el sol refulgiendo en el cielo azul: claro y brillante, inmoble e inmutable... iluminándolo todo.
>
> TSUNG KAO

> ...el cegador resplandor de la gran luz blanca que ha sido llamada *Sat Chit Ananda* y que es también nada en absoluto...
>
> WEI WU WEI

> Pura es la luz de luces. Esto es lo que saben los conocedores del Sí Mismo. Allí el Sol no brilla, ni la Luna ni las es-

trellas, ni el relámpago brilla allí. ¿Dónde podría morar tamaña flama? Su fulgor ilumina el mundo entero.

Mundaka Upanishad

Un día el Sol admitió: Apenas soy una sombra; ¡ojalá pudiera mostrarte la infinita incandescencia!

Hafiz

Apareció esa luz que brillaba cada vez más y más y más, como la luz de mil soles... Esa luz brillante, de la cual yo era el centro y también la circunferencia, se expandió por todo el universo, y... esta luz que brillaba con tal refulgencia era, sin embargo, hermosa, era bienaventuranza, era inefable, indescriptible.

Robert Adams

En el caso de la cosa david, Eso es comprendido, visto, conocido como una Presencia omniabarcante que se experimenta como Luz más allá de la luz, como Brillo más allá de toda luz o brillo concebibles, que está en todo «lugar», que todo lo llena y todo lo impregna, ya que es Todo-Lo-Que-Es; no hay nada que Ello no sea. Es comprendido y experimentado como Presencia porque es la Viveza absoluta del puro Ser, y la Consciencia absoluta de la pura Conciencia, y está «Aquí», es lo que el «Aquí» es, es Lo Que Está Aquí, Lo Que Es Presente.

Y en cuanto a su naturaleza, Eso es ilimitado e incontenible. Este Ser absoluto y Conciencia absoluta desborda constantemente en el Verterse de su esencia, en el Verterse de su naturaleza, que es puro y absoluto Amor más allá de toda concepción que podamos tener del amor: plena compasión, total verdad, belleza absoluta, Vertiéndose.

Esta desbordante Belleza-Amor-Compasión-Bienaventuranza es la esencia, la naturaleza misma del Brillo que es *Sat Chit Ananda;* y su constante Verterse es Esto; todo esto, todo lo que se conoce como la manifestación, el universo creado, lo fenoménico. Esta Verdad absoluta al final de la visión humana no es algo que esté lejos, no es algo que esté «más allá», en el sentido de ser un algo distinto:

> En ningún caso distingas entre lo Absoluto y el mundo sensible. Lo que sea que Es la Conciencia, eso mismo son los fenómenos.
>
> Huang Po

La Conciencia, Presencia, Todo Lo Que Es, no es estática; es un campo infinito de potencialidad pura, es la posibilidad de todo; derramándose, vertiéndose en puro Ser, en la seidad de todo; vertiéndose en puro Amor, el Amor que todo lo es.

Las palabras fallan. Uno debe utilizar palabras y luego extrapolarlas, intentar usarlas para trascenderlas. «Amor» es una palabra que alude a una idea, a un concepto que, en este contexto, es inadecuado en extremo. En la cultura dentro de la cual han sido condicionadas estas mentes/cuerpo, se considera que el amor es el valor más elevado, pero raras veces examinamos qué se pretende significar con ese término. Al igual que la mayoría de nuestros pensamientos y valores, ese término está rodeado de, y protegido por, un pensamiento difuso para evitar así la claridad que conduce al autoexamen, que puede conducir a su vez al despertar, a ver a través de la bruma de este mundo, la cual ha sido extendida sobre nuestros ojos para cegarlos a la Verdad.

De hecho, nuestras ideas del amor están mucho más teñidas de lo que quisiéramos admitir de conceptos y sentimientos de implicación, singularidad, apropiación, exclusión, necesidad, preocupación, culpa. Pensamos que preocuparse de alguien es algo importante, algo que surge del corazón. Pero preocuparse es solo implicación, ansiedad, apego al resultado. Es un error de percepción creer que necesitamos cuidarnos de esta existencia ilusoria, de este sueño, o que deben importarnos las cosas. Esto solo genera inquietud, ansiedad, confusión y sentimientos de separación y culpa. No le hace ningún bien a la persona por la cual nos «preocupamos»; por el contrario, solo perpetúa su propia implicación en el sueño. Esto no es amor. Nuestra proclama de amor no hace más que limitarnos a nosotros mismos, así como a aquellos a los que intentamos amar.

El Amor no sustenta implicación alguna. Amor es neutralidad; es la auténtica ausencia de enjuiciamiento, censura, deseos, preocupación. Es nuestra Verdadera Naturaleza, Todo Lo Que Es, Presencia. Es el recordatorio de que nada importa. Cuando hay consciencia de ser siempre la Presencia de este Amor Perfecto, desimplicado y neutral, hay «la Paz que sobrepasa todo entendimiento» [13].

Meister Eckhart, el místico cristiano, dijo que:

> Puedes llamar a Dios amor, puedes llamar a Dios bondad; pero el mejor nombre para Dios es compasión.

Incluso el concepto de «compasión» puede contener implicaciones de pena y preocupación. Pero la tradición budista ha empleado esa palabra para expresar un estado en el que uno está desimplicada y desapegadamente abierto a que suceda lo mejor para «todas las formas sensibles», sin que exista el menor pensamiento de obtener alguna retribución. Cuando no hay experiencia de separación, desaparece el amor «hacia el otro» a la vez que el odio «hacia el otro». Solo puede haber un en-amoramiento, un ser en el seno del amor, el Ser-Amado. Y cuando se comprende que «Todo Esto» es el despliegue del sueño perfecto que acaece en la Conciencia, que todo esto es el Verterse de *Sat Chit Ananda,* no hay necesidad de que nada sea distinto de como

---

[13] Véase nota al pie número 6.

es. El Amor deviene, entonces, un neutral sostener Lo Que Es, en Gratitud, en Compasión, en Presencia.

La sensación desbordante proviene de que «todo esto», simplemente, es; todo lo que percibimos como manifestación fenoménica y como vida, tal cual la conocemos, con todas sus subidas y bajadas y placeres y dolores y belleza y locura; el perfecto despliegue del sueño de la Conciencia; el constante Verterse del Brillo que es *Sat Chit Ananda*, Belleza-Amor-Compasión-Bienaventuranza. Todo ello, simplemente, es. Es en-Amor.

Tú no eres esa mente/cuerpo, al igual que yo no soy esta mente/cuerpo. Lo Que Es (lo que Tú eres) es *Sat Chit Ananda*, Conciencia, en cuyo sueño aparecen estas mentes/cuerpo. Cuando se ve esto, se despierta de la identificación de ser una de estas mentes/cuerpo en el sueño. Cuando no hay esta identificación, ¿cómo puede haber duda, temor, desesperanza, sensación de pérdida, incertidumbre? El sueño se despliega Perfectamente. Y la belleza y maravilla del sueño son asombrosas, pasmosas, imposibles de contener. Lo que le sucede a esta mente/cuerpo en el sueño no puede ser determinado por esta mente/cuerpo, por el personaje del sueño. Lo que le sucede a esta mente/cuerpo en el sueño no puede alterar o afectar de ningún modo al soñador, Lo Que Yo Soy, Presencia, Todo Lo Que Es.

Todo ello, simplemente, es. Todo lo que existe es para que la vida, el sueño, prosiga sucediendo en tanto que prosiga sucediendo, y para que haya aceptación de lo que es, en una actitud de desbordante Gratitud vertiéndose. Permanecer en Compasiva apertura, en *Sat Chit Ananda,* hacia el Ser-Compasión-Vertiéndose-Bienaventurado. Delirar con Rumi y Hafiz y Eckhart. Residir en-amor-ado en el Amado. No hay nada más. ¿Qué más podría haber?

9
La jungla, parte III

La Gran Vía no tiene puerta.
Hay mil sendas hacia ella.
Si pasas la barrera
recorres el universo a solas.

WU MEN

Las antiguas enseñanzas de la India, las enseñanzas del advaita, de la no-dualidad pura, de la no-dos-idad, cobran perfecto sentido. Cobran sentido porque en la jungla, en una choza de bambú en un poblado nativo de la selva amazónica alejado centenares de kilómetros de toda carretera, en la oscuridad, bajo la torrencial lluvia tropical, entre enseñanzas e instructores muy diversos pero todos exactamente el mismo, despierto del sueño. Yazco desnudo en la desnuda Presencia, y no hay nada más. Ni siquiera hay yo yaciendo desnudo.

Esta ilusión, este sueño, parece estar sucediendo, pero es solo una ola que surge momentáneamente en la superficie del océano del Uno, un sueño que titila en la Conciencia. Y nada es lo mismo. Una vez despierto del sueño no cabe ya inconsciencia. No una «experiencia cumbre» que viene y se va, y que por siempre se busca recuperar, sino un despertar: un ver con ojos diferentes desde un punto de vista diferente, y no hay vuelta atrás. A la vez, nada ha sucedido. No ha habido «despertar», puesto que el dormir solo era una parte más del sueño.

La parte divertida es que yo nunca fui abiertamente un buscador. Cuando era joven y me hallaba en la veintena, pasé muchos años en el seminario estudiando filosofía y teología, haciendo mi vía a través de los rangos de ordenación del sacerdocio católico romano. Pero en cuanto llegué al sacerdocio, le di la espalda consternado por el mal uso del poder y del control. Durante un tiempo exploré las demás religiones mundiales, y pasé algún tiempo en el zen y el taoísmo (aunque, irónicamente, evité lo que siempre había considerado como la extravagancia más extrema: los yoguis y maharajás y los *Sri*-esto y los *Ram*-lo otro de la India), antes de tirarlo todo a la basura, profesar el agnosticismo y el hedonismo y dedicarme a construir casas durante veinte años.

Aproximadamente un par de años antes de la jungla la curiosidad y el descubrimiento de mis raíces nativas me habían impulsado a fisgonear en las culturas indígenas y a aprender de los chamanes. Era divertido cuestionarles sus asunciones respecto a qué es lo «real», pero no sabía gran cosa acerca de la «búsqueda» o del «despertar» o de la «iluminación», aparte del nebuloso recuerdo que apenas conservaba de las lecturas de D. T. Suzuki efectuadas veinte años antes. E incluso eso era solamente académico, «religiones comparadas», nada con lo que me sintiera identificado o que me atrajera personalmente. Así que no había expectativas conscientes, ni categorías o conceptos con los que enmarcar o expresar lo que espontáneamente «sucedió» cuando sucedió. Nada sucedió.

Aún más adentrada esa noche en la jungla, cuando ya amanecía, yaciendo allí, en la Presencia, llegó un punto en el que toda experiencia cesó. El pensar y el sentir y el procesamiento que habían estado sucediendo cesaron todos por completo. No fui consciente de ello «en ese momento», ya que no había pensamiento y no había consciencia ni del tiempo ni, en verdad, de nada en absoluto; solo al mirar atrás, de manera retrospectiva, surge la percatación de que hubo un «periodo de tiempo», «fuera del tiempo», durante el cual no hubo pensamientos, ni experiencias, ni cosa alguna; nada.

Puede que durara horas, puede que ocurriera en un instante; no había tiempo. Solamente en retrospectiva puede calificarse de un espacio o de un tiempo de quietud o de vacío, puesto que mientras estaba ocurriendo no había tiempo ni espacio, ni sensación o conciencia de que estuviera ocurriendo nada. No estaba dormido. Era un estado de completa quietud y de una conciencia completamente alerta. Pero no había allí nada de lo que ser consciente, ni tan siquiera una sensación de sí mismo que posibilitara la autoconsciencia. Podría describirse como una quietud y una conciencia completamente vacías. No tengo ni idea de cuánto duró.

En un momento dado, llegado a un cierto punto en este lugar de no tiempo, no pensamiento, no lugar, no yo, comenzó a insinuarse gradualmente una consciencia de que estaba sucediendo un simple observar algo. A medida que esta consciencia de observar fue destilándose paulatinamente del vacío, la atención se focalizaba; hasta que se plasmó la percatación de que lo que estaba siendo observado, aquello de lo cual había consciencia, era de un fulano yaciendo en una choza de bambú en la jungla. Prosiguió la focalización, hasta que hubo consciencia, como una especie de reconocimiento, de que lo que siempre había sido considerado como yo mismo, «david», yacía allí en un jergón en medio de la selva tropical. Y hubo un abrupto darse cuenta: «Dios mío, no hay nadie en casa».

Este fue el momento en el cual nada sucedió. Al igual que una pompa estalla de «súbito», hubo un cambio en la comprensión. No soy «david»: nunca ha habido un «david»: la idea de «david» es parte de un pensamiento, algo similar a un sueño, que no tiene importancia. El «yo» individual, aquel que yo pensaba que residía en ese cuerpo y que miraba a través de esos ojos, aquel que apenas unas horas antes yo había pensado que había despertado lo bastante como para percibir la Presencia, no está ahí, no existe, nunca ha existido. No hay nadie en casa.

Esto no fue una experiencia «extracorpórea». He tenido algunas de ellas, en las cuales «yo», mí «mismo», experimenté estar fuera de este cuerpo, en vez de estar dentro de él, y me experimenté contemplando el cuerpo desde el exterior, en vez de estar mirando al exterior a través de los ojos del cuerpo. Pero esto no fue nada así, en absoluto. Lo que estaba siendo observado aquí era no solo el cuerpo, sino todo el aparato «david» al completo: cuerpo, mente, sí mismo, alma, personalidad. Y lo que lo observaba es Todo lo que es. La observación, lo que posteriormente llegué a conocer como «atestiguamiento», no es de *otro* distinto del cuerpo o de la mente o de la totalidad de la cosa «david», y tampoco de *no otro*. No se origina aquí, en la mente/cuerpo, pero tampoco sucede aparte de ella, ya que Eso la incluye. Es absolutamente claro que el atestiguamiento no lo está haciendo «yo», ni siquiera un «yo» desencarnado. Este atestiguamiento no lo está haciendo nadie, ninguna entidad. Ese es el punto: no hay entidades; no hay nadie en casa. Solo hay atestiguamiento.

Abruptamente, instantáneamente. Sin esfuerzo, surgiendo de la quietud.

Un momento, un instante de radical y severa desorientación, de discontinuidad; luego, un traspasar eso y una perfecta claridad, absolutamente igual a la experiencia del despertar.

Un sueño, aparentemente real, que dura aparentemente toda una vida.

Una leve turbación, y el sueño se desvanece sin esfuerzo.

Un momento de desorientación mientras se reconoce el sueño como sueño y se produce el despertar a lo Real.

Inmediatamente, el sueño cesa y es sabido que el sueño nunca fue real, que nunca se fue lo que se había estado soñando. No hay un «antes y un después», ningún momento en el que yo «ya no» fuera david. Esta es la «puerta sin puerta»: solo un ver que david nunca fue. Lo más próximo que puede decirse es: ahora la percepción es que no hay «yo», no hay «david»; y «yo» es eso que nunca ha dejado de ser Todo Lo Que Es. Siempre y por doquier perfecta Brillante Quietud, y nada, un no-algo sin nombre vertiéndose continuamente, viéndose ahora siempre, no desde esta cosa mente/cuerpo.

10
Ido más allá

«Gate. Gate. Paragate. Parasamgate.
Bodhi. ¡Svaha!»
«*Ido. Ido. Ido más allá. Ido, completamente, más allá.
Despertar: ¡Svaha!*».
El sutra del corazón

Contar la historia es problemático. En particular porque, al igual que buena parte de la enseñanza, puede ser presa de que lo que yo denomino la falacia prescriptiva/descriptiva. La Comprensión, la Verdad, lo que es apercibido, no puede expresarse. «El Tao del que puede hablarse no es el verdadero Tao»[14]. Lo que se expresa es solamente conceptual, una traducción en los términos disponibles en el sueño; el reflejo de la Luna en una charca, no la Luna misma. Y entre la Luna y su reflejo, entre la Verdad y su traducción en los conceptos y términos del sueño, hay un abismo conceptual que es solo traspasable si ocurre la Comprensión misma. Son muchos los interesados en cruzar el abismo; son los buscadores espirituales, insaciablemente hambrientos de cualquier mínima evidencia, o guía, o consejo o indicación que les revele a qué se parece ese abismo, y su cruce, y el otro lado.

La verdad, esencialmente, es que el otro lado no se parece a nada, y que no se puede llegar allí desde aquí. Más bien, este es

---
[14] Véase nota al pie numero 8.

ya el otro lado; todo está «aquí», no hay «allí». Fin de la historia. Esta es la verdadera naturaleza de las cosas, siempre y en todo lugar, justo ante tus ojos. ¿Pero quién puede verlo? Una vez visto, es obvio que «más allá» es esto, aquí. Pero díselo a un ardiente buscador y lo más probable es que obtengas un gruñido de frustración.

Hay una imagen arquetípica recurrente que suele aparecer en los sueños y en los mitos, en la fantasía o en historias de ciencia ficción. Un viajero llega hasta un gran muro. Tras mucho buscar, halla una puerta, un portal en el muro. Cuando abre la puerta y la cruza, se encuentra en un mundo, en un universo diferente de aquel del cual provino, pero que le resulta de algún modo familiar. Es el mismo universo y, sin embargo, es muy diferente. Cuando se da la vuelta para mirar a través de la puerta hacia el lugar del cual provino, ve no solo que no hay puerta, sino tampoco muralla. No solo no hay retorno posible, sino que no ha venido de parte alguna. Así es, igualmente, con el despertar: no hay muro, no hay separación alguna entre un «aquí» y un «allí». En cierto sentido, ha ido más allá, pero ese más allá no es otro que aquí, ya. Esta es «la puerta sin puerta», y «yo» siempre he estado aquí. ¿Dónde, si no?

No obstante, los buscadores son sumamente persistentes, siendo impulsados o atraídos por una fuerza que no comprenden; y cuando saben, o creen, o al menos sospechan que alguien ha «ido, completamente, más allá», lo observan y lo examinan y lo atosigan a preguntas, e incluso lo imitan, con la esperanza de que pueda pegárseles algo de lo que buscan. Pero a despecho de lo que puedan afirmar las antiguas tradiciones, la Comprensión no se transmite directamente por contacto, ni se conoce que sea contagiosa. Lo que sea que puede ser aprendido mediante observación de, o por contacto con, un sabio conocido, o a través de respuestas directas a cualquier pregunta planteada, es solamente descriptivo; solo son intentos, ya sean aparentemente endebles o habilidosos, de traducir lo inexpresable en términos que resultan accesibles en el sueño. La historia, la descripción de cómo sucedió la Comprensión en cierto organismo mente/cuerpo, y las descripciones de las experiencias sucesivas en ese mismo organismo mente/cuerpo, son solo eso, descripciones, y no deben tomarse como prescripciones para que otro organismo mente/cuerpo pueda «llegar allí desde aquí». Pero, claro, usualmente se toman como prescripciones: así es como surge una religión a partir de una experiencia espiritual, así es como hay enseñanzas acerca de diversas prácticas, diversas sendas, yogas, mantras, dietas; consejos acerca de maneras de pensar, formas de actuar: las cuatro aplicaciones, los cinco preceptos, los seis poderes, las siete virtudes, los ocho impedimentos, las nueve etapas..., los diez mandamientos.

Se observa que alguien a quien le ha ocurrido el despertar no está apegado al resultado de las acciones, así que se prescribe eso como enseñanza: ¡debes esforzarte mucho para, de algún modo, lograr no apegarte al resultado de tus obras! Se ve que alguien a quien le ha sucedido la Comprensión se sienta tranquilamente en profunda quietud y en silencio durante algunos periodos de tiempo, y cuando se le pregunta qué piensa, replica que no hay pensamientos: ¡así que se enseña que debes intentar sentarte sin moverte y sin tener pensamientos! El instructor vive una vida célibe y en soledad, así que los estudiantes se convierten en renunciantes. El instructor se casa, así que los discípulos se casan. El instructor come carne, o no come carne, y los discípulos lo imitan de inmediato. Nisargadatta Maharaj fumaba cigarrillos, y un sorprendente número de sus seguidores comenzó a fumar.

Pero lo que le sucede al despierto, le sucede espontáneamente, sin intentarlo: ya sea como consecuencia del condicionamiento y de la programación natural de ese cuerpo/mente, en cuyo caso no tiene nada que ver con el despertar, ya sea como resultado espontáneo, como un efecto colateral del despertar en ese particular organismo cuerpo/mente. Pero ahí no hay nadie intentándolo. Esto es lo que quiero decir cuando afirmo que eso proviene naturalmente «del otro lado», y no puede ser de ningún modo logrado mediante el esfuerzo «desde este lado». Una vez más, esto es una miserable metáfora y, desde luego, no hay tal cosa como este lado y el otro lado; pero ¿puedes captar lo que se intenta decir? Si va a suceder el despertar, si va a suceder la Comprensión, sucederá, pero te aseguro absolutamente que no sucederá a «resultas» de que un personaje del sueño realice alguna práctica. Puede que haya un practicar. Y puede que suceda el despertar. Pero no hay una relación causal lineal entre ambos.

Pongámoslo de otro modo. Cuando estás dormido y soñando, ¿qué puede «hacer» un personaje de tu sueño para causar su propio despertar? Es el soñador quien «despierta», no el personaje; y el despertar sucede cuando sucede, por razones que están completa y cabalmente fuera del control de cualquiera de los personajes del sueño, incluyendo el personaje del sueño que tú piensas que eres.

Reunir historias acerca del despertar puede ser un gran impedimento, ya que mantiene al buscador corriendo en círculos. Ha habido sinceros buscadores en las charlas matinales de Ramesh, en Bombay, que cuando han escuchado parte de mi historia, han acudido a preguntarme cómo podían apuntarse a un viaje a la jungla amazónica y cómo podían acceder a la tribu con la que yo estuve. Esto es una estupidez. Olvídalo. Eso no funcionará igual para ti.

Dos ilustraciones. La primera, un dicho zen, de ahí su brevedad:

> Cuando un maestro ha empleado una escala para ascender a lo alto de un muro, esa escala es desechada para siempre y jamás se vuelve a emplear.

Encuentra tu propia maldita escala. O mejor aún, sabe que ella te encontrará a ti; que ya lo ha hecho; ¡que tus pies están ya sobre sus travesaños!

La otra, un cuento rabínico, de ahí que sea más prolija:

> Una mujer acudió al rabí lamentándose de que no podía concebir un hijo y pidiendo al rabí consejo y ayuda.
> —Ah —dijo el rabí—, es muy difícil. Pero ¿sabes?, a mi madre le ocurrió lo mismo. Pasaron muchos años sin que pudiera concebir un hijo, de modo que fue a ver al gran rabí Bal Shem Tov. Él solamente le hizo una pregunta: «¿Qué estás dispuesta a dar y qué estás dispuesta a hacer?». Ella reflexionó acerca de ello. Era una mujer pobre y no tenía muchas posesiones. Finalmente, se encaminó a su casa y cogió su más valiosa posesión, el chal que había llevado en su boda, una herencia familiar que había pertenecido también a su madre y a su abuela. Entonces regresó con él a ver al rabí. Pero como era pobre, tuvo que regresar andando, y cuando al fin llegó, el rabí itinerante se había trasladado a otro pueblo. Caminó durante seis semanas de un pueblo a otro, llegando en cada ocasión justo cuando Bal Shem Tov había partido. Finalmente, le alcanzó. Él aceptó el regalo y se lo entregó a la sinagoga local. Mi madre regresó caminando hasta su hogar —concluyó el rabí— y un año después concibió un hijo.
> —¡Qué maravilla! —gritó la mujer, verdaderamente aliviada—. Tengo mi chal de boda en casa. Te lo traeré, se lo das a la sinagoga ¡y seguro que concibo un hijo!
> —Ah —dijo el rabí, sacudiendo tristemente la cabeza—. Desgraciadamente, eso no servirá. La diferencia es que ahora tú has escuchado esta historia, mientras que mi madre no tenía historia alguna a la que ceñirse.

Descripciones, no prescripciones.

Esta es la razón de que la Enseñanza se haya asimilado tradicionalmente a «un dedo señalando a la Luna». Saca a tu perro a pasear una noche. Dile: «¡Eh, mira!», y señala dramáticamente hacia la Luna. Lo más probable es que tu perro se quede mirando expectante tu dedo. El animal muestra gran devoción, y eso es muy cautivador, pero demuestra una fundamental carencia de entendimiento, de cualquier capacidad de ver más allá. Estancarse en la historia, o en elementos de la Enseñanza, o en prácticas, o en un gurú o un instructor, o en experiencias espirituales, es quedarse mirando el dedo sin percatarse de que solo es una indicación. Ninguna de esas cosas tiene la menor importancia en sí misma. Extiende tu mirada más allá de ellas y dirígela hacia el lugar a donde señalan.

Cuando se entiende esto, las descripciones y las historias pueden resultar tal vez útiles, o al menos interesantes, *como indicadores*. Siempre han existido textos, *sutras,* historias de los antiguos maestros y relatos de cómo ocurrió la Comprensión en el caso de Buda, o Hui-Neng, o Shankara, o Ramana Maharshi. Y no parece que vayan a dejar de aparecer nuevas historias. Tal como dijo Suzanne Segal en la introducción de su propio relato, *Colisión con el infinito:* «La historia que sigue es mi contribución a la versión moderna de los textos antiguos».

Y sin embargo, en última instancia, según el resumen de Ramana Maharshi:

> No hay ni creación ni destrucción,
> ni destino ni albedrío,
> ni senda ni logro.
> Esta es la verdad final.

En realidad, no hay historias, al igual que no hay nada sucediendo aquí. Las historias son solo lo que los personajes soñados se cuentan a sí mismos, y unos a otros, una y otra vez; y al hacerlo mantienen el sueño. Tal como diría mi amigo Koshen con gran ironía: «¡Solo es algo con lo que entretenerse hasta la llegada de Jesús!».

Contar historias es soñar, y el sueño es deseo: deseo de ser. Y más que eso: es deseo de ser *alguien;* alguien separado, alguien especial; alguien con su propia historia. El personaje del sueño se encuentra completamente atrapado en este estar tejiendo la telaraña personal, en este estar construyendo y sosteniendo la historia personal, impulsado por ese desconocido y desapercibido afán de afirmar y reconfirmar de continuo el *yo* individual.

El despertar no ocurre mientras se persigue una historia, mientras el deseo alimenta el deseo, mientras la necesidad alimenta el querer, todo ello reforzando constantemente el sentido de ser un yo separado que no existe. El despertar ocurre cuando se ve de manera irrevocable que este deseo está desencaminado, cuando se ve que es fútil. Entonces cesa el contar de historias. Y entonces cesa la historia. Esto es lo que es ir más allá.

11
La jungla, post scríptum

*No pretendas ser lo que no eres,
no rehúses ser lo que eres.*

NISARGADATTA MAHARAJ

---

*El ojo con el cual veo a Dios,
es el mismo ojo con el cual me ve Dios a mí:
mi ojo y el ojo de Dios son un solo ojo,
una sola visión, un solo conocer, un solo amor.*

MEISTER ECKHART

Dado que yo no era un buscador y no tenía preconcepciones acerca de qué es lo que había de ser buscado o qué es lo que podría «suceder» al hallarlo, lo que sucedió fue casi tan espontáneo, tan inocente como despertarme una mañana y levantarme para pasar el día. Todo era completamente diferente, pero siempre lo había sido. Todo había cambiado, pero todo era simplemente así. Fue necesario que transcurriera algún tiempo y que tuvieran lugar algunos aprendizajes antes de que la comprensión intelectual fuera capaz de ponerse al día con el cambio acaecido en la percepción y de asumir sus implicaciones.

Además de saber que la Presencia era *Sat, Chit, Ananda* (Viveza, Inteligencia, Vertiéndose; Ser, Conciencia, Bienaventuranza), había una cuarta cosa que sabía acerca de ella, acerca del Brillo. En ese entonces lo sentía, lo sabía a un nivel más allá de la mente, pero mis pensamientos y categorías me impidieron captarlo mediante la comprensión conceptual, hasta que pasó algún tiempo. De hecho, contemplándolo retrospectivamente, es bastante singular que, habiéndose evidenciado que no hay ningún «david», que no hay nadie en casa, no fuera captada conceptualmente la obvia implicación que ello acarreaba sino hasta algún tiempo después. Pero claro, en ese entonces no había exactamente un montón de base conceptual o de preparación al respecto. La Presencia persistía: no era una experiencia que fuera y viniera. Una vez «aquí», «Ello» nunca se fue; «Yo» nunca se fue.

Días después abandoné la jungla, pero la Presencia proseguía y enseguida conecté con personas y palabras y conceptos que me permitieron comprender lo que mi corazón ya sabía, aunque mi mente no había tenido de inmediato las palabras para expresarlo; y ello es: que es la Presencia Misma lo que mira a través de los ojos de david, a través de todos los ojos. Y así ha sido siempre. No hay nadie más. La Presencia es el «yo» que sabe que «Yo Soy». La Presencia no es algo ajeno, externo. La Presencia, *Sat Chit Ananda,* es mi propio corazón llenando la galaxia; mi propio Ser. Siempre ha estado aquí, y Es Lo Que Soy. Mientras que lo que yo pensaba que yo era, mi propio yo, no es.

Este «Yo», este «Sí Mismo», es Todo Lo Que Es. Es la única «Es-idad» que Es. Es todo lo que existe. Si un individuo piensa que lo está experimentando, comprendiendo, no es así. Te lo pueden estar diciendo eternamente y tú creer que «sí, de acuerdo, ya lo tengo». Pero no es así. Cuando esto finalmente penetra, hace diana, explota, ya nada puede ser lo mismo. ¡Nada fue jamás!

Y sin embargo, en otro sentido no hubo «despertar». Porque

no hay alguien que despierte. «david» no ha existido nunca, es un personaje soñado, es parte del chiste cósmico. Y Quien Soy realmente es Todo Lo Que Es, que jamás ha estado dormido y no ha necesitado despertar de, o a, nada.

«Yo Soy Eso» es la otra mitad, la completitud del ver que «no hay nadie en casa».

> El amor dice: «soy todo».
> La sabiduría dice: «soy nada».
> Entre ambos fluye mi vida.
>
> NISARGADATTA MAHARAJ

La Comprensión que aquí habita estará por siempre coloreada por el hecho de que la percatación «no soy» llegó primero, y como tal constituye la base, la clave esencial sobre la cual pivotó la percepción hasta penetrar la comprensión de Lo Que Es. Así, la Comprensión de que la universal e infinita Presencia-Conciencia-Brillo es lo que «Yo» es, perdura por siempre en el contexto de esa completa vaciedad, en la certeza del saber que el yo separado sencillamente no es. ¿Quién es la infinita Presencia? ¡No «yo»! Ni ningún «quién», en absoluto. Solo el «Yo» que es Todo Lo Que Es.

Hay casos en los que la percatación «Yo Soy», o acaso su vislumbre, llega primero, sin la rendición, sin ver profundamente que «yo no soy» y que tampoco hay ningún otro individuo de ningún tipo. El resultado puede ser entonces muy diferente.

Así pues, se prosiguió haciendo durante algún tiempo diversas prácticas esporádicas —oración, viajes chamánicos, algo de meditación— que hasta ese entonces formaban parte del condicionamiento rutinario de este personaje soñado; pero entonces veo que son parte del sueño. ¿Orar a quién? ¿Viajar a dónde? No hay ningún otro, no hay dos. Todo ello no son más que puertas a lo que ya soy: *Sat, Chit, Ananda,* Yo Soy Eso. No hay lugar a donde ir, nada que hacer. Todo es Conciencia; alrededor de, y a través de, y en forma de «nosotros». Esta vida es vivida en, y alrededor y a través de esta cosa mente/cuerpo, pero no por un «mí».

Las prácticas y los esfuerzos espirituales, antaño motivados por una sensación de separación o una necesidad de conectar o de hallar significado y propósito, decaen y cesan naturalmente, sin intento o esfuerzo por detenerlos o continuarlos; simplemente, no surgen. Lo que sucede, sucede espontáneamente. A veces, con mucha frecuencia, hay un sentarse en silencio, en quietud, en el Brillo, en profunda paz. Pero esto difícilmente puede calificarse de oración o de meditación. Es no-algo, es vacío. Es Ser. Es Conciencia. Es Bienaventuranza.

La vida es, de repente, maravillosamente, absolutamente, simple.

El ego (es decir, el sentido de ser un yo individual junto con todas sus percepciones erróneas) es visto en sí mismo como una percepción errada, como algo que nunca ha existido. El personaje soñado sigue siendo el personaje soñado: se cepilla los dientes, recorta su barba, sigue disfrutando de los mismos alimentos, sigue teniendo escasas habilidades sociales y sigue hallando confusas y desconcertantes muchas de las cosas que se dicen o hacen. Igual que siempre. Pero el personaje ha sido destripado, vaciado. Solía tomarse muy en serio, pensaba que era alguien. Ahora, cuando mira dentro de sí sabe que no hay nadie en casa. El personaje es una farsa. Solo permanece la profunda percepción «Yo Soy», y se sabe que esta percatación no es del personaje, sino de la Presencia, que es siempre, y en todo lugar, Brillo perfecto.

Al igual que el ventilador eléctrico sigue girando tras apagarlo, al igual que la bicicleta sigue rodando un rato tras dejar de pedalear, así también cuarenta y seis años de condicionamiento habían trazado una senda que esta cosa mente/cuerpo, criatura de hábitos, podía seguir recorriendo en su sueño. Y, por supuesto, eso es exactamente lo que había estado haciendo: seguir el guión del sueño. Ahora esto comienza a amainar. La cosa requirió de toda una vida de sueño para escribir su historia, para acumular, acrecentar, estructurar estos pensamientos y sentimientos y recuerdos y experiencias en esta personalidad. Ahora, sin intento o esfuerzo alguno por parar o continuar, puede que requiera toda una vida desprenderse de todo ello. O quizá solo un momento. O no. Mientras haya observación, atestiguación, no importa. No hay la más mínima diferencia.

12
La botella del Dr. Bronner

*Lo único que la mente puede hacer
es descubrir lo irreal como irreal.
El problema es solo mental.
Abandona las falsas ideas. Eso es todo.
No hay necesidad de ideas verdaderas.
No hay ninguna que lo sea.*
NISARGADATTA MAHARAJ

Así pues, ¿qué queda por decir? Muy poco. La comunidad buscadora está embobada con los instructores y las enseñanzas y la búsqueda y el despertar, pero desde aquí es muy obvio que no hay nada que buscar y nada que enseñar. La gran función continúa, y aunque este cuerpo/mente es totalmente parte de la función también él, ahora todo se ve desde una perspectiva muy distinta: está claro que no son los cuerpos/mente los que ven.

No hay ningún «sentido» ni ningún «propósito». Los personajes soñados, meros personajes de película en esta telenovela que es la vida, pasan sus vidas angustiados intentando descubrir su propósito. ¡Se toman tan en serio a sí mismos! Desde aquí se atestigua y se sabe que todo sufrimiento, toda angustia, todo anhelo, pérdida, dolor, confusión, daño, todo intentar con todas las malditas fuerzas, forma todo ello parte de la sustancia del sueño, es todo ello creación nuestra en nuestros intentos de salir de donde no estamos.

Autosuperación personal, práctica espiritual, búsqueda, intentos de recorrer la senda, de seguir la vía; todo ello son intentos de extraernos del agujero que creamos precisamente con nuestros intentos. Es como estar en arenas movedizas; luchamos instintivamente y creemos que eso sirve de ayuda, cuando en realidad es esa lucha, en sí misma, lo que constituye el problema. La lucha, la búsqueda, no es más que el sentido de yo individual intentando perpetuar su historia. No hay nada que buscar. La ilusión es la apariencia de separación; no hay nada que esté separado, nada. Solo hay Uno, no-dos, y Eso Es. Y todo lo demás, no es. Y Ese «no-dos» que es Lo Que Es, es lo que es «Yo», aquí. Todo cuanto Es, es no-algo, es Esto-Mismo-idad, es Esta Yo-idad, es lo que «Yo» es, que es Todo Lo Que Es.

«¿Estoy siendo lo bastante oscuro?» [15]. La verdad es que no es esa la intención; pero ¿ves por qué prefiero seguir con mi trabajo en vez de hablar demasiado acerca de esto?, ¿por qué tiene tan poco sentido la mayor parte de lo que hace todo el mundo?, ¿por qué es difícil incluso entender las preguntas y a veces del todo imposible responderlas? ¡Todo el mundo anda por ahí pensando que la gente y ellos mismos existen realmente! ¡Es la cosa más condenadamente estúpida que se ha visto nunca! Y todo cuanto puedo decir surge como un galimatías delirante, suena a lo que aparece en las etiquetas de las botellas de jabón líquido del Dr. Bronner que venden en las tiendas naturistas [16]. «Todos Uno, Eternamente Uno, ¡Todos Uno o ninguno! ¿Hay excepciones en la eternidad? ¡Absolutamente ninguna!». Y así sucesivamente, ad infinitum. Todo eso está muy bien, ¿pero acaso hay alguien que se lo tome en serio? ¡Es el delirio humano!

---

[15] Frase atribuida a Tomás Moro en la película *Un hombre para la eternidad*. Comentario propio de discusiones teológicas y metafísicas, en general.

[16] Dr. Bronner's es una marca registrada de Dr. Bronner's Magic Soaps, Inc., Escondido, California. Sus jabones «mágicos» gozan de cierta popularidad en los Estados Unidos y se caracterizan porque incluyen mensajes de unidad trascendental en sus etiquetas y envases. *(N. del T.)*

Hay una bellísima frase en la *Llamada a la oración* islámica que lo resume y lo expresa de la mejor manera posible: *La 'illaha il' Allah.* Dado que la raíz del nombre de Dios, *Allah,* es la misma que el término que designa «Lo Que Es», la frase puede traducirse de innumerables maneras, todas ellas correctas. «No hay más Dios que Dios». «No hay más realidad que Dios». «No hay nada que no sea Dios». «Lo Que Es, es Dios». «Todo cuanto existe es Lo Que Es». Está bien, ¿pero hay alguien que lo entienda de veras?

Dado que no hay ningún «sentido» ni «propósito», es igualmente obvio que «tú», «yo» y todos «nosotros» no estamos «haciendo» nada. No obstante, la sensación es que de algún modo es «adecuado» que parezca que «nosotros» estamos aquí... A fin de cuentas, si la Conciencia está soñando esto con toda su belleza y dolor y maravilla, ¿cómo podría no ser ello adecuado y hermoso? ¡Qué gracioso!; y sin embargo, nadie lo pilla. Cuando digo que la vida «no tiene importancia» o que «no tiene ningún propósito», algunas personas se enfadan: «Bien, pero entonces ¿qué sentido tiene estar aquí?, ¿por qué levantarse por las mañanas?». Cuando lo cierto es que la experiencia evidente es que, aunque nada tiene importancia, ahora todo es más bello y más claro y más simple y disfrutable, incluso las partes difíciles, de lo que jamás lo fue antes de que sucediera el ver. Sí, incluso el caos y la violencia y la locura de la vida. Tanto el amor, como la compasión o la tristeza o la rabia o la aversión se sienten con más claridad y se experimentan más profundamente cuando uno no se enreda con los posibles sentidos o propósitos o las consecuencias que pudieran acarrear. Y sin embargo, las emociones pasan más rápidamente, sin que haya sensación de importancia ni apego manifiesto. Este despertar...

... no implica que no puedas sentir deseo, daño, dolor, dicha, felicidad, sufrimiento o pena. Todavía puedes sentir todo eso, solo que ahora ya no te convence.

KEN WILBER

Parece estar extendida entre los buscadores la idea de que, tras el despertar, la vida se presenta con un diferente abanico de experiencias y, en particular, persiste la creencia de que la experimentación de las emociones se aplana o desaparece por completo. Pero eso no es cierto. Una ayuda visual que me acude a la mente es imaginar una escala gráfica con un rango que va del cero al diez. Durante la vida, tu estado emocional puede estar en cualquier lugar de este gráfico, correspondiendo el cero a las simas del desespero y el diez a las más altas cumbres de la dicha. Lo que sucede, cuando ocurre la Comprensión, no es que se aplane este rango, sino algo muy diferente. Todavía se experimenta el rango emocional entre el cero y el diez, pero ahora también está la percatación de que ese rango no es el único rango que existe. Ahora se ve que el gráfico del cero al diez está, a su vez, en la cúspide de un inmenso rango que se extiende hacia abajo cien, mil, cien mil, incluso infinitas unidades; y este inmenso rango soporta aquel cero y aquel diez de la emoción y experiencia humanas y los hace casi iguales. Es decir, ese rango entre cero y diez todavía se siente en su totalidad, pero ahora se ve y se siente que su amplitud es insignificante, apenas una minúscula marca sobre la infinita superficie de Todo Lo Que Es.

Una vez provisto de la comprensión de que todo es un sueño, de que no existe nada que no sea Todo Lo Que Es, entras de nuevo en el sueño; al igual que hace Neo al final de la película *Mátrix,* cuando reingresa y prosigue con el juego; solo que ahora con pleno conocimiento de que el individuo no es «real». Yo solía pensar que «olvidamos» con el fin de experimentar la separación del Uno. Ahora sé que olvidamos, de acuerdo; pero que lo que olvidamos es, simplemente, que no hay separación en la experiencia, que no solo es ficción todo lo que el individuo experimenta aparentemente, sino que también lo es el individuo mismo que experimenta. Todo, el propio individuo también, es una pompa imaginaria, *lila,* el juego divino.

Muchos buscadores, cuando comienzan a entender a nivel intelectual que todo esto es como un sueño, preguntan de inmediato: «Bueno, entonces ¿cómo salgo del sueño?», como si fuera este el lógico paso siguiente; como si la mente que está pensando esa pregunta o el individuo que se ha percatado de que todo esto es un sueño no fueran ellos mismos ilusorios, ellos mismos parte del sueño. Todo cuanto surge aquí, en el sueño, incluyendo los pensamientos de ese tipo y los personajes como el que tú denominas tú mismo, son necesariamente pensamientos soñados y personajes soñados. Nisargadatta Maharaj:

> La mera idea de ir más allá del sueño es ilusoria. ¿Por qué ir a parte alguna? Simplemente date cuenta de que estás soñando un sueño que llamas mundo, y deja de buscar salidas. Tu problema no es el sueño. Tu problema es que te gustan unas partes del sueño y otras no. Cuando veas el sueño como sueño, habrás hecho cuanto se precisa hacer.

Pero el hecho de que estas «mentes» que hay aquí, en el sueño, estén condicionadas a pensar en términos duales no implica que sean incapaces de pensar de otro modo; aunque sea una transición muy inusual, y a veces incómoda, que requiere ensanchar mucho los límites.

Es interesante observar que la mayoría de los instructores del advaita no hablan del «Uno». La palabra *a-dvaita* significa «no-dos», y esa es la expresión que emplean los maestros. Afirmar que Dios y la creación, o la Fuente Inmanifiesta y la manifestación, o Lo Que Es y el sueño son «no dos» parece un poco estrafalario a primera vista, pero se expresa de esta manera para afrontar la esquizofrénica confusión que puede surgir si se considera a la «unidad» como el opuesto dual de la separación. En lo fenoménico (es decir, en la manifestación) no puede existir la mitad de un par dual sin la otra mitad; así que, en ese sentido, puede pensarse que tiene que haber separación para que pueda haber unidad. Pero más allá del dualismo, sucede que en el seno de la conciencia unitiva la unidad y la separación son «no dos»; Conciencia y manifestación son «no dos»; solo hay unidad; la separación jamás ha existido.

Nuestras mentes, además de haber sido entrenadas a pensar en términos de dualidad, han sido también entrenadas a pensar en términos de causación: «Un reloj implica un relojero». No obstante, según el consistente hilo de la enseñanza perenne, este es un salto tan innecesario como injustificado. El sueño no implica necesariamente un soñador. Según un texto budista: «No hay hacedor que ejecute la acción». Y existe una frase taoísta según la cual se describe el Tao como «la red que no tiene tejedor». Esta es, en verdad, la clave. Debido al condicionamiento, resulta incomprensible para nuestras mentes la idea de que hay atestiguamiento sin que haya entidad alguna que sea el testigo. No obstante, eso no significa que sea imposible entenderlo. Si sucede un cambio perceptivo y se comprende al más profundo nivel que no hay individuo alguno haciendo, pensando o experimentando nada, entonces no es preciso comprender nada más, no es preciso hacer nada más.

Sin olvidar jamás que todo esto son solo conceptos, no la Verdad. Los conceptos no importan. Las experiencias, incluso las experiencias de despertar, no importan. Porque todos los conceptos y todas las experiencias son materia del sueño. Lo único que importa es la Comprensión. Tal como dijo Nisargadatta, la Comprensión lo es todo. Porque la Comprensión es el punto singular donde Lo Que Es (es decir, lo que no es sueño) interseca con lo que no es (el sueño).

Lo gracioso es que no hay modo de llegar allí desde aquí. O al menos, a mí que no me pregunten. En la jungla fui asaltado, secuestrado, reclutado a la fuerza y por sorpresa. Y aun así, no llegué «allí». Fui llevado «aquí», donde «Yo» siempre he estado. No hay «allí». Solo hay aquí. Wei Wu Wei escribe que no hay ninguna «senda» que seguir, ya que todas las sendas conducen de aquí allí y, por tanto, le alejan a uno de Todo Lo Que Es, alejan del único lugar que hay para estar, alejan del hogar. Y es que no hay senda alguna que lleve de aquí a aquí. Es por eso que ninguna práctica o estudio o devoción o aprendizaje o tarea o lo que sea que «tú» puedas «hacer» recorriendo una «senda» podrá jamás llevarte a «ti» «allí». ¡Tú ya estás Aquí!

En el advaita tradicional, el *jnana yoga* plantea cuestiones tales como «¿Quién soy yo?» (o quizá, «¿Quién no soy yo?»), «¿Quién es el experimentador?», «¿Quién es el soñador?»... Y más que preguntarlas de manera retórica, plantea realizarlas como *mantras,* insistentemente, persistentemente, invitando a seguirlas a donde sea que le puedan a uno llevar. Muchos instructores afirman que estas son precisamente las preguntas que, planteadas persistentemente, *pueden* llevarte allí. Puede que así sea. Pero a mí que no me pregunten.

En mi caso, todo es de una simplicidad pura, clara y profunda. En el *satsang,* en la «senda» del *jnana yoga,* la idea es realizar incesantemente preguntas con el fin de arrinconar de algún modo la mente hasta que se vea forzada a ir más allá de sí misma. Yo lo intenté durante el tiempo en que estuve aprendiendo a encajar en el pensamiento lo que sucedió en la jungla, y lo intenté seriamente; pero desde la perspectiva que hay ahora aquí, eso no tiene ningún sentido. No hay pregunta que no sea inmediatamente respondida por la percatación de que esa pregunta, al igual que toda pregunta, es un pensamiento vacío. No hay un individuo comprendiendo algo o cuestionándolo. La vida sucede por sí misma: pensamientos, sentimientos, acciones, experiencias. No hay un individuo que haga nada, piense nada, experimente nada. Cuando se ve esto, las preguntas simplemente no se sostienen.

Todo lo que Es, es Presencia. Y Yo Soy Eso. ¿Tenías alguna pregunta?

Nuevamente la botella del Dr. Bronner. La verdad es que es muy chistoso.

Puedes enredarte con esto y pasarte toda la vida con ello: senda o no senda; preguntas o no preguntas; iluminación o no iluminación; y todo ello seguirá siendo nada, un sinsentido. Ahora lo único que procede es que la vida, el sueño, la ilusión continúe aconteciendo en tanto continúe aconteciendo; para que acontezcan el disfrute y el aprecio y la gratitud. Estar en *Sat Chit Ananda,* abierto al Amor Compasión Gratitud Vertiéndose. Delirar con el Dr. Bronner y Rumi. Saber, hondamente, que todo es, simplemente; y que el «Yo» que lo sabe no es «yo», el cual no es. El que lo sabe es Todo Lo Que Es.

13
Liberación

*Quien encuentre el verdadero sentido
de estas palabras no morirá jamás:
Que el buscador no deje de buscar hasta que encuentre,
y cuando encuentre se hallará en gran tribulación,
y tras su tribulación
se maravillará
y reinará sobre el Todo.*

JESÚS DE NAZARET, *Evangelio de Tomás*

Es pasmosamente difícil describir o explicar esta nada, este no-algo. A fin de cuentas, se califica de inefable precisamente por eso. En lo esencial, o bien hay ver o no lo hay, o bien se cae el velo o no se cae. Desde luego, el mero hecho de ser un místico o un *yogui* o un chamán es poco relevante; apenas más roles soñados para más personajes soñados. En tanto que sea alguien quien comprende, no hay comprensión. En tanto que sea alguien quien está despierto, no hay despertar. El mensaje de los *sutras* y de los chamanes es el mismo: aquel que comprende muere antes de haber muerto, no deja huellas, no recorre sendas, porque sabe que, como persona, como entidad, no es. Pero ¿quién puede lograrlo?, ¿qué yo puede dejar de ser? Como diría Wei Wu Wei, ninguno, porque ningún yo es. De modo que eso solo puede suceder. Así pues, no hay nadie que sepa, sino solo saber. Todo este mundo es como un sueño o una visión; aquí no hay nadie en absoluto, solo hay Brillo más allá de la luz, Amor más allá del amor, claro saber, pura belleza fluyendo a través de estas formas transparentes.

Después de la jungla la experiencia de la vida posee una cualidad bellísima y extraordinariamente extraña. En un sentido solo es posible describir todo, toda experiencia, como poseyendo cierta vaciedad. Es en el sentido de que antaño todo solía importar, todo parecía vital e importante, y ahora se ve como irreal, vacío, carente de importancia, una ilusión. Una vez visto que el más-allá-del-brillo que es *Sat Chit Ananda* es todo lo que hay, el sueño prosigue como una especie de sombra. Y sin embargo, en el mismo momento en que todo cuanto aparece en el sueño se experimenta como vacío, se ve también que goza de una profunda hermosura y una perfección como jamás se había imaginado; precisamente porque todo cuanto aparece no es otro que *Sat Chit Ananda,* Todo Lo Que Es. Así que todo lo que no importa, lo que es vacía ilusión, es, *en sí mismo* y al mismo tiempo, el más-allá-del-brillo, la perfecta belleza. De algún modo, hay un equilibrio; estos dos aspectos aparentementçe opuestos no se cancelan mutuamente, sino que se complementan. Esto no tiene ningún «sentido», pero así es como es.

Hay una tradición dentro del advaita que afirma que *maya,* la manifestación del universo físico, está solapada o superpuesta a *Sat Chit Ananda.* No soy erudito en estas cuestiones y lo único que puedo hacer es intentar describir lo que aquí se ve; y la Comprensión aquí es que no hay nada superpuesto sobre ninguna otra cosa, sino que *maya,* la manifestación, el universo físico *es* precisamente *Sat Chit Ananda;* no es algo distinto de ello, no existe por sí misma como algo separado que se superponga encima de alguna otra cosa. ¡Esta es la *cuestión*! ¡*Maya* no existe! La única razón de que parezca tener realidad propia, de que se la tome como realidad en sí misma, se debe a una percepción errónea, a una percepción equivocada que ve la apariencia en vez de

Lo Que Es. Este es el significado del comentario de Huang Po acerca de que «no hay que hacer distinción entre lo Absoluto y el mundo sensible». ¡Ninguna distinción! Solo hay Uno. No hay jamás, en ningún sentido, dos. Toda percepción de distinción y de separación, toda percepción de dualidad y toda percepción de lo que se conoce como realidad física es una ilusión creada mentalmente. Cuando un instructor señala hacia el mundo físico y dice «Todo esto es *maya*», lo que está diciendo es que *lo que estás viendo* es una ilusión; todo lo que esto es, *es* Todo Lo Que Es, puro Ser Conciencia Bienaventuranza Vertiéndose; es tu percepción de ello como mundo físico lo que es *maya,* ilusión.

Ciertamente, en verdad no hay puerta que se abra a Todo Lo Que Es, y no hay senda alguna que lleve allí. Lo único que permite ver a lo irreal —*maya*— como irreal es un cambio en la percepción. No obstante, a este personaje soñado le sucedió la Comprensión en el contexto de la espiritualidad indígena; y de este modo, lo que en el sueño se conoce por «chamanismo» resultó ser, en este caso, la senda sin senda a la puerta sin puerta que se abrió para revelar lo que nunca estuvo oculto ni jamás estuvo al otro lado. Al igual que cualquier otra forma de religión o práctica espiritual de las que se prodigan en el planeta, el chamanismo es un sinsentido en su mayor parte, es simplemente algo que los personajes soñados hacen para intentar dotar de sentido todo esto y para sentirse confortables mientras dura el sueño. Todos esos intentos y aderezos de la práctica chamánica explotaron, se disolvieron a la luz de la Presencia, de Todo Lo Que Es.

Sin embargo, hay algunos pocos en el chamanismo que también han visto que esto es solo un sueño y que nada importa y que todo lo que hay es Conciencia y que ellos no son. Y pasan por el formulismo de interactuar con otros, o quizá lo hacen cada vez menos con el paso del tiempo en el sueño hasta que dejan de hacerlo por completo y entonces son considerados unos estúpidos locos. Pero ¿a quién le importa? Porque, así como es sabido más allá de toda duda que en tanto que persona, en tanto que individuo, en tanto que entidad, en tanto que «david», incluso en tanto que «espíritu», yo no soy, yo no existo, así mismo es sabido que tampoco existe ningún otro; y a la vez, es igualmente obvio que en calidad de Todo Lo Que Es, Yo Soy.

El ver que sucedió en la jungla fue y es autovalidante, en el sentido de que es absoluto y no requiere de confirmación. Todo se ve bajo esa luz, la cual lo relativiza todo a la vez que no hay nada que la relativice a ella. No obstante, el personaje soñado sigue funcionando como tal en el sueño, de modo que ese personaje soñado (es decir, ese instrumento cuerpo/mente) se ve impactado por la ocurrencia de la Comprensión.

Por lo visto, en la mayoría de los casos la Comprensión llega después de algún periodo de búsqueda y tras haber accedido a algún entendimiento intelectual de las enseñanzas de la sabiduría perenne, de modo que en tales casos suele haber al menos cierto reconocimiento cuando la Comprensión tiene lugar. En este caso, sin embargo, había una preparación muy escasa, por no decir nula, en lo que se refiere al acceso a los conceptos básicos. Por un lado, ello fue una profunda y hermosa gracia y bendición; he comprobado que el hecho de tener una comprensión intelectual previa de los conceptos pertinentes ha resultado ser un tremendo impedimento para muchos buscadores espirituales, y en este caso se me ahorró eso; la Comprensión sucedió naturalmente, espontáneamente, inocentemente.

Pero por otro lado, la carencia de preparación provocó que el impacto fuera mayor y que el cuerpo/mente fuera arrojado a una especie de caos. Por eso encuentro tan conmovedor el relato de Suzanne Segal; tengo un sentimiento muy hondo de lo que le sucedió. Suzanne había practicado Meditación Trascendental con Maharishi Mahesh Yogui, y en cierto modo estaba más preparada de lo que lo estaba yo. Aun así, parece que tal preparación no le reportó los parámetros necesarios para comprender el despertar cuando este tuvo lugar. Y lo que quizá sea todavía más significativo: no le proveyó de ningún apoyo relevante una vez ocurrido, de modo que se pasó los siguientes doce años tratándose con psicoterapeutas, embarcada en lo que ella describe como «un esfuerzo extremo por asumir el vacío de yo personal como algo patológico, con el fin de intentar librarme de él».

En mi caso, el contexto chamánico era incapaz de aportar un sistema de ideas adecuado y un bagaje que me permitiera arraigar y comprender y expresar lo que había sucedido. Sabía que no había «nadie en casa», que no había y nunca había habido un «david», que lo que siempre había considerado como «mí mismo» era una ficción. Sabía también que la Brillante Presencia es Todo, vertiéndose. Esto era hermoso y perfecto; pero, al mismo tiempo, produjo lo que en aquel entonces calificaba de severa «desconexión»: una sensación de discontinuidad que no solo afectaba a cualquier sentido de tener un pasado o historia o creencia o propósito personal, sino que también provocaba una total desconexión con lo que parecían experimentar los demás seres del planeta; esto en lo que respecta a lo que sabía por aquel entonces. Así que, dentro de nuestro contexto sociocultural, resultaba muy plausible la posibilidad de que hubiera ocurrido alguna clase de ruptura disociativa de tipo psicótico y que la cosa david se hubiera vuelto loca de remate.

Lo que vino luego fue, una vez más, un milagro, una gracia inmerecida. A resultas de la manera tan poco convencional en que sucedió la Comprensión en este caso, no se produjo la relación con un gurú según el modo tradicional. Y sin embargo se ha producido algo quizá similar a medida que esto se ha ido desplegando: un simplemente ser, reposando, en este Brillo, permitiendo que esta tremenda Gracia se aposentara; aclaración, apertura, a esta Paz que sobrepasa todo entendimiento[17].

---

[17] Véase nota al pie número 6.

Casi todos aquellos de los que he oído hablar, y para los cuales esta cosa inefable ha sido aparentemente genuina —Robert Adams, Tony Parsons, Suzanne Segal, Douglas Harding, y otros; incluso Ramana Maharshi—, parecen haber pasado por un largo periodo de gestación de diez, doce o veinte años antes de «presentarse en sociedad». En la tradición zen, cuando un monje o discípulo llega al despertar permanece en su papel de discípulo durante otros diez años de «estabilización». Incluso Hui-Neng, el sexto patriarca zen, se ocultó en las montañas durante quince años tras el suceso.

Eso tiene sentido en este caso. Jed McKenna se refiere a ello como «los diez años condenadamente peculiares», y yo no tengo más remedio que estar de acuerdo. Se debe, sencillamente, a que el cuerpo/mente requiere de algún tiempo para ajustarse. Todo lo que la gente considera que es importante y tiene sentido, se ve completamente absurdo e insignificante. Y lo que la gente ni siquiera ve, es Perfecto, hermoso, pleno y no precisa de palabras. Hay incluso una mayor inclinación al silencio y a la soledad, aun cuando es obvio que tal cosa no existe.

Hui-Neng decía que, a pesar de que la Comprensión es súbita, lo que él llamaba «liberación» es un proceso que se produce de manera verdaderamente gradual. La descripción más aproximada que se me ocurre es que la cosa mente/cuerpo resulta impactada por la ocurrencia de la Comprensión, y eso puede requerir de algunos ajustes. ¿Cómo podría ser de otro modo? En algunos casos puede que la transición sea suave; por ejemplo, puede que el periodo de ajuste del organismo cuerpo/mente sea muy apacible si vives en una cultura y en un tiempo en los que has sido saturado de los elementos básicos de la enseñanza durante toda tu vida.

Claramente, en mi caso la cosa fue bien diferente, casi todo lo contrario. Tras toda una existencia experimentando la vida como algo casi insoportablemente confuso y doloroso, de luchar contra la vida y contra todo lo que ella traía, se instauraron en el condicionamiento unas pautas y hábitos y maneras de pensar muy diferentes. No había un trasfondo de enseñanza sobre el que apoyarse o al que referirse. Tampoco había una comunidad o algún otro recurso al que apelar cuando ocurrió el suceso.

En la tradición budista existe algo que se denomina *Pratyeka-bodhi,* «la realización solitaria». Se refiere al Despertar cuando ocurre fuera de la habitual transmisión de enseñanza del maestro al discípulo y sin el usual trasfondo de preparación o apoyo. En tal caso, el camino que lleva a la liberación puede muy bien ser incluso más «condenadamente peculiar» que en los demás casos. Puede que Ramesh estuviera pensando en algo así cuando me dijo:

> Por tanto, el Despertar puede ser de diferentes tipos, en efecto. Lo que te pasó a ti es que, tal como dijiste, tuviste la experiencia de que «no hay nadie en casa», de que no hay, en verdad, ningún david. Y eso es ciertamente así cuando no hay identificación alguna. Y debido a que eso fue lo que ocurrió en tu caso, te resultó problemático vivir tu vida..., y por eso tu caso es único.

Cuando me crucé con el comentario de Jesús que da inicio al *Evangelio de Tomás,* descubrí por primera vez que había un maestro que afirmaba que *tras* el «hallazgo» del despertar pueden padecerse grandes tribulaciones, que puede haber una gran turbación. Esto puede ser así, o no, dependiendo del condicionamiento del cuerpo/mente en cuestión, pero fue así aquí, en este caso. Este periodo de turbación es, en sí mismo, lo que se denomina «liberación», es decir, un proceso de reordenamiento de las pautas y del condicionamiento vital del cuerpo/mente a la luz del nuevo condicionamiento aportado por la Comprensión. Y tras todo ello, subyace el constante y total asombro de advertir que la Conciencia es Todo, asombro que no cesa nunca.

Pero todo esto tiene que ver solamente con la manera en que el organismo cuerpo/mente responde y se ajusta a los diversos modos en que puede ocurrir la Comprensión. Siempre ha estado totalmente claro que la Comprensión es, en sí misma, absolutamente completa y simple y total. Según mi parecer, quienes argumentan que el despertar es gradual o que se produce en etapas o en grados diversos, o incluso que cabe algún proceso de profundización, están perdiéndose algo muy esencial de la Comprensión que es inherente a ella misma: que la Comprensión no pertenece al tiempo y al espacio, así que no puede tener lugar en el tiempo y el espacio. No es una experiencia, no es un proceso; es un traspasar el tiempo y el espacio en base a la penetrante percatación intuitiva y crucial de que todo tiempo y todo espacio y todas las cosas y todas las entidades, incluyendo aquella en la que está ocurriendo la percatación, no son. ¿Cómo puede no ser instantánea e inmediata? No puede ser parcial; o es o no es.

Y todo esto es solo aparente; se ve que no hay nada aquí; las palabras, las ideas o los pensamientos carecen todos de significado; es «un cuento contado por un idiota, lleno de ruido y furia, y que nada significa»[18]. Lo Que Es, es gran belleza, gran amor, gran silencio, y eso es realmente todo. Una vez más, es intraducible, no parece haber modo de comunicarlo o expresarlo.

---

[18] De William Shakespeare, *Macbeth*, acto V, escena 5.

14
Girando sin fin

Había una puerta cuya llave no hallaba,
un velo más allá del cual no lograba ver.
Pareció haber una charla
entre Tú y yo,
y al poco no hubo ya más ni Tú ni yo.
OMAR KHAYYAM

Siempre la misma puta historia, tío.
JANIS JOPLIN

Q uién soy yo? La misma pregunta de siempre. Ciertamente, no soy este cuerpo de efímeras y cambiantes moléculas y átomos y partículas físicas que incluso los físicos afirman últimamente que no existe como tal. Ciertamente, no soy esta mente, con pensamientos que vienen de no se sabe dónde y que no puedo controlar. Finalmente se llega a esto: de lo único de lo que podemos estar seguros es de la Conciencia que habita profundamente adentro, detrás y más allá de la personalidad, que es previa a todas las variaciones acerca de lo que pensaba que era o de quién creía ser, que es el sentir y saber que «Yo Soy», el irreductible e intuido Sí Mismo, la Fuerza Vital que existe y que sabe que existe. Eso es todo, es la única constante. Todo lo demás es un constructo, una fabricación.

Tras todas las capas, cada uno de nosotros tiene esta misma experiencia de que «Yo Soy» la existencia, la misma experiencia de Sí Mismo. Inexplicablemente, esta experiencia común es atribuida a diversos sí mismos, cada cual teniendo exactamente la misma experiencia de Sí Mismo. A este Sí Mismo impersonal se lo considera personal, se lo considera un sí mismo «individual» que habita en cada cuerpo/mente individual. Después de todo, esto es lo que parece ser. Pero no tienes que excavar mucho para descubrir que esto no tiene sentido. Que sea posible mantener la idea de que hay sí mismos individuales y separados se debe, únicamente, a que en cada aparente sí mismo existe la experiencia de Sí Mismo. Y esta experiencia ha sido interpretada erróneamente como una experiencia personal que pertenece a un cuerpo/mente personal. Se considera que el Sí Mismo o Fuerza Vital que anima a un cuerpo y a una mente es diferente del que anima otro cuerpo/mente, debido a que la expresión del Sí Mismo es diferente en cada cual. Nos concentramos sobre la expresión, que es variable e inconstante, y nos perdemos lo que subyace tras ella.

Lo constante es que solo hay Uno. Solo hay un Sí Mismo, una única Conciencia que halla expresión en la apariencia de múltiples cuerpos y mentes. Mi saber «Yo Soy» y tu saber «Yo Soy» es el mismo y único Sí Mismo sabiendo. La Realidad es lo que subyace tras las apariencias: el Sí Mismo, el «Yo Soy», la Conciencia, lo Absoluto. Lo que llamamos «individuos» son solo apariencias, constructos relativos. De hecho, todo lo que calificamos de «realidad» física y mental no es más que una apariencia, pura relatividad. Por eso es verdad que no hay nada sucediendo aquí, a pesar de lo que parezca. A pesar de las apariencias, no hay nada en la «realidad» física que sea real, no está sucediendo nada aquí, y «david», junto con todo lo demás, es solo un concepto, una idea, una pompa fruto del pensamiento que, en última instancia, no existe.

Y entonces la vida transcurre con mucha más neutralidad. No hay necesidad de luchar o de esforzarse o de llegar a ser algo: todos «nosotros» *somos* ya el Uno, el Sí Mismo, la Conciencia. Lo que parece estar ocurriendo aquí, en esta aparente «realidad», no es real y no tiene efecto sobre quien Yo Soy, sobre el Sí Mismo, sobre la Conciencia. Según la famosa analogía, la ola que emerge momentáneamente del océano nunca ha dejado de ser océano y acaba retornando al océano, y la naturaleza del océano ha permanecido inmutable. Nada ha sucedido. Las experiencias no son importantes; de hecho, nada es más importante que ninguna otra cosa, ya que no hay nada sucediendo aquí. Y si nada importa, entonces el apego al resultado de las acciones se desvanece gradualmente.

Y cuando miro a los «demás» me embarga una intimidad impactante y desnuda: veo al mismo Sí Mismo que Yo Soy expresándose bajo una apariencia distinta.

Nisargadatta Maharaj solía repetir insistentemente a sus oyentes: «Regresa. Vuelve atrás». Cualquiera que sea el nivel en el que te encuentres, cualquiera que sea el lugar desde el cual piensas o experimentas, vuelve atrás desde ahí, descubre el lugar o el nivel anterior a ese, el previo a ese. Hay una invitación similar en la admonición de Jed McKenna: «Ve más allá». En tanto que «tú» existas, y sin importar dónde estés o de dónde vengas, hay un nivel detrás, previo o más allá, y ese es el lugar donde anhelas estar. Todo lo demás es materia del sueño, sucesivas capas de enmascaramiento. Regresa, vuelve atrás, al Yo Soy que es previo a todo. Rumi:

> A veces escuchas a través de la puerta una voz
>   que te llama,
> así como el pez fuera del agua
>   escucha la ola «regresar».
> Este retorno a lo que más profundamente amas
>   es lo que te salva.

Tras lo sucedido en la jungla, hubo durante algún tiempo una aguda consciencia de estar en transición, de que se había producido un salto en la Comprensión, pero con la sensación de que este cuerpo y esta mente todavía tenían que ponerse al día. Había lo que parecía ser el peso y la inercia de la vida y la historia de este cuerpo/mente, pero también los de una cultura y una raza sosteniendo la creencia de que las cosas eran de distinto modo a como se veían ahora bajo la luz de la Comprensión. La mente o el cuerpo seguían respondiendo ante la vida cotidiana con los mismos pensamientos o acciones a los que estaban habituados, pero lo más simpático y lo que tanto me admiraba en ese entonces era que tales pensamientos y acciones no tenían ningún «contenido»; no había emociones o creencias previas que los sustentaran y que les dieran origen. Estaban «vacíos».

En cierto momento se vio que esto guardaba cierta analogía con el caso de un ventilador eléctrico que continúa girando un rato tras haberlo desenchufado. Cabía prever que, al carecer del estímulo original, estos pensamientos y acciones acabarían por cesar, y en algún grado esto ha demostrado ser cierto; ha disminuido buena parte de esa inercia. Por otra parte, lo divertido es que la cosa david continúa comportándose más o menos como david. El organismo responde de tal manera en concordancia con su programación y condicionamiento. No tiene ninguna importancia.

Después de ocurrir la Realización puede parecer desde fuera que no ha cambiado nada, mientras que desde dentro nada parece igual. Esto también es tan solo una aproximación y no es verdad, pero es el quid de la cuestión. Esto es lo que significa el proverbio zen: «Antes del despertar, cortar leña y acarrear agua. Tras el despertar, cortar leña y acarrear agua». Cortar leña y acarrear agua eran las ocupaciones cotidianas usuales, básicas y necesarias en la sencilla sociedad agraria en la cual se originó este proverbio. La cuestión es, sencillamente, que las cosas siguen sucediendo exactamente igual que antes. La vida sigue igual. Adentro hay Comprensión de Lo Que Es, donde antes había un estado de sueño. Pero afuera, el organismo prosigue con su deambular habitual. ¿Y por qué no?

Puede que haya algunos cambios en la rutina del organismo, solo percibidos por los más allegados. Quizá haya una mayor inclinación al silencio y a la soledad, y acaso un menor interés por las actividades o las conversaciones. Dependiendo del contexto cultural, la impresión general puede ser que el individuo afectado es simplemente un poco más raro. Pero el funcionamiento natural del organismo continúa siendo muy parecido a como solía.

Sé que este cuerpo es inanimado, no un individuo; es solo una apariencia animada por el Sí Mismo, el Uno, la Conciencia. No tiene vida propia. Más bien, está siendo vivido. Hay una aguda consciencia de que este organismo cuerpo/mente está siendo vivido, en vez de tratarse de una vida autónoma. Lo que antaño llamaba «mi mente» es una corriente de pensamientos, los cuales no se originan en ningún «mí», sino en la Conciencia Una. No hay ningún individuo, ningún david. Todo cuanto parece estar sucediendo aquí, incluyendo los pensamientos y las acciones que surgen en esta mente y cuerpo, surgen espontáneamente en la Conciencia. A pesar de «mis» aparentes deliberaciones.

Puesto que es obvio que no hay aquí nadie que tenga el control sobre lo que parecen ser «mis» pensamientos o sobre el curso que toman los eventos en esta aparente «realidad», los conceptos de culpa y orgullo y responsabilidad y obligación pierden todo su sentido. No cabe duda de que a nuestras sociedades les resultaría problemático funcionar y existir si no fomentaran la creencia en tales ideas con el fin de controlar a los individuos y a las poblaciones; pero ninguno de estos conceptos existe en el «Lo Que Es» de la Conciencia. Todo cuanto sucede, surge en la

Conciencia de manera espontánea. No hay nada que sea preciso que suceda o que sea preciso que no suceda. No hay meta, ni propósito, ni «porqué».

Las preguntas «¿por qué?» carecen fundamentalmente de respuesta. La mayoría de las personas van por la vida preguntando constantemente «¿por qué?» y aceptando sin darse cuenta contestaciones que no responden a la cuestión. Si preguntamos por qué es azul el cielo, la contestación, ya sea esta científica o mítica o poética, no nos dice por qué es azul el cielo, sino más bien *cómo es que* el cielo es azul. Si preguntamos por qué nos sentimos deprimidos o felices, puede que la contestación explique *cómo es que* nos sentimos así, pero aún queda sin respuesta el fondo de la cuestión. Hablamos acerca del «¿por qué?», pero contestamos dando razones acerca del cómo sin darnos cuenta de que el «¿por qué?» sigue sin ser respondido. Y es que, fundamentalmente, no hay respuesta, no hay un «porqué». Todo surge espontáneamente en la Conciencia. El hecho de estar preguntando constantemente «¿por qué?» se debe, simplemente, a que la mente intenta obtener el control.

Es interesante observar que el incesante preguntar «¿por qué?» de un niño pequeño surge, aproximadamente, a la misma edad en que emerge su sentido de separación como yo individual. La mente piensa: «Si pudiera pillar una razón de "por qué" está sucediendo todo esto, tendría el control y podría organizarlo todo». Así que la mente se conforma con las no-respuestas y mantiene su ilusión de control, en vez de reconocer que no hay respuestas y admitir que no tiene el control. No hay meta, ni propósito ni sentido. Por tanto, nada importa. Por tanto, no hay implicación. Nada necesita ser de otro modo, en absoluto.

Quien haya sido educado en un contexto de creencias religiosas hallará que hay aquí un cambio fundamental. Aun cuando se descubrió hace tiempo que las creencias religiosas no eran sino constructos ciegos y erróneos, aún siguieron constituyendo el germen de la idea del Otro. El *Yo y Tú* de Martin Buber; el sentido numinoso en *La idea de lo sagrado* de Rudolf Otto. Aun cuando ha decaído la creencia en un Dios como ser personal, todavía se ha conservado esta idea del Otro. Un Otro hacia el que dirigir la sensación humana de temor reverente. Algún Otro hacia el que sentir gratitud. La Fuente. El Espíritu.

Cuando oímos hablar de la «Presencia» o de la «Conciencia» y nos forjamos de ellos una idea a nivel intelectual, la tendencia inconsciente sigue siendo convertirlos en ese Otro, en ese Espíritu. Es solo un cambio de nombre. De hecho, mucha gente habla de la Conciencia exactamente del mismo modo en que solían hacerlo de Dios o del Espíritu. Definitivamente, no hay ningún Otro, pues no hay individuo alguno; no hay ningún Tú, pues no hay ningún yo; no existe ningún Espíritu, pues no hay nada que no sea Espíritu. La escisión dual no existe; solo hay Uno. Y Yo Soy no diferente de este Uno.

> Atrapada en el mundo de la dualidad y los conceptos, la mente se desliza, resbala pendiente abajo, gira sin fin.
> Llega el pensamiento «no hay nada sobre lo que pensar».
> Entonces hay Quietud,
> hay Conciencia.

Tres

*Más íntimamente
de lo que imaginarse pueda:
yo no estoy
presente;
lo que la Presencia
Es,
yo soy.*

15
Ni gurú, ni método, ni maestro [19]

No hay maestros, solo tú;
el maestro eres tú.
Maravilloso, ¿verdad?
IKKYU

Si no sigues a alguien te sientes muy solo.
Permanece solo, pues.
J. KRISHNAMURTI

Resulta evidente que nada de esto
es lo que una vez pareció.
Todos somos personajes soñados en un sueño.

Fuente, Espíritu, Dios, Diosa, dioses...,
o «mi verdadero ser», «mi yo superior»...,
o *devas*, ángeles, espíritus guía, fuerzas positivas o diabólicas...,
o gurú, *sat-gurú*, maestro, instructor...,

---

[19] De la canción de Van Morrison *In The Garden*, incluida en el álbum *No Guru, no Method, no Teacher*, Polygram Records, 1986. (Van Morrison tiene otra canción, y otro álbum, con el título *Iluminación*, aunque es poco relevante.)

son todos ellos conceptos, ideas humanas, constructos...;
y, como tales, personajes soñados que, como nosotros,
moran aquí, en el sueño.

No hay un «Dios» separado, al igual que
no hay un «nosotros» separado.
Todo ello no son más que proyecciones. Lo que hay es
Esto.
Todo Lo Que Es.
Esto no es una forma más de llamar a Dios.
No hay un ser llamado «Dios» o «Fuente» o ninguna otra
cosa,
afuera de, o distinto de, Lo Que Es.
En toda la realidad no hay dos. Solo hay
Todo Lo Que Es. Esto.

Tú, quien realmente eres cuando dices «yo soy»
y yo, quien realmente soy cuando digo «yo soy»
es el mismo «yo soy»,
Todo Lo Que Es.
«tú», «yo», «nosotros», individuos en apariencia,
somos personajes soñados en el sueño que
«Yo», Todo Lo Que Es»,
sueña.

No hay nosotros, ni yo, ni tú.
Aun el propio sueño habita en
Todo Lo Que Es.
Ello es quien Tú realmente eres,
no el tú que tú crees ser.

En los libros que empecé a leer tras lo de la jungla, y entre
la gente con la que me crucé, se concede mucha importancia a

esta cosa llamada despertar o iluminación. A pesar de que he empleado la palabra «despertar» para expresar el instante en que sucedió el cambio de percepción en la jungla, en ocasiones parece una denominación incorrecta, parece tener muy poco sentido en este contexto.

Y es que, en cierto sentido, no hay «despertar», no hay iluminación, ya que no hay «alguien» que despierte. ¿Quién podría ser ese alguien? ¿Quién es el que está despierto?

¿«Yo», david? Por supuesto que no; david es un personaje soñado, una idea, una ficción, no el soñador; y, por tanto, es evidente que no puede despertar. No hay ningún «david» que pueda *hacer* nada, incluyendo despertar.

¿O es «Quien Realmente Soy» lo que ha despertado, la Presencia, la Conciencia, Todo Lo Que Es?

Pero claro, la Conciencia nunca ha estado dormida, así que no tiene necesidad de despertar de ningún sueño; la Conciencia es ya y siempre Todo Lo Que Es.

Así pues, queda claro que no hay nadie que despierte. Decir «despertar» es solo una analogía, un concepto, una indicación. La comunidad buscadora tiende a tomárselo literalmente, pero esta analogía, al igual que casi todas, es limitada.

Lo sucedido se parece más a esto: en el caso del personaje soñado «david» sucedió que, en el transcurso del sueño, Todo Lo Que Es dejó de fingir que estaba dormido. Lo que siempre ha estado despierto permitió que se desvaneciera el malentendido de que hay alguien dormido y de que hay alguien que haya de despertar.

Eso es todo.

Y el sueño prosigue como antes. El malentendido se ha desvanecido, pero en cualquier caso el malentendido nunca fue real. Así pues, ¿qué ha sucedido? Nada. El personaje soñado «david» sabe ahora que es solo un sueño, que no es «real»; sabe que todo es un sueño. Pero incluso este «saber» del personaje soñado es también parte del sueño, es la parte del despliegue del guión que, en el sueño, le corresponde a ese personaje soñado; y no ha sucedido nada. El personaje soñado sigue siendo el personaje soñado.

«Nada sucede», precisamente porque lo que parece estar sucediendo no es, y lo que realmente sucede es lo que aparece como nada, como «no algo».

Entretanto, resultó evidente que algunos de los personajes soñados con los que llegué a encontrarme durante aquellos primeros meses tras regresar de la jungla estaban haciendo carrera a partir del «truco» del despertar o la iluminación. Gradualmente, caí en la cuenta de que había topado con un fenómeno extremadamente singular que hasta entonces ignoraba por completo: la subcultura de los buscadores de la iluminación, poblada por un variopinto abanico de instructores y de enseñanzas que van desde lo más profundo a lo completamente absurdo. No hay nada de malo en ello, por supuesto; de hecho, es maravilloso; es parte del sueño. Pero la parte absurda del espectro no hace más que promover todo tipo de bobadas. Hay personajes soñados que afirman públicamente haber «despertado a la conciencia Divina», y entonces proclaman que, previo pago, pueden mostrar a otros personajes soñados cómo despertar también. En el mejor de los casos, eso es muy dudoso; en el peor, un timo descarado. Hay mucho charlatán hablando del «grado» de despertar que ha «logrado» y acerca del segundo nivel de la primera etapa o de la tercera etapa más allá del cuarto nivel, la cual nadie ha alcanzado todavía en todo el planeta aunque él llegará pronto hasta allí.

Estúpida arrogancia, plagada de complejidad artificial y torticera. La Verdad es de tal radiante y radical simplicidad que cierra la posibilidad de que nadie la reclame para sí. Se pueden reclamar las experiencias como propias. Se puede reclamar el saber, se puede reclamar la autoridad, el linaje, la transmisión... Sin embargo, cuando tu corazón y tu mente han sido desgarrados hasta quedar totalmente expuestos, y lo que queda de ti se halla en Verdad ante la Verdad, cualquier idea de reclamarla para ti te haría llorar de risa.

No hay nada que reclamar o lograr. Tal como dijo el maestro zen Hui Hai en el siglo VIII, acaso un tanto abruptamente:

> Cuando se comprende el significado de todo esto, se sabe que no hay nada que lograr. Quien suponga que puede lograr algo asiéndolo o aferrándose a ello, es un vanidoso arrogante lleno de falsas ideas.

Pero claro, si eres un personaje soñado cuyo papel en el sueño es hacer carrera del despertar, no te irá mucho la simplicidad. Deberás tener una organización y desarrollar una enseñanza distintiva, habrás de reunir una pandilla de seguidores y mostrar de manera muy pública (y muy teatral) cómo tú y tus discípulos más selectos atravesáis los múltiples niveles que caracterizan la iluminación avanzada. Todo lo cual, si realmente existiera la comprensión de que no hay un «tú» y de que «tú» no estás «haciendo» nada, no te importaría lo más mínimo, ya que sabrías que estas cosas no existen, que no son más que constructos de la mente. Pero claro, entonces tampoco podrías ganar prestigio e importancia y montones de dinero impartiendo seminarios y convenciendo a la gente de que necesitan modificar la matriz de su personalidad primaria.

El dinero es necesario para vivir en el mundo moderno, y existe la honorable tradición de aportar dinero, o su equivalente en especies, para sostener a los maestros, monjes, *ashrams* o monasterios. Pero hay un umbral meridiano, dado que, a un nivel básico, el dinero y la enseñanza no se mezclan. Hay intentos de justificar el cobro de tarifas por escuchar la enseñanza apelando a la teoría del «intercambio energético», según la cual se debe pagar cada vez que se obtiene algo de valor. No hace falta reflexionar mucho para darse cuenta de que todo eso no son más que gilipolleces: tú nunca has pagado por aquello que posees de auténtico valor.

La teoría del cambio justo tiene sentido cuando se trata de intercambiar cosas dentro del sueño. Pero cuando se habla de Lo Que Es, de que no hay individuos ni hay separación, de la realización de lo que siempre has sido, entonces la idea entera de alguien cobrando a otro dinero por ello es un total y flagrante sinsentido. La Verdad es un don que simplemente pasa a través «nuestro»; no puede ser comprada o vendida.

Este juego de obtener dinero a cambio de dar espiritualidad es, en realidad, un blanqueo de dinero. Es un trabajo extensamente practicado y ampliamente aceptado que, sin embargo, constituye el secreto trapillo sucio de la comunidad espiritual; nadie se siente realmente a gusto con él, porque todo el mundo sabe en lo profundo de su corazón que cobrar un precio por dar acceso a la enseñanza espiritual, incluso de manera indirecta, es falaz y es básicamente inconsistente con la Enseñanza misma.

Incluso cuando se dice que el dinero es para mantener el *ashram,* para financiar la organización, para cubrir el costo de los viajes, para difundir ese «mensaje de vital importancia» a tanta gente como sea posible; incluso entonces, esta especie de campaña de ventas es todavía una llamada al ego, al deseo de todo ego de formar parte de algo grande e importante.

Llamarlo eufemísticamente «donación», cuando está planteado de tal modo que la culpa y la presión social hacen que sea difícil negarse a contribuir, es deshonesto. Cuando tienes un *ashram* o una iglesia, has de pasar el cesto e impartir sermones solicitando aportaciones. Pero cada vez que llevas dinero al templo, corres el riesgo de que llegue algún revolucionario carpintero rural y ponga las mesas patas arriba.

El día en que los antiguos maestros zen o advaitas realizaron el Sí Mismo, siguieron cortando leña y acarreando agua. Si alguien quería charlar con ellos, lo hacían y luego regresaban a su tarea. ¿Dónde está escrito que los maestros no pueden trabajar para subsistir por sí mismos y que necesitan vivir de sus seguidores? ¿Quién dice que es necesario tener una organización? ¿Quién dice que los maestros tienen que acumular grandes sumas a base de viajar por todo el mundo impartiendo conferencias, seminarios y *satsang*? ¿Qué ego, qué sentido de yo individual subyace tras la idea de que el mensaje de un cierto maestro es tan vital, tan precioso que necesita ser oído sin cesar por todo el mundo? Los antiguos maestros *ch'an* originarios de China eran denominados igual que la montaña donde moraban; y si querías escuchar la Enseñanza tenías que ir hasta allí y hallar a uno de ellos. Ello contribuía a escardar a los guerreros de fin de semana y limitaba el campo a aquellos que estaban dispuestos a dar sus vidas por escuchar a un sabio.

Aquiétate. ¿Quién está embarcado en toda esta actividad, asumiendo toda esta importancia, creyéndose esta pomposa publicidad de que lo que sucede tiene algún significado especial? ¿Quién piensa que es importante que despierte un gran número de personajes soñados y que es su tarea lograrlo? ¿Qué pasa con este disparate de cruzada telepredicadora advaita?

Después de las jocosidades de la moda *New Age,* esta idea mesiánica de ser el ungido, el salvador del mundo, es insidiosa. Alto. La Enseñanza es universal, y ya hay muchos maestros, y ya están ahora y siempre donde deben estar. A la luz de la Comprensión resulta evidente que el mundo no necesita de ningún mensaje especial de ningún maestro en especial. Todo está ya siendo atendido. El sueño se está desplegando en la Conciencia perfectamente, y los cultos a la personalidad en torno a esos maestros espirituales, tan populares como bien surtidos económicamente, forman parte de ese despliegue; pero no de la manera en que ellos o sus devotos creen.

Hay una impresionante cantidad de cosas así ocurriendo aquí, en el sueño. Los ciegos están guiando a los ciegos. Viendo todo este sinsentido, percatándome de que la gente se lo toma muy en serio, no puedo evitar sonreírme ya que, desde luego, surge la cuestión: ¿A quién? *¿A quién le importa?* ¿Quién cree que es importante, quién está organizando todo esto? ¡Todo eso son conceptos, nada de ello existe! El único que se preocupa por ello, el único que le sigue la pista a esto, el que otorga importancia a un mero papel es la mente pensante, el ego, el aparente individuo que todavía piensa que él o ella está *ahí* para despertar o para llevar un mensaje de despertar; y es tan enorme la incongruencia entre esta actitud y el tema del despertar en cuestión que no puede por menos que causar una risa inmensa.

Es todavía otra maravillosa gracia que los primeros instructores advaita con los que tropecé resultaran ser falsos maestros, personajes que creían estar despiertos pero que estaban descarriados y permanecían atrapados en el ego y también en el dinero y en el juego del prestigio espiritual. Una experiencia que resultó ciertamente singular y bastante confusa en ese entonces, por cuanto que, por un lado, era evidente que sabían mucho más que yo al haber estudiado la enseñanza profundamente y por largo tiempo, pero por otro, no sabían nada en absoluto de lo que afirmaban. Utilizaban el nombre de Ramesh, proclamándolo como su maestro y reclamando para sí su linaje, aunque es muy instructivo escuchar lo que el propio Ramesh comentó respecto de ellos: «No es raro que estuvieras un tanto confundido durante algún tiempo —dijo riendo—. ¡Todavía piensan que son *ellos* los que *hacen* todo eso!».

Pero estoy muy agradecido de que esa experiencia ocurriera cuando lo hizo, porque ha posibilitado la clara percepción de lo que *no es* la Comprensión. Uno de los aspectos más impactantes de la experiencia fue atestiguar hasta qué punto la gente, los ardorosos buscadores, quieren creer que esos instructores son auténticos, y les siguen, y les obedecen en todo cuanto dicen, y se someten a sus demandas, incluso cuando son nocivas y explotadoras y no tienen nada que ver con la enseñanza. Entonces comencé a darme cuenta de que la mayoría de la gente, la mayoría de los buscadores, no tienen manera de saber si un maestro es auténtico o no.

Una vez más, todo emerge en el perfecto despliegue del sueño que acaece en la Conciencia, y no hay nada que sea «malo» y que precise ser corregido. Cuando un buscador desesperado, recién salido de una angustiosa experiencia con algún farsante y espurio gurú ególatra, pregunta por qué existen estos falsos maestros, la única respuesta posible es: exactamente para que ello sea experimentado. Eso forma también parte del funcionamiento global de la totalidad.

Aun así, la compasión incita a más, de modo que tengo nuevas noticias para los buscadores de la iluminación que hay por ahí: en un grado mucho mayor del que os gustaría creer, esos emperadores y emperadoras están desnudos [20].

Si un instructor quiere algo de ti, si demanda algo de ti o solicita algo de ti, aun cuando lo haga envolviéndolo en los términos más espirituales y aunque ello tenga presuntamente por finalidad desarrollar tu propio despertar, es extremadamente probable que no esté despierto de veras, que allí no more la Comprensión. Si solicita dinero de un modo u otro, si demanda tu lealtad, si abunda en adulaciones hacia ti, si sugiere que tener sexo con él es parte de la «transmisión» o «iniciación», si solicita tu tiempo o servicios o posesiones a cambio de lo que presuntamente tú «consigues» de él, si insiste en que vivas de una determinada manera o hagas ciertas cosas, si quiere cualquier cosa de ti, sea lo que sea, te aseguro que es supremamente improbable que sea lo que dice ser, que tenga lo que tú buscas o que el despertar haya ocurrido en él.

¿Cómo puede afirmarse esto tan categóricamente? Muy sen-

---

[20] Alusión al cuento *El traje nuevo del emperador*, de Hans Christian Andersen, en el que unos pícaros logran hacer creer a todo el mundo que el emperador está vestido con un traje mágico que los ineptos no pueden ver, hasta que un niño descubre el engaño al exclamar en voz alta que el emperador está desnudo. (*N. del T.*)

cillo. Cuando hay Comprensión ninguna de estas cosas importan. Cuando hay Comprensión se sabe que las cosas no funcionan así. ¡Las cosas no funcionan así en absoluto! Cuando hay Comprensión no hay preocupación alguna por nada de eso, pues la Comprensión convierte en irrelevantes para siempre todas estas cosas.

A pesar de las tradiciones que sugieren lo contrario, cuando hay Comprensión ni siquiera hay la inquietud de si alguien despierta o no, de si alguien escucha o no. En la Comprensión no hay nadie a quien le importe, no hay nadie a quien pudieran importarle estas cosas

El dinero, el sexo, la lealtad, los servicios, las posesiones: todo eso son elementos del sueño. Cuando son necesarios, son provistos. Si son provistos, pueden ser disfrutados. Y si no son provistos, eso está bien también.

Es muy excitante montar una gran recogida de fondos para llevar a cabo una dramática cruzada con el fin de difundir por todo el planeta el mensaje de la iluminación personal, pero eso no tiene nada que ver con el despertar *impersonal* a la verdadera naturaleza de Lo Que Es. Si te gustan el drama y la excitación, sigue dormido. En palabras de Wayne Liquorman: «Cuando ocurre la realización, las cosas se tornan muy ordinarias».

Todo esto es de una simplicidad impresionantemente bella. Puedes decir: «Despertar es la comprensión de que no hay nadie que despierte, de que no hay individuo alguno que haga nada. Todo lo que hay es Conciencia»[21]. Y habrás expresado la totalidad de la enseñanza. Eso es verdaderamente todo cuanto

---

[21] La afirmación «Todo lo que hay es Conciencia», que aparece reiteradamente en diversos lugares del texto con algunas variaciones, constituía el pilar fundamental de la enseñanza de Ramesh al comienzo de su magisterio. Le resultará familiar a cualquiera que haya leído sus primeros libros o escuchado sus charlas con anterioridad al año 2000, aproximadamente. Un ejemplo, entre multitud de ellos, es: *Habla la consciencia*, Ramesh Balsekar [Ed. Kairós 2004, Barcelona, página 40]. Tal vez sea innecesario decir que, si todo lo que hay es Conciencia, entonces no hay ninguna otra cosa.

hay que decir acerca de ello. Todo esto Es, simplemente. No hay individuo, ni buscador, ni maestro, ni propósito, ni resultado. Todo Es, sin más. Todo Lo Que Es, es Presencia. Y ya está; eso es todo. Resuelto, acabado. *Parasamgate*. Y..., el sueño sigue.

Así pues, ya con esta comprensión, disfruta. Levántate de la cama, desayuna, ve a trabajar. «Haz» lo que te parezca correcto hacer en cada momento, a sabiendas de que no hay «tú» y de que «tú» no estás «haciendo» nada.

Tal como afirma el proverbio zen:

> Si comprendes, las cosas son como son.
> Si no comprendes, las cosas son como son.

Una vez más, ahora expresado por Rumi:

> Raramente oímos la música interna,
> a pesar de lo cual todos danzamos a su ritmo.

Al igual que sucede con lo de que «tú» tienes elección. ¿Te das cuenta? Todo es como es. El mecanismo, o si lo prefieres, el método de funcionamiento mediante el cual opera el sueño, por medio del cual sucede el funcionamiento aquí, en la Conciencia, es el mismo tanto si te das cuenta como si no. Es por esto que se afirma que, cuando ocurre la Comprensión, no sucede nada. Nada cambia. La Conciencia fluye, funciona, opera exactamente igual en los organismos cuerpo/mente donde ha ocurrido la Comprensión que en los organismos cuerpo/mente donde no hay Comprensión. El Despertar o Iluminación no suspende automáticamente los medios o los métodos usuales a través de los cuales se despliega el sueño; no hay un transfigurarse en un ser de luz sobrehumano o en una especie de súper hombre con poderes paranormales, como ocurre en algunos cuentos fantásticos. ¿Quién hay que pueda transfigurarse? ¿Quién hay que haga nada?

Los humanos parecemos poseídos por la idea de que hay algo que podemos hacer para lograr lo que deseamos, y se nos ha convencido de que tenemos que hacer algo o de que deberíamos estar haciendo algo.

Escucha. No necesitas hacer nada. No necesitas mejorar o superar nada. No hay nada que sea preciso purificar o santificar o consagrar. No hay nada que lograr, nada que demostrar. Nada que construir. Nada que destruir. Nada en lo que trabajar o que aprender, nada que enseñar y nadie a quien enseñarle. Ni siquiera nada que comprender o que «captar». Nada que equilibrar o que ajustar o que sanar. Nada que devenir.

Por supuesto: si está en el sueño de Todo Lo Que Es que un objeto mente/cuerpo parezca estar «haciendo» cualquiera de esas cosas, entonces eso es lo que ocurrirá: es algo que hacer para los personajes soñados en tanto que dura el sueño. Los estudiantes de la Enseñanza suelen esforzarse por conciliar la idea del libre albedrío con la del determinismo; la idea de que «eres ya y siempre Todo Lo Que Es y no hay nada que puedas hacer para lograrlo», con las admoniciones a embarcarse con ahínco en la autoindagación, el cuestionamiento y la investigación. Pero no hay conflicto: la enseñanza de eres Eso «ya y siempre» no implica que hayas de abandonar todos tus esfuerzos. Ese abandono sería, en sí mismo, ¡un esfuerzo!

Si estás destinado a comprender la enseñanza, entonces «tú», en tanto que ego, en tanto que un «yo» definido, tendrás la motivación de llevar a cabo lo que sea necesario para que ocurra tal comprensión. Si han de ocurrir estudios o meditaciones o tareas, ocurrirán. Eso, en sí mismo, es parte del «ya y siempre». No es algo que sea relevante en sí mismo, pero ocurrirá si es que ha de ocurrir.

No es probable que ocurra la Comprensión total mientras estás sentado sobre tu trasero evitando los elementos de la enseñanza, rehusando afrontar tus concepciones erróneas y pensando solamente en cualquier otra cosa. Pero lo que aparece como motivación y deliberación, como empeño y determinación, como elección y acción, no es más que el mero funcionamiento del mecanismo mediante el cual se despliega toda la manifestación. El malentendido reside en tomárselo personalmente, como si fuera *tu* motivación, *tu* deliberación, *tu* elección y acción. Todo cuanto sucede es completamente *im*personal, no es más que la totalidad desplegándose tal cual ella es. Es lo que ya y siempre eres.

Es cuestión de tener una comprensión esencial: las prácticas y las tareas y todo lo relacionado con el vivir se asumen de modo impersonal, y no como un intento personal, o como si fueran una meta que alcanzar, o para ser mejor persona, o para salvar al mundo, o como un «deber». Hay simplemente un contemplar cómo al cuerpo/mente (que no es lo que tú eres) le suceden pensamientos, le brotan motivaciones, le surge ejecutar acciones..., o no. Solo hay absoluta simplicidad, una apertura, un consentimiento a permitir que suceda lo que ha de suceder y un dejar que las ideas erróneas se desvanezcan.

16
Caída libre

No existe tal cosa como una entidad.
Ahora ya sabes que estás despierto
porque estás aquí y tienes
este conocimiento.
No hay nada más, aparte de este conocimiento:
no hay entidad alguna.

NISARGADATTA MAHARAJ

Cuando se llega por primera vez a la India uno se ve asaltado, desbordado, arrebatado por las percepciones sensoriales. Olores, texturas, vistas, sonidos, sabores: el organismo cuerpo/mente responde con asombro. Ha acaecido la nada que sucedió en la jungla; el Brillo, el ver, el no hay nadie en casa. Ha acaecido el aprendizaje y la absorción de algunas ideas advaita como medio para analizar y expresar. Y entonces, incomprensiblemente, la cosa mente/cuerpo se descubre volando a través del planeta para encontrarse con un maestro en Bombay. Es un total misterio: no hay razón para ello. La mente está completamente en blanco. No hay expectativas; no puede haberlas; no cabe ningún presunto propósito, ningún posible resultado. De hecho, la cosa david no tiene ni idea de qué carajos está pasando, atónita por el hecho de descubrirse exhausta y con *jet lag* en medio de la cálida noche tropical de Bombay, zigzagueando por las tumultuosas calles dentro de un vetusto y diminuto taxi pilotado por un hindú semidesnudo que no habla inglés y con una figura de plástico de

Ganesha —la divinidad con cabeza de elefante— describiendo amplios círculos en torno al espejo retrovisor, dirigiéndose, con suerte, hacia el centro de Bombay y una habitación de hotel.

Esa primera noche se produce un sueño.

Estoy en un lugar muy alto, quizá en un aeroplano, mirando al suelo allá abajo. El suelo está recubierto de grandes cuadrados planos. Hay la reminiscencia de estar sobrevolando Inglaterra o Irlanda con su tapizado de campos, pero estos cuadrados son mucho más simples, solo cuadrados planos de diversos y apagados colores, la mayoría de ellos grisáceos. Cerca de mí, una mujer comenta: «Esos cuadrados parecen planos, bidimensionales, pero en realidad son grandes cubos tridimensionales; desde aquí no se percibe su altura».

La miro; parece bastante sincera, pero su manera de insistir acerca de este extremo tiene algo singular, como si estuviera repitiendo algo que ha escuchado pero que no conoce realmente por sí misma. Yo le respondo: «Sé a lo que te refieres. Debido a la perspectiva, los objetos distantes parecen planos. Pero no es este el caso aquí. En este caso, esos cuadrados son verdaderamente planos. Si tuvieran alguna altura tendrían un aspecto diferente y tú podrías afirmarlo con certeza».

De algún modo, sé que esto es verdad y que la persona que me flanquea tiene una percepción sutilmente errónea o bien está añadiendo una belleza que no está realmente ahí. Pero cuando lo digo, me doy cuenta de que eso degenerará en una discusión, en un debate. A pesar de que tengo total certeza de mi saber, no hay modo de probar si las cosas son de un modo o de otro a menos que alguien descienda, se acerque hasta allí y lo vea por sí mismo. Tendría que saltar y caer toda esa altura hasta llegar allí, lo cual es por supuesto imposible, es una locura fuera de toda cuestión, ya que la caída desde esta altitud significaría una muerte segura. Mientras lo pienso, me doy cuenta de que ya estoy cayendo a través del cielo.

No hay ninguna sensación de haber intentado o decidido o deseado saltar, ni siquiera de haber saltado. Está sucediendo, y eso es todo.

No hay mucha complicación aquí. Los sueños son parte del funcionamiento natural de la mente/cuerpo, y surgen exactamente igual que surge cualquier otra cosa. En los sueños, los sentimientos y las sensaciones surgen exactamente igual que lo hacen en la vigilia. La mente/cuerpo no es capaz de distinguir la diferencia entre un sueño que está soñando mientras duerme y el sueño que sueña mientras está despierta, y no le gusta nada la idea de saltar desde un aeroplano.

Primero hay un momento de horror. Se piensa: «¡Dios mío, qué ha sucedido! Estoy cayendo al suelo y en unos instantes chocaré y me aplastaré, y toda esta vida se habrá acabado». Pánico. Pavor. Luego, un instante de negación y de actividad frenética: «Espera, puede que se me haya pasado algo por alto; tal vez tenga un paracaídas fijado a la espalda o quizá haya un espacio de agua debajo donde poder aterrizar y puede que, de algún modo milagroso, sobreviva a esto».

Después, aún cayendo, la aceptación: «Bueno, así es como será. Ha llegado el momento. Este cuerpo se aplastará y morirá de veras. Ya que ello no tiene remedio, está bien. No es una forma tan mala de irse. Probablemente ni lo sentiré; simplemente se apagarán las luces». Y mientras tanto, hay esta última y asombrosa experiencia: caer desde una gran altura sin impedimento ni protección, una caída libre absoluta. Pasmosamente hermoso. Abandono absoluto.

Y todo esto en poco más de un instante. La cosa mente/cuerpo reacciona a un salto imprevisto desde un aeroplano de un modo predecible que está en concordancia con su programación: experimenta su momento de miedo, su momento de negación y su momento de aceptación. Luego, carente de todo apoyo, se aquieta. En este sueño la mente/cuerpo es también un personaje soñado, al igual que lo es en la vigilia. El soñador está soñando y el sueño continúa.

El aire revolotea raudo a mi alrededor a medida que caigo, y veo aproximarse aceleradamente los ya muy cercanos cuadrados del suelo con desapego y total neutralidad. Es perfectamente divertido debido a que ahora ya no importa lo más mínimo, pero no puedo evitar percatarme de que lo que se intuía desde el asiento del avión era verdad; incluso desde esta proximidad no son cubos, sino que siguen siendo cuadrados planos carentes de altura o profundidad.

Entonces, a punto ya de golpear contra el suelo, se produce un cambio. Tan pronto alcanzo el nivel del suelo donde se encuentran los cuadrados, estos se transforman. Habían sido planos en verdad y, en su mayoría, grisáceos; pero ahora, como si súbitamente hubieran cobrado vida, se metamorfosean instantáneamente en prodigiosos y sobrenaturales objetos tridimensionales de sutiles y suaves formas y matices. Y no se trata de simples cubos grandes, como había afirmado con tanta convicción mi compañera del avión; son muy sencillos, no se trata de nada elaborado o grandioso, y sin embargo son inimaginable e indescriptiblemente hermosos.

Y con esto, justo en el instante en que debería de producirse el impacto, cuando debería de perder la conciencia, el sueño acaba sin más. No hay ningún sobresalto, ninguna sacudida. Hay un estado de sueño profundo sin sueños. Posteriormente, al despertar la mañana siguiente, el sueño y su abrupta y natural conclusión siguen nítidos en mi memoria.

Y hay una comprensión:

Bien, sí, desde luego:
La única manera de saber es saltar.
Saltar implica una cierta muerte.
El salto ya ha sucedido.

Y este «suceso» no tiene mayor significado o valor que cepillarse los dientes. No hay modo de hablar de ello de manera significativa, no hay modo de construir una frase, porque no hay objeto ni hacedor ni acto ninguno ni marco temporal. Simplemente Es. Sería imposible y un sinsentido hablar de esto como si tuviera algo de personal o de significado o de especial.

En el sueño todo *es* plano y gris, y a la distancia un observador solo puede decir que las cosas son planas o tratar de pretender que no lo son. O quizá, como mi compañera del avión, puede repetir lo que se ha oído, es decir, que algunos han dicho que las cosas no son lo que parecen; pero aun entonces eso solo será una aproximación. Es solo saltando y siendo aniquilado cuando la verdadera profundidad y belleza y maravilla de Lo Que Es puede ser vista y experimentada y sabida.

Por un momento hay la sensación, la consciencia de que el saltador ha muerto en verdad y que en el instante de la muerte ha comprendido lo que no podría haber entendido de otro modo; pero eso también es un chiste ya que jamás existió el saltador. Nadie saltó. En el soñar despierto sucedió el salto, al igual que sucedió en el sueño dormido. El danzar sucede. El soñar sucede. Y la pasmosa y sobrecogedora belleza reside en que Todo Esto, el danzar, el soñar, el saltar, simplemente Es.

17
Amor

*El amor es un misterio sin fin
pues no hay nada más que lo explique.*

TAGORE

———

*Susurrando palabras sabias:
deja que sea.*

LENNON / MCCARTNEY

Al comienzo de su libro *La verdad final*, Ramesh escribe:

La verdad final no puede aceptarse a menos que la mente se vacíe de «mí» y el corazón se llene de amor.

Y hace unos pocos días, mientras conversábamos, me dijo:

david, ¿quieres saber cómo vivir la vida? ¡Deja que sea! ¡Deja que suceda!
Sea lo que sea que cada cual esté «haciendo», ¡deja que suceda!
Aquiétate, «haz» lo que quieras y ¡no te preocupes del mundo!
Aquiétate. Aquietarse significa ¡no pensar! ¿Lo ves? ¡Es muy sencillo!

Durante los últimos días he estado sentado escuchando las charlas matinales; y gran parte del tiempo no hay ni siquiera un poner sentido a las palabras. Se escucha atentamente, pero no con el intelecto.

Solo un estar aquí, en lo que llamo Presencia. La Presencia Una que soy. Reflejándose ella misma a sí misma sin espejo.

Ramesh habla acerca de «la Comprensión», pero Esto no tiene nada que ver con entender mentalmente. Estoy aprendiendo diferentes palabras y nombres para la Presencia; pero lo que se sabe, la verdad sentida es que ella es mucho más íntima, mucho más familiar de lo que pueden evocar las palabras «Conciencia» o «Verdad» o «Fuente». Es lo más íntimo que existe, no está separada o distante en absoluto.

La comprensión es que incluso durante los muchos años en que yo pensaba que era david y esta íntima Presencia estaba encubierta, solapada por el pensamiento y por la sensación de ser un yo individual, incluso entonces ha estado siempre aquí.

Nunca otra. Debajo del condicionamiento, a la vuelta de la esquina, casi imperceptible, y sin embargo aquí. Como al acecho; si hubiera tratado de mirarla no la habría visto, pero estaba aquí.

Ahora está clara y presente, siempre aquí, siempre lo ha estado, siempre lo estará, no es una cosa distinta, no está a ninguna distancia. Esta Presencia la siento siempre aquí, reflejándose. Es lo que me es más íntimo, lo más familiar. Es mi propio corazón, el Corazón de Dios, abrumadoramente hermoso, abrumadoramente compasivo, abrumadoramente amoroso.

> Permaneces dentro de mí
> desnudo, infinito Amor...
>
> estamos perdidos donde la mente no puede hallarnos,
> completamente perdidos.
>
> IKKYU

AMOR

La raza humana no tiene ni idea de lo que es el amor. El otro día uno de los buscadores de por aquí hablaba acerca de la oración y de la sensación de vacío o incluso de estar perdido que surge cuando se tiene un cierto entendimiento mental de que «todo lo que hay es Conciencia», cuando llega la comprensión de que no hay nadie a quien orar.

No es posible evitar que afloren una sonrisa y el sentimiento «¿Y qué?». ¿Te das cuenta? Esta comprensión y la sensación de vacío son perfecto amor, una gracia. Se siente que hay siempre una inmensa gratitud desbordándose, vertiéndose; ya no hay necesidad de estar agradecido *a* nada ni a nadie. La Presencia está *aquí*. ¿Dónde si no? Junto con la Presencia afloran el amor y la gratitud vertiéndose en la Presencia... que se refleja ella misma a sí misma sin espejo.

No hay ningún deseo. Todo es absolutamente perfecto. *Esto* no conoce «fin». Mañana david parte de regreso a Vermont, pero esto no finaliza; porque no hay nada separado. No finaliza ni siquiera cuando david muere, pues esta Presencia es más íntima a lo que soy de lo que lo es david.

Es mi propio corazón, el Corazón de la Presencia, vertiendo infinita hermosura amor compasión bienaventuranza. El Corazón del Infinito Todo, el Brillo radiante, más íntimo de lo que imaginarse pueda; la única realidad, la única verdad.

> Yo no estoy presente;
> lo que la Presencia es, yo soy.
> Yo no soy consciente;
> lo que la Conciencia es, yo soy.
> Yo no amo;
> lo que el Amor es, yo soy.
>
> No hay «otro»
> que pueda agradar o desagradar.

No puede haber «Otro»
a quien agradecer o implorar.

Así que no puedo decir «yo amo»
sino «yo resido en el Amor»,
dentro del Amor.
¿Dónde podría morar, si no?
¿Qué otro lugar hay?

18
Charlas matinales

*El saber puro no es impartido por otro:
llega sin preguntas.
Es aquel que está escuchando:
es tu propia y verdadera naturaleza.*

NISARGADATTA MAHARAJ

---

*Muestro la verdad a los seres vivientes
y entonces ya no son seres vivientes.*

TUNG-SHAN

A las charlas matinales de esta sala de estar de Bombay acuden personas de todo el mundo, algunas de ellas habiendo buscado durante años y tras haber estado con maestros zen, gurús o instructores de todo tipo. Han oído hablar de este maestro del «puro advaita» y han venido quizá con la expectativa, o al menos con la esperanza, de escuchar por fin lo que necesitan escuchar, la cosa real, la enseñanza que desvelará la Comprensión Definitiva, la Verdad Final, la Autorrealización, el Despertar Total.

Con lo que se encuentran es con un hombrecillo que, sentado en un rincón, reitera *ad nauseam* la pregunta de si eres tú el «hacedor» de lo que consideras tus acciones, o no. La mayoría de la gente que aparece por allí no se queda mucho tiempo. Se van tras unas pocas sesiones, ya sea de regreso a su casa o bien en busca de otro maestro que hable de cosas «más importantes». Esta cuestión acerca de quién es el «hacedor de las acciones» es demasiado mundana, excesivamente simple; parece muy secundaria, demasiado irrelevante.

No te confundas. Está claro que, desde el punto de vista de la Comprensión total, esta enseñanza acerca de si eres o no el hacedor es, en realidad, una redundancia; ni siquiera cabe plantearse la cuestión. Con la Comprensión, llega de manera natural y espontánea la apercepción de que no hay nadie aquí, de que no hay ningún individuo que pueda ser o no ser el hacedor. Así que no cabe discusión. Lo que consideras que eres tú, todo el paquete cuerpo-mente-personalidad-ego-sentido de la individualidad-historia personal, todo eso ni siquiera existe como tal, excepto como una idea, una historia, un concepto en la Conciencia. El debate de si puedes, o no, ser «tú» el hacedor, o no, es, según escribe Wei Wu Wei, como debatir acerca de si el pájaro de la jaula vacía está cautivo. ¡La jaula está vacía! ¡No hay nadie en casa!

En las charlas matinales ha estado recientemente un músico que toca para el grupo la flauta tradicional india al finalizar la sesión. La flauta no sabe música; no distingue el fa del sí bemol; no sabe de tempo o de énfasis, y no puede hacer brotar la música por sí misma: ¡es solo una caña hueca de bambú con agujeros! Es el músico quien tiene el conocimiento y la habilidad y la intención y la destreza, y es su aliento el que fluye a través del instrumento y sus dedos los que manipulan las aberturas para que surja una bella música. Cuando la música finaliza, nadie felicita a la caña por la música que produjo. Es al músico a quien se aplaude y agradece este hermoso regalo musical.

Ocurre exactamente igual con lo que consideramos como «nosotros mismos». Somos instrumentos, cañas huecas a través de las cuales fluye el Aliento, el Espíritu, la Energía que es Presencia, Todo Lo Que Es, la Conciencia. Al igual que no es la flauta la que da la nota, sino que es el Músico el que produce la nota a través del instrumento, así también es el aliento, que es Presencia, lo que anima esta mente y cuerpo y lo que surge a través de esta boca, haciendo parecer que esta boca emite palabras.

El malentendido básico, la ignorancia básica reside en esta necia usurpación del rol del Músico por parte del instrumento. Esta inversión de la verdad queda espontáneamente desvelada cuando sucede la Comprensión. Se hace evidente que no hay individuo, que no hay «nadie en casa», que no hay aquí ninguna entidad que pueda ser o no ser el hacedor. Porque despertar es simplemente Comprender que no hay nadie aquí que despierte.

Pero: esta Percatación sucede espontáneamente al ocurrir la Comprensión. Desde el punto de vista del buscador, no se puede llegar allí desde aquí. Debido a que no hay «tú», no cabe ningún «llegar», y no hay un «allí» a donde llegar. El entendimiento intelectual de que no pueden existir entidades individuales no ayudará en modo alguno al buscador promedio, ya que en su vida cotidiana persistirá la profunda creencia en un yo personal y en un «hacedor» personal; y con ella persistirá la miseria que la acompaña: el orgullo y la arrogancia, la vergüenza y la culpa, el temor, el odio y la maldad, todo lo cual brota de la creencia de que hay alguien ahí que es capaz de hacer algo.

Todo intento de salir uno mismo del dilema sirve solo para reforzar el sentido de yo individual de quien aparentemente realiza los intentos. No hay salida del aprieto, de la paradoja, porque quien piensa que está en un paradójico aprieto es, en sí mismo, una alucinación, una fantasía generada por la mente, el pájaro de la jaula vacía. Puedes seguir haciendo durante el resto de tu vida lo que has estado haciendo hasta ahora; puedes acudir a charlas y seminarios impartidos por los maestros más iluminados, y escuchar cosas maravillosas acerca de la Iluminación y la Realización Total y *Sat Chit Ananda,* y tener experiencias espirituales inmensas y de gran belleza. Pero cuando abras los ojos te encontrarás una vez más con las mismas preguntas, con los mismos anhelos, porque ahí estarás todavía «tú».

Así que: la Conciencia tensa la cuerda mediante esta pequeña enseñanza tan insidiosa acerca del «hacedor», enseñanza la cual llega a través de este inasumible hombrecillo sentado en un rincón de un apartamento de Bombay. Sí, contemplada de manera superficial puede parecer una enseñanza insignificante comparada con otras cosas que has escuchado. Puede que incluso parezca difícil concentrarse en ella cuando seguramente debe haber algo más que eso, seguramente se podrá ir en búsqueda de algo más relevante. Y lo hay: esto no constituye el propio centro de la cuestión. Pero es una vía para acceder a él. Y si permites que la cuestión te penetre y realizas la investigación que te sugiere y te mantienes ahí, y si existe la apertura que permite que se aposente, entonces realmente puede llegar a suceder una cosa verdaderamente maravillosa.

Pues esta enseñanza que parece tan relativamente insignificante puede ser, en su pequeñez, la diminuta llave que, introducida en la cerradura y permitiéndola que gire, abrirá del todo los vastos portales. «Yo no soy el hacedor de ninguna acción»: lo relevante de esto no es que sea una total o tan siquiera una gran percatación, en sí misma. Su auténtica relevancia reside en adónde conduce. Si realmente captas esto, si realmente captas que no hay nadie que capte, será como una línea de programación que, al ser introducida en la computadora, reescribirá todo el sistema operativo. Causará un fallo en cascada de todos los sistemas que «tú» piensas que eres. Activará la rendición y la aprehensión que de otro modo no podrías lograr «tú» en ningún caso y que da lugar a la Completa Comprensión del despertar: el saber que no hay nadie aquí que comprenda o despierte o sepa. Solo hay la Paz que sobrepasa todo entendimiento, el aliento de la Presencia soplando a través de un bambú hueco.

Y la música así ejecutada, manifestándose bajo la apariencia de los cotidianos pensamientos y vocablos y actos «tuyos» y de «otros», no es sino la Presencia sonando a través de estos instrumentos, y ello es en verdad el don definitivo, más allá de la belleza.

19
La enseñanza de la Verdad

Hay verdades triviales y grandes verdades.
Lo contrario a una verdad trivial es claramente falso.
Lo contrario a una gran verdad es también verdad.
NIELS BOHR

Las cosas profundas son simples.
Si no son simples, no pueden ser verdad.
Pero las cosas simples son difíciles.
DOUGLAS HARDING

I

Aquellos pocos que tuvieron la capacidad de enseñar, como el Maharshi, afirmaron que el silencio era lo más eficaz; pero la enseñanza, en sus primeros niveles, solo puede impartirse mediante series de no-verdades cada vez menos falsas a medida que el alumno es capaz de percibir la falsedad de lo que se le está enseñando. La verdad no puede ser comunicada. Solo puede mostrarse desnuda.
WEI WU WEI

La inclinación de la persona ordinaria a aceptar por verdades ilusiones tales como el yo individual, la «realidad» física, el nacimiento, la muerte, la creación, la destrucción, el libre albedrío o el logro personal (en resumen, las ilusiones de *maya*) ha invertido la percepción de la verdad y la falsedad a tal grado que, en general, lo que es verdad se percibe como falso y a lo falso se le da crédito como verdad. En este contexto, el maestro que exprese la verdad desnuda será percibido por la persona ordinaria como un mentiroso, o quizá como un lunático. Sin culpa por su parte, el oyente, debido a su condicionamiento, no se concederá la oportunidad de escuchar o entender lo que se está diciendo.

Es así que, desde la compasión por el oyente y con el fin de iniciar el proceso de comprensión, a veces el maestro comenzará hilvanando por medio de imágenes, ilustraciones o categorías mentales una pequeña cantidad de verdades que *él* sabe que son esencialmente erróneas. Por su parte, el *oyente* percibirá la mayor parte de estas enseñanzas como «verdad» (por resultarle familiares, por ejemplo), aunque con un pequeño y acaso intrigante elemento que le parecerá «no-verdad». Si explora este detalle y desafía sus propias presunciones, el oyente puede llegar, con ayuda, a comprender la verdad contenida en lo que él había percibido como la pequeña no-verdad. Entonces le será posible al maestro introducir gradualmente en sus enseñanzas más elementos veraces y reducir en esa misma medida la falsedad empleada para hacer comprensible la verdad.

Llegado a un cierto punto, el oyente comienza a reconocer la inconsistencia y la incompatibilidad de la imaginería que se emplea convencionalmente como vehículo para manifestar la verdad. Cuando de este modo el oyente «percibe la falsedad de lo que se le ha enseñado», el maestro es libre de desechar el vehículo y «mostrar la verdad desnuda» de un modo que el oyente habría encontrado previamente inaceptable.

Dado que la verdad se encuentra más allá de los conceptos y el lenguaje, esta exposición de la verdad incluirá necesariamente cada vez menos afirmaciones del tipo «es esto o aquello» y cada vez más indicaciones de lo que no es (es decir, se empleará la *vía negativa*), hasta que quizá, con el tiempo, el oyente pueda realmente llegar a ser capaz de escuchar y comprender la verdad en el silencio, del cual Ramana Maharshi afirmaba que es la única expresión precisa de la Verdad, aunque desafortunadamente son muy pocos los capaces de escucharlo. Solo en el silencio es posible librarse del dualismo inherente a la estructura sujeto-objeto del lenguaje y del pensamiento.

II

La Verdad, la Realización, la Comprensión, el Sí Mismo, son todos Uno, a-dvaita, no-dos. Pero la expresión que adopta la enseñanza (consistente en indicadores que apuntan hacia la Comprensión) puede variar mucho en función del «maestro» o «sabio» a través del cual aquella se manifiesta. Tal expresión estará determinada en un grado significativo por la programación y el condicionamiento del organismo cuerpo/mente en el cual la enseñanza se manifiesta. En concreto, el corazón de la enseñanza —su «fundamento» o núcleo irreductible— hallará una expresión única en cada cual donde haya sucedido la apercepción. Y tal expresión única es, en gran medida, configurada por la vía, la manera, el contexto, las circunstancias bajo las cuales haya ocurrido el evento del Despertar en cada caso.

Quizá sea más sencillo ilustrar esto que explicarlo.

A Ramana Maharshi el Despertar le sucedió cuando era un muchacho. Teniendo la abrumadora sensación de que iba a morir, se tumbó en el suelo y dejó que le sucediera una experiencia de muerte, la cual le llevó a sentir vívidamente lo que ocurre cuando cesan las funciones corporales y mentales al morir. Tras este suceso, tuvo la percatación de que el «yo» que uno piensa que es muere con el cuerpo y la mente; y sin embargo, a pesar de que desapareció tanto este falso «yo» como todo lo demás, aún permanecía un sentido de pura existencia: la conciencia «Yo Soy». Comprendió entonces que Eso es lo que verdaderamente es el «yo»; no el cuerpo o la mente o la personalidad o el sentido de ser un yo separado, todo lo cual muere, sino el «Yo-Yo» que es eterno. En el caso de Ramana Maharshi, esta fue la comprensión central; y su enseñanza reflejaba esta comprensión central, de modo que Ramana decía a sus oyentes: «simplemente sean», «busquen el Yo soy» o «permanezcan en el Yo».

Muy distinto es el relato que hace Nisargadatta Maharaj acerca de cómo sucedió la Realización. Cuenta que su gurú le dijo que él (Nisargadatta) no era quien pensaba que era; que él no era el cuerpo, sino que en verdad era nada menos que lo Absoluto. Nisargadatta cuenta que él creyó a su gurú, llevó estas palabras a su corazón y, tras meditar y concentrarse en ellas durante tres días, la Comprensión se completó. Así que este es el punto en el que se centraban todas las enseñanzas de Maharaj, y por tanto se dirigía a sus alumnos hablándoles, siempre y sin excepción, en primera persona como lo Absoluto, «Yo soy Eso», y no como un individuo separado; e insistía en que no se hiciera ninguna pregunta que estuviera basada en la identificación con el cuerpo.

De alguien que haya estudiado con un maestro o un gurú antes de sucederle el despertar, lo más probable es que surja la enseñanza de que la vía pasa por tener un maestro o un gurú. A quien le haya sucedido el despertar de manera espontánea, sin maestro alguno, puede que le surja la idea de que no es necesario ningún gurú. Aquel cuyo despertar se encuentre inextricablemente vinculado con una poderosa experiencia mística que haya sucedido inmediatamente después de un intenso periodo de meditación, puede muy bien centrar su enseñanza en el misticismo y la meditación.

Se pueden hallar más ejemplos leyendo a maestros de antaño, como Huang Po, Hui-Neng y otros, o a instructores modernos tales como Tony Parsons o Adyashanti. Puede que parezca que estas expresiones de la enseñanza nuclear, aquello que se reitera constantemente por tratarse de su fundamento, varían mucho o, al menos, poseen énfasis muy diversos. Y esa diferencia se debe en su mayor parte a los diversos antecedentes, culturas, tendencias, circunstancias y experiencias de cada uno de los instrumentos cuerpo/mente, y particularmente a la peculiaridad del propio evento del despertar en cada caso.

En el caso de lo que he venido en llamar, con algún afecto, «la cosa david», el núcleo irreductible de la Comprensión cobró expresión en el primer pensamiento que se formó cuando sucedió ese súbito cambio de percepción ya referido y se vio claramente que «¡no hay nadie en casa!». Hay Presencia, Ser, Conciencia. Hay este aparente cuerpo/mente en el cual, y como el cual, la Presencia fluye, funciona, experimenta. Y eso es todo; no hay un yo individual o entidad o persona separada, excepto como un mero constructo mental.

Por tanto, la expresión aquí gira necesariamente en torno a este fundamento y se regresa siempre a esto mismo, a saber: que es el sentido de ser un yo individual lo que constituye la ilusión, el «cautiverio», el «oscurecimiento» esencial. Cuando este sentido de yo individual se ve como ilusorio, se desvanece, y entonces sucede el despertar del sueño de ser una mismidad individual y separada y queda simplemente Lo Que Es.

Eso a lo que se despierta, eso que es Comprendido, es solo Uno. Pero la expresión en cada instrumento cuerpo/mente es diversa debido a las infinitas variables existentes en la programación y en el condicionamiento de cada instrumento, así como en el guión o la parte o el «destino» que cada cuerpo/mente juega en el infinito despliegue que acaece en la Conciencia. Así, cada personaje posee un diferente sabor y pone un énfasis diferente.

Si la Comprensión es una casa, unos entran por la puerta principal, otros por la puerta trasera. Algunos entran por las ventanas, quizá deslizándose furtivamente o acaso rompiendo los cristales y disparando todas las alarmas. Puede que uno baje por la chimenea y otro por una rendija del tejado tras haber quitado las tejas una a una. Alguien puede caer desde una gran altura y atravesar de golpe el techo, aterrizando en el suelo sobre una pila de polvo y escombros, mientras puede que aún otro tienda su sombrero al mayordomo mientras se traslada del porche al salón.

Y estas diferentes maneras en que ocurre el mismo evento dotarán de un diferente sentimiento, de un diferente color, de un diferente gusto a la expresión, a la descripción del Sabor Único. La manera en que Ramesh habla de la Comprensión y la manera en que Tony Parsons habla de la Presencia son muy diferentes la una de la otra, tienen un tono muy diferente. Wayne Liquorman dice que no tienes elección; Gangaji afirma que lo único que tienes es elección. Todos ellos están señalando exactamente hacia la misma cosa. Todos son parte del infinito despliegue de la totalidad. En forma y expresión, la enseñanza nunca es dos veces igual. Pero la Comprensión misma es siempre no-dos. Todas las indicaciones señalan hacia Lo Que Es.

20
No taxi

*Hay una Presencia que es innombrable
y que el pensamiento no puede tocar.
No es algo que tienes; es lo que eres.*
ADYASHANTI

---

*Lo que llamamos «yo» es solo una puerta de vaivén
que se mueve cuando inhalamos y cuando exhalamos.
Simplemente, se mueve; eso es todo...
no hay nada:
ni «yo», ni mundo, ni mente, ni cuerpo;
solo una puerta de vaivén.*
SHUNRYU SUZUKI ROSHI

Adonde quiera que vayas en Bombay, allí están los desesperadamente pobres y sucios, los mendigos que alzan la mano desde los lugares donde yacen en las calles o cunetas para llamar tu atención, estirándote de los pantalones o, si su cuerpo se lo permite, siguiéndote, pidiéndote, implorándote una ayuda, unas pocas rupias. Muchos se pasan el día en las intersecciones de las calles, y cuando el tráfico se detiene ante la luz roja, se aproximan a tu taxi descalzos y harapientos, extendiendo sus sucias manos a través de la ventanilla con mirada suplicante.

Cierto día, cuando regresaba de una charla matinal en el apartamento de Ramesh, el taxi se vio obligado a detenerse en una retención del tráfico y un mendigo con aspecto aún más patético que los restantes se aproximó a la ventanilla trasera. Al dirigirle la mirada, contemplé a un hombrecillo indio que apenas llegaba al metro cuarenta de estatura; sus ojos estaban al mismo nivel que los míos, a pesar de hallarme sentado en el desvencijado y diminuto Padmini. No tenía brazos, pero de uno de sus hombros brotaba una mano que ahora reposaba sobre la puerta del vehículo con la palma hacia arriba, mientras que su rostro penetraba por la ventanilla en busca del mío. Su faz desfigurada, sus hombros encorvados y su cabeza igualmente deforme mostraban las cicatrices y la mugre y el abuso de la vida en las calles, y su boca se movía en una apenas audible letanía de súplica y petición con la práctica de toda una vida, hasta que sus ojos capturaron los míos y entonces se detuvo, y todo se detuvo, y allí permanecimos, con nuestros rostros distando apenas medio metro, los ojos mirando a los ojos.

Hay momentos como este en los que «no sucede nada», en los que de súbito se ve con claridad que lo que parece estar sucediendo no está sucediendo, y lo que realmente está sucediendo aparece del único modo que puede hacerlo: como no-algo. En este momento los roles cesaron, la rutina mendicante cesó por completo y no hubo movimiento alguno para darle una moneda. Ambas formas permanecieron completamente inmóviles y vacías, y las fronteras se evaporaron.

Es difícil describir la sensación que se experimenta en tales instantes. Cualquier sentimiento que hubiera podido comenzar a emerger se detuvo repentinamente y no había pena ni angustia ni aversión ni incomodidad o malestar, ni tan siquiera compasión. Mientras mantenía la mirada fija en él, estaba claro que me estaba mirando a mí mismo y estaba claro que estaba mirando a Dios. La retorcida forma física de este mendigo parecía transparente y estilizada como un delgado y trémulo brillo que reverberaba en el calor tropical de la ciudad, y el Brillo fluía tan visiblemente a través y en torno suyo que era imposible no ver su figura y la escena callejera tras él como formas soñadas, y a la propia luz del Brillo como la obvia realidad subyacente, ahora incapaz ya de permanecer oculta. En ese momento hubo una sensación de intensa quietud neutral: mientras nuestros ojos cruzaban sus miradas no había nada que hacer, nada que decir, nada que sentir, nada que pensar.

Mientras el taxi arrancaba me volví hacia la amiga que se sentaba junto a mí, quizá con ánimo de expresarle algo de lo que había sucedido o para preguntarle qué había visto ella, pero todavía no había pensamientos coherentes ni palabras, y cuando miramos hacia atrás no había ningún signo de la pequeña y contrahecha forma humana.

Un par de días después, durante una charla matinal, me preguntaron algo que, en esencia, venía a decir: «¿Qué le pasaría a la Comprensión si david no fuera tan próspero?». Los pensamientos acudieron de inmediato al mendigo manco y a todos los demás mendigos que había visto viviendo, durmiendo, vagando por las calles de Bombay, y a la sensación de intensa quietud que tuvo lugar en aquellos instantes. No había puesto en palabras tal suceso, ni siquiera en pensamientos. Había hecho una o dos tentativas, como cuando me había girado hacia mi amiga, pero no se había articulado nada. Ahora llegó la comprensión de que esa cuestión, ese problema solo surge si hay identificación como[22] organismo cuerpo/mente.

Si hay identificación como cuerpo/mente, entonces emerge todo el proceso mental: «Oh, dios mío, "yo" soy muy afortuna-

---

[22] El autor emplea en algunas partes del texto la inhabitual expresión «identificación como», en vez de la más usual «identificación con». Se explica la razón de ello en la página 312. *(N. del T.)*

do, "yo" soy muy próspero, "yo" vivo muy confortablemente y ese pobre tío está muy mal. "Yo" me siento fatal, "yo" me siento terriblemente, "yo" tengo que hacer algo con esto». O a la inversa, si la situación se da al revés: «"yo" lo tengo muy difícil, "yo" no tengo lo que "yo" quiero o necesito. Esa otra gente tiene más que lo que tengo "yo", "yo" tengo que hacer algo..., o mejor aún, uno de "ellos" tiene —o todos tienen— que hacer algo para ayudarme a "mí"». Todo ello está impulsado por el sentido de ser un «yo» individual, junto con la consiguiente comparación con otros aparentes «yoes» individuales.

Pero cuando no hay identificación como uno de esos aparentes individuos, entonces todo esto simplemente está sucediendo. En un cuerpo/mente emerge felicidad. En otro cuerpo/mente está sucediendo pobreza. En este, rabia; en ese otro, riqueza y odio; en aquel, enfermedad y paz; en aquel otro, ¡perfecta salud y completo aburrimiento! Hay infinitas combinaciones de atributos y experiencias en estos miles de millones de cuerpos/mente. Uno de estos cuerpos/mente es este. Pero, en realidad, no importa.

A nivel intelectual o emocional esta afirmación puede parecer cuestionable y engañosa. Decir «en realidad, no importa» suena de lo más políticamente incorrecto. Parece una cosa muy fácil de decir cuando uno está sentado confortablemente. ¿Ocurriría este mismo pensamiento en este cuerpo/mente si fuera uno de los que vive en las calles de Bombay? Y la única respuesta es que, sea cual sea el pensamiento que sucede, ese es el pensamiento que emerge en la Conciencia en cada cuerpo/mente en cada momento. Sencillamente, no es posible responder a esta cuestión ni a nivel intelectual ni a nivel emocional; esos dos tipos de respuesta son propios del individuo, y tales fronteras no existen más que como apoyos temporales e ilusorios. En la Comprensión, las fronteras sencillamente se disuelven. El despertar ha tenido lugar tanto en mendigos como en reyes. Y otros muchos mendigos y reyes quedan sin iluminar en el sueño. En realidad, no importa.

Esta vez, camino de regreso al hotel, el taxista quería practicar su inglés. Yo no le prestaba mucha atención, porque estaba leyendo algo que me habían dado, pero llegó un punto en que se calló un rato, y en ese momento alcé los ojos y alcancé a ver que me miraba a través del espejo retrovisor. Mirándome fijamente, me dijo con toda claridad: «Yo no taxi. Yo conduci-*endo*», con el énfasis puesto en el gerundio «-*endo*» en lo que constituía una enunciación de la pura no-dualidad que podría haber sido pronunciada por un auténtico maestro, por ejemplo por el mismísimo Wei Wu Wei. No la aparente entidad que tú piensas que ves, sino el funcionamiento que está sucediendo. Sí, amigo mío, tú eres en verdad.

    Cuando se disuelva tu individualidad no verás individuos en parte alguna, solo un funcionamiento que acaece en la Conciencia.
    Si lo pillas, es muy fácil de entender. Si no, es de lo más difícil. Si se entiende bien, es muy profundo y muy simple.
    Lo que estoy diciendo no forma parte del conocimiento espiritual común.

NISARGADATTA MAHARAJ

21
No sé

*La auténtica conciencia ve la misma
radiante infinitud en el corazón de todas las almas
y alienta en sus pulmones la
atmósfera de una eternidad
demasiado sencilla como para creérsela.*
KEN WILBER

―

*Los sabios no saben nada en absoluto;
bueno, quizás una canción.*
IKKYU

Este periodo de esporádicos contactos directos con Ramesh dura algo más de dos años; visitas, cartas, conversaciones. Durante ese tiempo hay una creciente claridad acerca de lo que es sabido, y el Brillo vertiéndose se amplía y profundiza. Cuando hay un ver compartido y una comprensión compartida de Eso que nadie más ve o comprende..., es muy difícil expresarlo en palabras.

La experiencia de visitar a Ramesh repetidamente durante estos años es profundamente tranquilizadora. Su pensamiento es muy preciso, particularmente en los primeros tiempos, y es de una inconmensurable ayuda a la hora de diferenciar a nivel conceptual aquellos elementos que son inherentes a la Comprensión de aquellos otros que siguen formando parte del condicionamiento del cuerpo/mente, y a ambos de la Babel de extrañas ideas y opiniones sobre el tema.

Las expresiones «organismo cuerpo/mente», «condicionamiento y programación», «Conciencia» (como concepto básico de Todo-Lo-Que-Es) y «Comprensión» (como término para describir el saber, el ver), a pesar de no ser conceptos originales o exclusivos de Ramesh, son recibidos a través suyo y se convierten en parte del marco subyacente que va paulatinamente emergiendo durante este tiempo para facilitar la comprensión, y aportan, por tanto, una especie de acomodo y sosiego dentro del no-algo no-alguien no-lugar no-cuando que hay aquí desde lo de la jungla.

Aunque también es verdad que desde la primera vez que llegué al número 10 de Sindhula House hay cierta disonancia. A pesar de que hay reconocimiento casi inmediato por parte de Ramesh, él no emplea ya el lenguaje inexorablemente no-dual de sus primeros libros, aquellos con los cuales había habido tal resonancia que surgió el impulso de viajar a través del globo para verle. Durante nuestras primeras conversaciones, Ramesh se pasa todo el tiempo hablando acerca de que «tú no eres el hacedor» de ninguna acción y de que lo que todo el mundo quiere es, simplemente, sentirse a gusto consigo mismo y con los demás.

¿Uno mismo? ¿Los demás? Me siento desconcertado, y no es sino pasado un tiempo que puedo al fin expresarle que, en el contexto de lo que aquí pasa, no tiene ningún sentido lo que está diciendo. Claramente, aquí no hay «alguien»; no hay quien pueda ser o no ser el hacedor; ni siquiera surge la cuestión. ¿Cómo podría? Esto que aquí sucede no tiene nada que ver con sentirse a gusto, tal cual él mismo escribió en sus primeros libros.

«... La total aniquilación del objeto fenoménico con el cual hay identificación como entidad separada...». Frases como esta constituyen la cosecha más quintaesencial de Ramesh. Pero ahora ya no emplea ese lenguaje. En cambio, pregunta a sus visitantes «qué es lo que más desean de la vida», y se pasa el tiempo dando consejos acerca de las relaciones con los «otros».

¿Qué vida?, ¿qué relaciones?, ¿qué otros? Todo es Presencia fluyendo: ¡cualquier «otro» que se perciba es «yo»! Saber esto es lo único que puede acabar con el sufrimiento: todo lo demás es cautiverio. Si se sabe esto, ¿cómo se puede enseñar cualquier otra cosa?

Ya ves: cuando sucedió el cambio de perspectiva esa noche en la jungla sin tener ninguna experiencia o formación o terminología o concepción previa, cuando esa Comprensión se expresó primeramente en el pensamiento o en el concepto «Dios mío, no hay nadie en casa», en ese instante se desplazó el centro de experimentación y de funcionamiento y de identidad; y se supo, sin prejuicio alguno, que el «yo» que es y que experimenta y funciona no es «david», sino que el «yo» experimenta y funciona a través del instrumento «david» así como a través de todos los demás. Este es el núcleo, la irreductible esencia de la Comprensión aquí presente, tan claramente expresada como es posible hacerlo, y es absolutamente simple.

Todo lo que hay es Presencia, es Percatación, es Conciencia; y dentro de la Conciencia hay este aparente instrumento cuerpo/mente que, en sí mismo, no existe separadamente como persona o como entidad o como algo, sino solo como un pensamiento, un sueño en la Conciencia; a través del cual, y como el cual, hay experimentación, ¡pero no hay «alguien» aquí experimentando! Ciertamente, aquí hay un funcionamiento mental y físico y psicológico y emocional; y este funcionamiento es exclusivo de este organismo cuerpo/mente, al igual que ocurre con los demás organismos. Pero es un funcionamiento impersonal realizado en la Presencia impersonal, como la Presencia impersonal y por la Presencia impersonal; no es atribuible a una entidad personal separada, pues ¡no existe ninguna entidad tal! Ramesh, por otro lado, se inspira en una inmensa tradición de pensamiento y de debate acerca de este tema, y ha empleado toda una vida y multitud de libros en desarrollar y expandir ideas tales como: noúmeno y fenómeno; realidad, hacer, entidad y ego; mente funcional y mente pensante; entendimiento intelectual y Comprensión total. Además, opera dentro de la tradición hindú según la cual el gurú es responsable de la orientación, tanto espiritual como de otro tipo, de aquellos que vienen a él.

¡Qué sé yo! Después de todo, los gurús son notorios por sus extraños comportamientos. ¿Quién puede afirmar nada? Yo he venido aquí para escuchar «la enseñanza que viene a través de Ramesh», y gran parte de la enseñanza es extremadamente útil. Así que, al principio, hay un trabajar con él durante este tiempo para poder hallar las correspondencias entre el saber que hay aquí presente y el sentido de Ramesh acerca de lo que va todo esto, incluyendo su estructura conceptual. Hay aquí una inmensa gratitud por el gran beneficio y claridad que él contribuye a instaurar. Y se da el desarrollo de lo que solo puede calificarse de un tremendo amor por Ramesh. Y por eso, también sucede que se le otorga el beneficio de una considerable duda en todo esto, cuando en ocasiones parece haber una divergencia significativa.

Sin embargo, cada vez que saca un libro nuevo hay algún descorazonamiento, por cuanto que sus obras tienden a alejarse cada vez más de la pura conciencia de Lo Que Es y a abundar más en simples historias y en orientaciones para la vida cotidiana. Y las conversaciones con él van siendo cada vez más frustrantes a medida que insiste más rigurosamente en que el despertar o la Comprensión consisten solo en la conciencia de que el individuo no es el hacedor de ninguna acción, aunque el yo individual permanece siempre. Esto no es lo que se sabe aquí.

Esta idea de que «tú no eres el hacedor de ninguna acción» es central en el pensamiento de Ramesh. Estuvo ahí desde el principio, en la experiencia del despertar con Nisargadatta Maharaj. Poco después, Ramesh se cruzó en algún lugar con una cita atribuida al Buda: «Los eventos suceden, las acciones se ejecutan, pero no hay un individuo que sea su hacedor». Esto se convirtió en la base de su enseñanza, y cualquiera que lo haya escuchado hablar habrá oído este aforismo mil veces. (Aunque resulta ciertamente singular que, cuando se le ha preguntado, nunca ha podido decir de dónde provenía la cita; y durante toda mi investigación, y en la de todos aquellos que conozco, jamás se ha encontrado su origen y tampoco la he hallado citada en ningún otro sitio que no sea en las obras del propio Ramesh o bien en las de aquellos que la han descubierto a través suyo.)

Al principio, cuando es presionado, Ramesh concede que la idea del no-hacedor, así como la investigación que él recomienda a los buscadores para que puedan descubrir esto por sí mismos, es un recurso pedagógico. Su utilidad reside en el hecho de que, una vez que alguien se convence de que él no es el agente que ejecuta las acciones y que él no hace nada, el sentido de yo comienza a desmoronarse por sí mismo. En sus primeros libros deja completamente claro que la iluminación consiste en «la total desidentificación con un organismo cuerpo/mente como entidad separada»; y el «sentido de ser el hacedor» es, si no lo mismo, al menos algo muy estrechamente vinculado con el «sentido de ser una entidad separada», de suerte que cuando lo uno desaparece, también lo hace lo otro.

Pero durante el tiempo en que lo conozco, esta idea de que «tú no eres el hacedor» comienza a dejar de ser un recurso pedagógico para ir convirtiéndose progresivamente en el centro mismo de la enseñanza. Al principio, la enseñanza de Ramesh es que, cuando se entiende que «tú no eres el hacedor», entonces puede llegar a darse el chispeante destello de la conciencia, y lo que queda es un ego mortecino que ya solo interrumpe de modo ocasional el flujo desapegado de la «mente funcional» y del atestiguamiento impersonal. Pero en su enseñanza posterior, el «tú no eres el hacedor» deviene en sí mismo el despertar, y el ego permanece; tú siempre existes como entidad separada, aunque con la comprensión de que tú no eres el ejecutor de las acciones.

Pero, de hecho, la comprensión de que «tú no eres el hacedor» no constituye el centro de la Verdad. Es útil como un paso, como una manera de llegar al «tú no eres», y ciertamente puede ser un paso valioso que puede servir de ayuda. Pero no es nada en sí mismo. Si constituye el centro, entonces el yo individual se mantiene. Y eso es lo que no es.

> La Realización es darse cuenta del hecho de que tú no eres una persona... La entidad personal y la iluminación no pueden ir juntas.
>
> NISARGADATTA MAHARAJ

Tras cada visita a Bombay hay la sensación de que es la última; no hay razón o necesidad de regresar. No me gusta viajar y no me gusta la India y no me gusta Bombay; resulta dificultoso y es del todo innecesario, y la salud de este cuerpo se resiente cada vez que hago el viaje. ¿Y para qué? Pero en cada ocasión, tras pasar algunos meses, se viaja una vez más. ¡Qué sé yo! Hay asuntos inacabados, al parecer.

No es un secreto que Ramesh y yo hemos tenido una disputa más o menos pública durante mi última visita. Ahora está enseñando sin reserva alguna que toda persona existe siempre como entidad individual separada: puro dualismo. Y desdeña las descripciones o enseñanzas sobre la pérdida de toda identificación como entidad separada por considerarlas imprecisas y confusas. Cuando se le objeta que esto contradice lo que han afirmado todos los preceptores y maestros de la sabiduría perenne, incluyendo especialmente su propio maestro, rechaza la cuestión a gritos: todos los demás estaban equivocados, no estaban capacitados para hablar, lo que dijeron era confuso.

Estas cosas podrían ser interpretadas de muchas maneras; y todas ellas se sopesan cada anochecer en la habitación del hotel. Tengo muy presente el arquetipo del estudiante que ama a su mentor hasta que alcanza un cierto nivel de comprensión; entonces, si el preceptor discrepa o trata de refrenarle, el estudiante dice que el mentor ha perdido la iluminación y se marcha. También soy consciente del arquetipo conforme al cual es el propio maestro quien crea esta situación intencionadamente con el fin de echar al estudiante del nido. Ninguno de estos dos arquetipos es aplicable aquí; sencillamente, nunca ha existido esa relación entre «Ramesh» y «david».

Tampoco encaja el prototipo de la «loca sabiduría». Ramesh ha jugado esa carta con anterioridad; y siempre ha habido un brillo en su mirada que te permitía anticipar (si lo captabas) que tramaba algo; y cuando la broma había ido lo suficientemente lejos y él había logrado su objetivo, siempre colocaba las cosas de nuevo en su sitio. Lo que ocurre ahora aquí no tiene nada que ver con eso. Sea lo que sea lo que está pasando, Ramesh está mortalmente serio, lo cual es ya de por sí inusual y suscita inquietud.

Y sí, todo esto son conceptos, y todas las enseñanzas son solo indicadores y no son verdad en sí mismas. Motivo por el cual los maestros emplean la vía negativa, expresando lo que el darse cuenta o la percatación no son. El repudio por parte de Ramesh de esos maestros, así como su agresiva insistencia en tu existencia como persona individual, como entidad separada, difícilmente puede ser considerada como *vía negativa*.

Finalmente, solo puedo repetirle todo lo que aquí se sabe: que no hay cosa alguna aquí, solo la Presencia que lo es todo, fluyendo a través de estas aparentes formas; y le digo que, cualquiera que pueda ser el propósito de esta enseñanza suya, sé que está diciendo disparates. La presunción es que él también lo sabe.

Finalmente, tras investigar y llegar a ver que hay claridad aquí adentro, solo cabe esbozar una sonrisa y sacudir la cabeza ante los trucos y la complejidad y la manera aparentemente singular con que a veces se despliega la totalidad en la Conciencia. Y a medida que transcurre esta última visita hay una creciente tristeza a la vez que un gran amor por la expresión y la forma bajo la cual la Presencia es percibida como Ramesh.

Puede darse el caso de que, llegado un cierto momento, resulte ineludiblemente claro que está produciéndose un cambio en algún amigo o instructor hacia el cual hay amor y respeto. Resulta evidente en ese momento que, de un modo sutil y misterioso, hay una especie de «desencaje» en el sistema cuerpo/mente. Puede que se tenga la sensación de que no es solamente la conversación o la enseñanza lo que ha cambiado, sino que además la atención no está centrada como antes y no parece haber total presencia, y las discusiones se llenan de esfuerzo por hacer valer los argumentos en vez de descansar en lo que no precisa ser argumentado. A veces el cambio puede ser muy sutil, y si uno tiene razones para no querer ver este tipo de circunstancia, podría fácilmente ser pasado por alto. Otras veces es más patente y no puede ser disculpado o ignorado.

Solo de un instructor de menor nivel, de los que se salen por la tangente, cabría esperar tales argumentos confusos y contradictorios; modales agresivos, abruptos y beligerantes, y un comportamiento defensivo y cada vez más errático. Las discusiones quedan entonces atrapadas en opiniones sin sentido y en argumentos que aprueban ciertas experiencias e ideas y modos de expresión, y que vehementemente desaprueban otros. Y siempre una insistencia en el yo separado; obviando o incluso repudiando la base esencial, la evidencia de la pura no-dual-idad. Todo lo cual está muy ligado al sueño y tiene muy poco o nada que ver con la Comprensión de Lo Que Es.

En cualquier caso, nada de ello importa. Mi tiempo aquí ha concluido. Cualquiera que sea la «causa», está claro que aquí se separan necesariamente los caminos en lo que respecta a la esencia de la enseñanza. Y ¡quién sabe! Tal vez eso sea, en sí mismo, un regalo de Ramesh, y eso sea explicación suficiente para todo esto. O quizá es simplemente que sucedió este determinado suceder, y ya está; y eso también es un regalo que está más allá de todo razonamiento.

La mayoría de los que acuden a ver a Ramesh lo hacen en calidad de buscadores o estudiantes, y las concepciones y comprensiones de esas personas acaban reflejando la enseñanza de su instructor. Para ellos, él es la piedra de toque, la referencia con la que contrastar la verdad y la precisión de sus percepciones. Tal como debe de ser; esa es la relación gurú/discípulo. Hay una profunda y perdurable sabiduría en Ramesh. Habrá muchos que continuarán hallando un gran beneficio en él y en su enseñanza. Como me ocurrió a mí.

Pero aquí hay otra Piedra de Toque: siempre y por siempre jamás está esta Comprensión, esta Visión, esta apercepción de Lo Que Es que primeramente explotó aquí con ese cambio de perspectiva en ese tiempo fuera del tiempo que acaeció en la jungla, Comprensión que desde entonces nunca ha dejado de estar. Eso es todo lo que se sabe, y simplemente no es posible acomodar, diluir o modificar esa Comprensión en aras de un acuerdo con nadie.

Todo esto, sea lo que sea y como fuere que llegue a desplegarse, es siempre parte de la infinita expresión de la Presencia. Es lo que hay. Mientras se contemple como una cuestión de individuos separados, habrá problemas. La única razón, la única verdad, la única explicación de que se mistifiquen los eventos es que todo lo que hay es Presencia. No hay un Ramesh, no hay un david. Lo que Ramesh es, yo soy. No importa en qué aparente instrumento sucede un determinado evento. ¿Qué es lo que sabemos? El universo funciona en base a una necesidad-de-saber, y los personajes soñados no necesitan saber. Jugarán su parte de todos modos.

Cada vez se acrecienta más la percatación de que, aparte de la completa certeza de lo que se sabe desde la jungla, no sé nada. Como david, yo no soy; todo este mundo no es; todo lo que hay es Presencia fluyendo aquí en un perfecto Verterse; y esta Presencia es lo que «Yo» es. Pero esto ni siquiera es algo que se sepa: es lo que Yo Soy. Y aparte de esto, todo es simplemente «no sé».

Y siempre y en todo lugar, este perfecto Brillo, esta profunda Quietud; no es algo, no tiene nombre. Vertiéndose constantemente, en perfecta belleza a la cual nada le falta. Y vista siempre; nunca no vista. Pero vista no desde esta mente/cuerpo; no hay nadie aquí que vea.

Nada puede contener esto, nada puede apropiárselo. Ni el catolicismo de mi juventud, ni mis incursiones posteriores por el zen y el tao. Ni el chamanismo nativo, ni el dogmático e institucionalizado advaita de los primeros instructores que encontré, ni siquiera el amado Ramesh y sus vicisitudes. Ni gurú, ni método, ni maestro [23].

Y una vez más abandono Bombay y regreso a Vermont, como si hubiera algún lugar que abandonar y alguno a donde retornar; como si hubiera alguien que partiera o retornara. Y nada llega a su fin, porque no hay nada separado. Solo el Corazón de la Presencia, vertiéndose; la única realidad, la única verdad.

---

[23] Véase nota al pie número 19.

¿Cuál era el significado de lo que decía el anterior maestro?

En ese entonces, casi malinterpreté su intención.

Me pregunto si estaba realmente iluminado.

Si no estaba iluminado, ¿cómo pudo haber sabido responder de tal forma? Si estaba iluminado, ¿por qué se buscó problemas respondiendo de tal forma?

¿Qué enseñanza recibiste cuando estuviste con él?

Aunque estuve allí, no recibí enseñanza alguna.

Si no recibiste ninguna enseñanza, ¿por qué te acuerdas de él de este modo?

¿Por qué habría de darle la espalda?

¿Pero estás de acuerdo con él o no?

Concuerdo con la mitad y estoy en desacuerdo con la otra mitad.

¿Y por qué no estás completamente de acuerdo?

Si estuviera completamente de acuerdo, entonces sería un desagradecido para con mi anterior maestro.

Extraído de *The record of Tung-shan*

Cuatro

*En esta
aniquilación,
todo anhelo,
hambre y
sed
es disuelto,
perfeccionado,
sanado
y convertido
por siempre
en irrelevante.*

22
Pregunta / Respuesta

Llega una voz a tu alma que dice:
Alza el pie y cruza;
entra en el vacío
ausente de pregunta y respuesta y pregunta.
RUMI

Sigue haciendo preguntas profundas, sigue durmiendo.
Cuando despiertes, ¡hasta tú te habrás ido!
IKKYU

I

D*ebes hacer preguntas continuamente, persiguiendo con avidez cada pregunta que surja.*

Cualquier pregunta que aparece aquí es respondida de inmediato, y todas tienen la misma respuesta.

¿Y cuál es?

Que esa pregunta, ese pensamiento, está vacío, al igual que todos los demás. Cuando se tiene la idea, la concepción errónea de que hay aquí una entidad separada de cuya mente individual surgen los pensamientos o las preguntas, entonces se tiene la creencia de que las preguntas son importantes. Pero cuando se ve todo tal como es, se ve que todos los pensamientos, sentimientos y acciones emergen como la expresión infinita de la Conciencia. Sea lo que sea que emerge, solo puede ser el perfecto despliegue en la Conciencia, cualquiera que sea su apariencia para el aparente individuo. Estas cosas cuerpo/mente son solo instrumentos, objetos en la Conciencia, y por tanto no pueden en modo alguno conocer el fundamento, el propósito, la razón en base a la cual funciona la Conciencia. Cuando surge cualquier pregunta en este contexto, la cuestión se disuelve. Todo es simplemente como es.

Bien, has llegado ahí. Y eso es estupendo. [Pausa.] *¿Cuánto tiempo hace que despertaste a esto?*

Ya estamos otra vez. Deberías saberlo. Porque ¿quién despertó?

Lo que llamas esta cosa cuerpo/mente, el aparente individuo.

No captas lo que quiero decir. No hay nadie aquí. El cuerpo/mente es tan solo un objeto; el individuo es solo aparente, un personaje en el sueño. No puede ser el personaje del sueño quien despierta.

Así que es el soñador quien despierta.

La idea de que se «despierta» es solo una analogía; procura no tomarla literalmente. Toda analogía acaba por fallar, y esta lo hace aquí. El Soñador es la Conciencia, que es Todo Lo Que Es; y nunca ha estado dormida, así que no tiene necesidad de despertar.

Entonces ¿quién despierta?

Al igual que cualquier otra analogía, la analogía del despertar tiene una utilidad limitada. Es uno de los clavos ardiendo a los que uno se aferra en el desesperado intento de describir lo indescriptible, de comunicar lo que no puede ser comunicado. Además, tiene sus inconvenientes. En particular, puede utilizarse para hacer una demarcación, una distinción, una falsa separación entre lo que se percibe como unos individuos que están despiertos y lo que se percibe como otros individuos que no lo están. Eso es artificial, es un constructo de la mente. Solo hay Conciencia, fluyendo a través de todas estas cosas cuerpo/mente y expresándose en forma de ellas. Lo que hay de distinto en una cosa cuerpo/mente respecto de otra es insignificante, a menos que creas que tales cosas existen como personas individuales y tú te identifiques como una de ellas. Según escribió el tercer patriarca zen: «Las distinciones surgen de las persistentes necesidades del ignorante... ¿Qué beneficio puede derivarse del apego a las distinciones y separaciones?».

Seguramente hay alguna diferencia entre alguien que está despierto y otro que no lo está.

Ninguna en absoluto. Tal como dijo Huang Po: «Simplemente hay una misteriosa y tácita comprensión, y nada más».

Entonces la diferencia es que algunos tenemos esta comprensión, mientras que la mayoría no la tiene.

Te lo estás tomando personalmente y estableces una distinción entre «nosotros» y «ellos», lo cual no tiene ningún sentido. Estas son las distinciones de las que hablaba el patriarca zen. Por favor, entiende que a lo que te refieres como «nosotros» o «ellos» son puntos de referencia personales que desde aquí se ven como ilusorios, puramente míticos, por mucho que sean tomados completamente en serio por ti y por prácticamente todos los demás. No hay nadie aquí que *tenga* comprensión o, en definitiva, que tenga cosa alguna.

Pero tú mismo empleas expresiones tales como «tú» y «todos los demás».

Si fueras a un país extranjero, hallarías difícil comunicarte a menos que aprendieras la lengua de los nativos. Nuestro lenguaje está estructurado de tal forma que hace del todo imposible hablar sin utilizar pronombres personales y otros términos que parecen referirse a los individuos. Esto complica las cosas, pero tenemos que emplear el lenguaje a pesar de todo. Tratar de evitar todas estas palabras da como resultado un discurso incómodo y pomposo que llama la atención debido a su forma lingüística, pero que sigue fracasando igualmente en comunicar el fondo. Así que uno tiene que continuar utilizando las convenciones del lenguaje, lo cual implica emplear pronombres para referirse a una experiencia y a una comprensión que es totalmente *impersonal*.

Es un poco como seguir hablando de la «salida del Sol» y la «puesta de Sol», cuando sabes perfectamente que el Sol no gira en torno a la Tierra y, por tanto, ni sale ni se pone, sino que solo lo parece debido a la rotación de la Tierra. Cuando uso los términos «yo» y «mí» no lo hago para referirme a nada que sea personal, ya que es completamente obvio desde esta perspectiva que aquí no hay ninguna persona; solo hay Todo Lo Que Es, fluyendo a través de todas estas formas aparentes. Por otro lado, cuando dices algo del tipo «algunos de nosotros tenemos la comprensión, pero la mayoría no la tiene», es evidente que te estás tomando muy en serio la distinción entre tú como individuo y los otros como individuos, y que te dedicas a juzgarlos y a comparar los unos con los otros.

Retornando a tu primer comentario, no debería considerarse un fin en sí mismo preguntar incesantemente. En realidad, preguntar no conduce a parte alguna. En la tradición del *jnana yoga*, hacer preguntas funciona un poco como el *koan* zen, arrinconando gradualmente a la mente o dejándola exhausta hasta que llega a darse cuenta de que, aunque pregunte eternamente, jamás hallará la Verdad por esa vía. Nuevamente, el tercer patriarca zen: «Buscar la Mente mediante la mente analítica es el mayor de los errores».

Ya ves: el problema es que toda pregunta surge de su propia respuesta. No se puede realizar ninguna pregunta acerca del Sí Mismo, la Verdad o la Comprensión de la cual no conozcas ya la respuesta en un grado u otro. Si no conocieras la respuesta, jamás se te habría ocurrido la pregunta.

Por eso los grandes maestros zen y advaita raramente respondían a una pregunta; más bien la redirigían. El sentido que tiene realizar una pregunta no reside en la obtención de una respuesta, la cual de hecho ya sabes. A pesar de lo que puedas creer, lo cierto es que obtener respuestas no produce ningún beneficio; no se llega a la Comprensión a base de respuestas, aunque sean todas las respuestas del mundo (todas las respuestas del mundo juntas no llevan a la Comprensión). Todas las respuestas están dentro del sueño, al igual que todas las preguntas. Lo que realmente quieres es una no-respuesta, a la cual solo puede llegarse mediante una no-pregunta. Para cada cuerpo/mente hay solo una no-pregunta, a la cual aludo a veces como la pregunta peligrosa, pues el hecho de preguntarla contiene el final de toda pregunta. Hacer esa pregunta te para, es «tu» aniquilación.

Si surge una pregunta, entonces no dudes en hacerla. A veces es lo único que puede suceder. Pero el hecho de realizar preguntas no tiene nada de sagrado. Es cuando cesan las preguntas y la mente se vacía cuando hay una apertura.

II

Cuando dices «no hay nadie en casa», ¿a qué te refieres? ¿Quién no está en casa?

No está el sentido de ser un yo separado, de ser un individuo, una entidad separada, autónoma e independiente.

Así que lo que ya no está en casa es el yo separado.

Sí, aunque prefiero decir que es el *sentido* de ser un yo separado lo que ya no está allí, porque el yo separado nunca ha existido en cuanto a tal, *nunca* estuvo allí; era solo una idea, una concepción errónea.

¿El ego?

Yo tiendo a igualar al ego con el sentido de yo separado, sí. Puede que otros utilicen la palabra ego con significados diferentes.

Pero algunos maestros afirman que el ego sigue estando allí, solo que transformado o vuelto «inofensivo».

Te estás refiriendo a la analogía de la soga quemada que empleaba Ramana Maharshi. Él decía que el ego del sabio es como una soga quemada: conserva la forma, pero es inofensiva en el sentido de que ya no puede utilizarse para atar a nadie en la «esclavitud» del *samsara*. Algunos instructores toman esta analogía y afirman que, a pesar de que la soga está quemada, todavía está ahí. Pero de hecho, lo cierto es que ya *no* está ahí *como* soga. El ego no está allí como ego, como sentido de yo separado. Lo que sigue allí es la apariencia: un conjunto de maneras de funcionar en un instrumento cuerpo/mente. Pero este funcionamiento no es realizado por una entidad separada. Jamás lo fue.

¿Has experimentado alguna vez lo que es una soga quemada? Esta es otra de esas parábolas rurales que quizá resultan difíciles de entender en el mundo moderno. El fenómeno de la soga quemada es algo verdaderamente extraordinario. Cuando tenía doce años se quemó el cobertizo de las herramientas que había en nuestra granja; mientras hurgaba junto con mi padre entre los restos calcinados para recuperar las herramientas y otros enseres, me topé con lo que parecía ser el gran rollo de soga de cáñamo que utilizábamos para derribar árboles.

Estaba sorprendido de que hubiera sobrevivido al fuego, pero cuando traté de asir el rollo con la mano, mis dedos traspasaron un fino polvo de cenizas sin resistencia alguna. Hay algo en la soga de cáñamo o en la de sisal que causa que se quemen completamente, aunque las cenizas permanecen en su lugar conservando la apariencia original de la soga. Este es el significado de la imagen del Maharshi; lo que permanece no es en absoluto la soga (el «ego»), sino ¡solo el aspecto! Lo que hay es la apariencia de una soga, ¡no la soga misma!

Pero al igual que todas las analogías, también esta tiene sus limitaciones. A diferencia de la soga que se quema y de la cual queda solo la apariencia de una soga que está constituida por cenizas, el ego nunca existió realmente en primer lugar: era solo una idea errónea. Así pues, aquí es donde interviene la otra analogía tradicional, que consiste en el rollo de cuerda que se confunde con una serpiente. Al principio la reacción ante la visión es de temor; después, cuando se descubre que es solo un rollo de cuerda y no una serpiente, la experiencia es completamente diferente. Pero ¿qué es lo que ha cambiado? Nada, porque jamás hubo allí una serpiente; era solo una idea errónea. El yo separado, el ego, jamás ha estado allí; lo único que había era la idea, el *sentido* de ser un individuo, idea que finalmente resulta desencaminada.

Y, sin embargo, ni siquiera eso es válido, incluso eso se desvanece. Ni siquiera existió jamás la apariencia: siempre y en todo lugar, lo único que hay es el inmutable Sí Mismo. Al menos, esa es la comprensión que hay aquí.

A esto es a lo que se refieren los que afirman que la Comprensión o el despertar es simplemente un cambio en la percepción. Wei Wu Wei lo expresó muy bien:

> ... solo hace falta un mero reajuste, y tal reajuste consiste en el abandono de la identificación con un inexistente yo individual...

Pero he oído que Wei Wu Wei no estaba iluminado.

¿Y?

Al final de su vida tenía Alzheimer, así que no estaba iluminado.

¡Alto! Una cosa después de otra. Primero: que Terrence Gray estuviera o no iluminado es algo ciertamente cuestionable. Leyendo sus libros encontré al menos un par de lugares donde él mismo afirma no estarlo. Esta necesidad de etiquetar a alguien de iluminado o de no iluminado está fuera de lugar: se basa en la creencia en un yo separado. Si no hay yoes individuales separados, ¿quién está despierto? Todo lo que hay es Presencia. Separar y hacer distinciones y comparar es, en sí mismo, lo que constituye la ilusión.

Pero ya sea que el personaje conocido como Wei Wu Wei estuviera iluminado como si no, sus obras están entre las interpretaciones más claras y más rigurosamente precisas de la enseñanza que es posible encontrar. La Comprensión total y la habilidad para expresar con exactitud la Comprensión no van necesariamente de la mano. Algunos de los que están verdadera y profundamente despiertos son incapaces de expresarla en absoluto, mientras que algunas de las mejores expresiones provienen de aquellos que tienen una excelente percepción intuitiva del significado de la enseñanza a un nivel intelectual, aun cuando tal penetración no haya sido lo bastante profunda como para haber dejado de experimentar el yo separado.

Ahora: esta cuestión del Alzheimer necesita ser aclarada para que descanse en paz de una vez. Esto es parte de la concepción errónea según la cual, con el despertar, el sabio se convierte en un ser humano elevado y perfecto. El Alzheimer es una enfermedad física que afecta al organismo. Es resultado de factores genéticos y medioambientales, de modo que, expresado en nuestra terminología, es un asunto de la programación y condicionamiento del organismo cuerpo/mente. Como tal, no es diferente de ninguna otra enfermedad; no es diferente del cáncer de Ramana Maharshi o del de Nisargadatta Maharaj. Dado que afecta a las células físicas del cerebro, los resultados no son muy presentables, pero sigue siendo una enfermedad del organismo y surge como parte del funcionamiento orgánico de ese cuerpo/mente.

Aquel al que denominamos sabio sabe que cualquier cosa que aflora constituye el perfecto despliegue de la totalidad en la Conciencia; y resulta totalmente irrelevante qué particular evento sucede en qué determinado personaje del sueño. El despertar no confiere una inmunidad especial al organismo cuerpo/mente del sabio. La Comprensión no es una vacuna ni contra el Alzheimer ni contra ninguna otra cosa.

Pero alguien que tenga Alzheimer no estará en sus cabales la mayor parte del tiempo.

Es seguro que no será un personaje muy presentable. Inquietará mucho a quienes precisan de seres perfectos a los que admirar, o a los que fantasean con una vida iluminada libre de dolencias; o a aquellos que han absorbido algunas de esas ideas Nueva Era acerca de que la causa de las enfermedades es uno mismo.

Pero si el despertar ha ocurrido de veras y ha desaparecido por completo el sentido de yo separado, y entonces el organismo cuerpo/mente sucumbe a una enfermedad orgánica, no puedes dar marcha atrás y afirmar retroactivamente que, después de todo, el despertar no ocurrió. Sí ocurrió. Después ocurrió la enfermedad. La vida es así. Es un revoltijo. Lo incluye todo.

Parece que eso aporta mucha confusión, al menos potencialmente.

La confusión ya está ahí. ¿Qué tiene de «malo» la confusión? Una vez más, es parte del funcionamiento global. En la dualidad no puede haber luz sin oscuridad, arriba sin abajo, belleza sin fealdad, claridad sin confusión. Es un error declarar la guerra a la confusión y tratar de eliminarla completamente. ¿Recuerdas lo que le dijo Maharaj a alguien que quería salir del sueño?

> Tu problema no es el sueño. Tu problema es que te gustan unas partes del sueño y otras no.

Tratar de eliminar las partes del sueño que no te gustan te mantendrá ocupado, pero también te mantendrá frustrado: eso nunca tendrá éxito, ya que la manifestación es inherentemente dualística. Despertar es ver Lo Que Es y aceptarlo en su totalidad, es aceptar todo el revoltijo en su conjunto. No tiene que gustarte necesariamente, pero es Lo Que Es.

No entiendo. Que haya confusión no implica que deje de intentar ser tan claro como me sea posible.

¡Entonces sé tan claro como te sea posible! Si se te ha dado ese tipo de motivación, puede que te corresponda jugar un papel decisivo en el equilibrio global. Pero date cuenta de que, pese a tus mejores esfuerzos, es muy posible que las cosas que dices o haces tengan consecuencias imprevisibles. A pesar de tus intentos por ser claro, puede que lo que dices resulte confuso para algunas personas y eso acabe por sumarse a la confusión global, aun cuando esa no fuera tu intención.

La cuestión es que ello no depende de ti. Todo esto, el equilibrio global, está ya siendo atendido por vías que están fuera del alcance de los mecanismos cuerpo/mente y que ellos ni siquiera pueden empezar a comprender, dado el limitado nivel de cognición que les ha sido asignado. Sabiendo esto, aquí no hay ninguna intención: solo un consentimiento a, o una cooperación con, lo que sea que surge. Y por supuesto, «lo que sea que surge» puede incluir una motivación a ser claro. Solo que no te sorprendas si no es ese finalmente el resultado, pues el resultado no depende de ti. Y el resultado último a largo plazo es mantener el equilibrio entre claridad y confusión en el seno de la totalidad.

23
Perspectiva

Danzamos en torno a un anillo y suponemos,
pero el Secreto se asienta en el centro y sabe.
ROBERT FROST

Cuando Comprendemos, estamos en el centro
del círculo, y allí permanecemos asentados
mientras el «Sí» y el «No» se persiguen mutuamente
alrededor de la circunferencia.
CHUANG TZU [24]

I

En cierto sentido, todo es cuestión de percepción, de perspectiva. La Comprensión última de la cual habla la sabiduría perenne puede considerarse como una especie de cambio total o de alteración global de perspectiva. Aunque es difícil imaginarse cuán total y global es hasta que ocurre.

Cuando estudiaba secundaria en el instituto, a finales de los sesenta y principio de los setenta, se hizo popular entre los estudiantes el libro *Planilandia,* de Edwin Abbott. Esta pequeña

---

[24] Mi agradecimiento a Stephen Mitchell por haber yuxtapuesto estas dos citas de Frost y Chuang Tzu en el prefacio de su libro *The Enlightened Heart*, Harper Collins, Nueva York, 1989.

obra fue escrita originalmente en 1884, pero en la época de Nixon cobró nuevo interés y se reimprimió varias veces, ya que resonaba con la contracultura y el talante de aquellos años. Planilandia es un universo bidimensional habitado por seres de dos dimensiones que solo conocen el largo y el ancho, como las figuras de palo que se dibujan en un papel. Al existir en una hoja plana de papel, esos seres no saben nada acerca de la altura o el grosor, pues tales dimensiones no existen en su mundo. En consecuencia, jamás han pensado en esas direcciones o dimensiones «irreales» ni tienen palabras para ellas; en su mundo no existen los términos «altura» o «grosor», «encima» y «debajo», ni existen las ideas o conceptos que tales palabras representan.

El libro narra las experiencias de uno de tales seres de dos dimensiones —un cuadrado— cuando su confortable vida bidimensional se ve invadida un día por una incomprensible criatura de otra dimensión: una esfera. Solo muy gradualmente puede el cuadrado llegar a comprender la experiencia inicialmente desconcertante de una tercera dimensión. Es innecesario decir que la gran dificultad surge cuando el cuadrado trata de expresar esta experiencia a otras figuras bidimensionales como él mismo. ¿Cómo puede uno describir la idea «encima» en un contexto donde solo existen adelante, atrás y los dos sentidos de los lados? El cuadrado intenta hacerlo empleando los términos existentes («es como adelante, pero no es adelante, sino un adelante diferente»), y también utilizando nuevas palabras que había aprendido de la esfera, como «encima»; pero esos nuevos términos no son más que sílabas sin sentido para los planilandeses. De modo que el cuadrado, que sabía que sus experiencias acerca de esta tercera dimensión eran auténticas, halló que se le consideraba un idiota que no decía más que estupideces.

La experiencia del cuadrado de Planilandia le resultará familiar a cualquiera que haya tenido una experiencia mística o espiritual de «alteridad» (es decir, quien haya tenido una experiencia de otra dimensión más allá de nuestras tres dimensiones físicas familiares) y que luego haya tratado de expresársela a otros en un lenguaje comprensible. Y puede ser útil como metáfora para ilustrar o expresar por qué la Comprensión no puede ser descrita mediante ninguno de los términos o conceptos de los que disponemos aquí. No obstante, el cambio de perspectiva inherente a la Comprensión es incluso más total que la inclusión de una dimensión adicional. Más que la mera adición de una dimensión, es un cambio que trasciende todas las dimensiones, en el sentido de que no se reduce a ver de manera diferente o de ver cosas nuevas o diferentes, sino que consiste en la desaparición de aquel que ve.

En cierto sentido, la Comprensión es lo contrario al descubrimiento de la tercera dimensión por parte del planilandés bidimensional. La experiencia que comúnmente compartimos en este mundo de dualidad y de procesos consiste siempre en una tríada compuesta por el experimentador, lo experimentado y la experiencia en sí. De este modo, parece que hay un hacedor de la acción, la cosa sobre la que se acciona y la acción misma; o el pensador, aquello que el pensador piensa y el acto de pensar; el veedor, lo que es visto y el hecho mismo de visionar, y así sucesivamente; incluyendo aquel que es, *aquello* que aquel es y el hecho mismo de ser.

Pero, en la conciencia unitaria de la Comprensión, estas discretas dimensiones con que parece percibirse la alteridad colapsan en la Unidad y, en lugar de la percepción propia de la «mente dividida» —según la cual parece haber la tridimensionalidad de un experimentador, lo experimentado y la experiencia—, hay en la «mente total» solamente un único experiment*ando*. No hay hacedor, objeto y acto, sino solo un funcion*ando*. Solo un vi*endo*. Solo un si*endo*, no en el sentido de que hay *un* ser, sino de que lo que hay es un *ser-siendo*. Todo lo que es, lo único que hay, no es un alguien que sea consciente de un algo, sino simplemente una *Conciencia-ción* impersonal, que es la Conciencia. Todo lo que hay es Conciencia [25], y la Conciencia es el funcionando, el viendo, el siendo, el experimentando que la mente dividida percibe como un alguien haciendo o siendo un algo.

¿Cómo ocurre tal cambio? ¿Cómo es posible ir de la percepción de la mente dividida a la Comprensión de la mente total? Bueno, la cuestión es que no se puede. En este sentido, nadie comprende jamás. Solo hay un comprend*iendo,* que es la Comprensión; y la Comprensión es que no hay nadie que comprenda ni nada que comprender. La esencia misma de la Comprensión radica en que, a pesar de que parece que los eventos suceden y las acciones se hacen, «nadie las hace, ni hay nada que se haga; es un puro *haciendo*» (Wei Wu Wei). No hay individuo alguno que haga o que comprenda nada. No hay nada que hacer o que comprender. A pesar de las apariencias, no hay individuos o entidades discretas de ningún tipo en parte alguna. Esta búsqueda, esta indagación en pos de la comprensión conduce finalmente a la aniquilación del buscador; al hallazgo de que jamás hubo un buscador para empezar, de que la totalidad del mundo percibido por la mente dividida, incluyendo al propio perceptor, es una elaborada ilusión. Wei Wu Wei:

> Es importante comprender que no es cuestión de adquirir nada, sino tan solo de poner al descubierto un error, pues adquirir implica necesariamente usar, lo cual refuerza ese espurio «yo» cuya disolución precisamos. Para que el error quede en evidencia basta meramente con un reajuste, consistiendo tal reajuste en el abandono de la identificación con un inexistente yo individual, abandono el cual nos deja sin venda y despiertos en nuestra eterna naturaleza.
>
> Tratar de autopersuadirnos de que no existimos como entidades individuales es, sin embargo, como pedir al ojo

---

[25] Véase nota al pie número 21.

que crea que lo que está viendo no está ahí. Pero no somos solo nosotros los que no tenemos realidad como entidades: no hay ninguna entidad en parte alguna de la realidad del cosmos, nunca la ha habido y nunca pudo haberla. Solo la mente total puede revelar este conocimiento como cognición directa, el cual, una vez sabido, resulta obvio. Este es el reajuste total. Y solo queda «Yo».

No es nuevo y ni siquiera inusual considerar que este mundo y la vida toda son una ilusión o un sueño: estamos rodeados de alusiones a ello, desde Shakespeare («Estamos hechos del mismo material del que se tejen los sueños» [26]) hasta canciones infantiles («merrily, merrily, merrily, merrily, life is but a dream») [«felizmente, felizmente, felizmente, felizmente, la vida no es sino un sueño»]. De lo que difícilmente se percata nadie es de que aquel que se cree que entiende esto es, él mismo, un personaje del sueño y, por tanto, es parte de la ilusión; que la mente que piensa «la vida no es más que un sueño» no tiene ella misma una existencia aparte del sueño; que este pensamiento emerge solamente dentro del sueño y surge como parte de él.

Naturalmente, esto es suficiente como para dejar fuera de juego a la mayor parte de la raza humana. Existe. No puede ser expresado.

II

Dos ejemplos más:
Sube a un avión en Oklahoma. Vuela directamente hacia el sur. ¿Qué es lo que sobrevuelas? Si respondes «Texas», tengo noticias para ti. No hay tal cosa como «Texas». Si miras hacia abajo mientras vuelas en dirección sur, no verás cosa alguna que

---

[26] William Shakespeare, *La tempestad*, acto IV, escena 1.

sea Texas. Lo que sí verás es lo que hay allí abajo: un árido desierto, tierras de labranza, montañas, ríos, carreteras, ciudades. Texas es solo una idea; existe únicamente como un constructo conceptual consensuado. No hay ninguna frontera «real» entre Texas y Oklahoma, así que no la verás aunque vueles sobre ella. La delineación, la distinción, la decisión de llamar Texas a un pedazo de tierra y llamar Oklahoma a la tierra que está unos pocos metros más acá existe solo en la mente como un constructo mental. Así, la separación en entidades discretas separadas es un estrato incluido únicamente en el pensamiento. Esta distinción, esta nomenclatura, esta separación, estas «cosas» que consideramos entidades separadas, no existen más que como ideas.

«Tú» y «yo» somos «Texas».

La próxima vez que vayas a ver una película, detente cuando vayas a abandonar el cine y piensa acerca de lo que acabas de ver. Cuando comiences a describir la película, te pediré que pares. Puede que vieras la película, pero no era eso lo que estaba allí. Estuviste en el cine cerca de dos horas, y durante casi todo ese tiempo estuviste mirando fijamente una pantalla que había delante; pero si te pidiera que me la describieras, me mirarías perplejo incapaz de responder. Debido a los rayos de luz coloreada que estuvieron proyectándose todo el tiempo sobre ella, no viste la pantalla; ni siquiera a pesar de que estaba allí y de que no dejaste de mirarla. No había gente «real» ni paisajes o eventos allí, en la pantalla, aunque probablemente la historia y la emoción de la película te atraparon como si todo ello fuera real, y precisamente por eso vas al cine; y si en algún momento de la película piensas «esto no es real», probablemente se debe a que no es una buena película. La proyección de la luz sobre la pantalla causó que aparecieran personas y lugares y sucesos que parecían reales y que evocaban en ti respuestas mentales y emocionales; pero en ningún momento viste la pantalla, que era lo que realmente estuviste mirando durante dos horas y sin la cual la luz proyectada no hubiera impactado sobre nada y, por tanto, no habrías sido capaz de ver la película.

«Tú» y «yo» somos la película.

III

Todo es cuestión de perspectiva, y lo es de un modo aún más sencillo y sutil. Nuestra manera de percibir las cosas y, por consiguiente, lo que consideramos como «real» o «verdadero» o «correcto», tiene que ver con la perspectiva que tenemos desde nuestra ubicación en el *continuum* global. Esto es elemental, pero a menudo lo pasamos por alto. Se tiende a tomar la propia perspectiva como absoluta y a relativizarlo todo respecto a ella, cuando de hecho es nuestra perspectiva lo que es relativo. La «historia humana» al completo, incluyendo el presente, está repleta de explotaciones y de subyugaciones y de injusticias y de intolerancias de todo tipo, todo lo cual fue y es posible gracias a que, desde una cierta perspectiva, desde algún punto de vista, eso parece justificable. Claramente, las asunciones básicas acerca de cómo son las cosas son, de hecho, muy relativas y dependen completamente de la perspectiva, de la posición relativa que uno ocupa dentro del espectro global.

La Comprensión conlleva un cambio general en esta perspectiva. Para los personajes del sueño, las cosas de la vida importan y son relevantes. Se considera que todas las cosas y los eventos son significativos e importantes, desde la última guerra hasta el medio ambiente, pasando por lo que enseñan a tus hijos en el colegio o el modo en que acaba de mirarte ese hombre de ahí. Eso es lo que aparentemente hace que merezca la pena vivir la vida, pensar que las cosas son importantes y tienen valía: causas, cruzadas, principios, valores, involucrarse en lo que se considera correcto, trabajar en contra de lo que se considera erróneo, hacer del mundo un lugar mejor.

Pero en la Comprensión se ve que todo esto sirve únicamente para extender la ilusión y perpetuar el sufrimiento. Los valores que en el sueño parecen absolutos, resultan completamente arbitrarios después de examinarlos. Los valores que abraza un cuerpo/mente en particular, dependen de la programación y el condicionamiento de un cierto momento histórico, y de la nación y de la cultura y de la raza y de la familia, y son valores opuestos a los que sostiene con la misma pasión otro cuerpo/mente diferente.

Correcto, erróneo; bueno, malo; importante, fútil; ¿según quién? ¿Desde qué perspectiva? Es el modo de todo el mundo, para la mayoría de la gente, sentir que aquellas cosas que nos son más cercanas son las más importantes. Desde tu perspectiva, probablemente sentirás más aflicción por la muerte de un miembro de tu familia que por la muerte de miles de personas en un país lejano que nunca has visitado. Desde una determinada perspectiva, un acto de terror es una evidencia de maldad; desde otra, es la evidencia de que Dios es grande. Pero no es ninguna de ambas; solo es. Simplemente, todo brota en la globalidad de la Conciencia, que es totalmente impersonal y enteramente neutral. Correcto o erróneo, importante o nimio son solamente las proyecciones que tú haces desde tu perspectiva.

Pero la «perspectiva», por así decir, de la Conciencia impersonal es inconmensurablemente inmensa. Hay innumerables formas de vida en incontables miles de millones de sistemas solares, hay materia y vida y energía en formas que no podemos imaginar siquiera y en escalas que hacen que toda vida conocida, que todo este planeta, que todo el universo que conocemos o que podemos imaginar no sean más que una minucia apenas perceptible. Y la belleza es que todo esto que conocemos es, de hecho, *más* que algo que se percibe; de hecho, no es otra cosa que Conciencia, es la Conciencia Misma, percibida por nosotros en forma de tales cosas; y nada de lo que podamos pensar que somos, o pensar que sabemos, o creer que queremos, o creer que está «bien», tiene ninguna importancia especial, pues depende simplemente de nuestra perspectiva extremadamente limitada.

Cualquiera que escriba acerca de este tema se verá inundado antes o después de preguntas referentes a esta cuestión de la importancia y de la valía, de lo correcto o de lo incorrecto, del bien y del mal. ¿Cómo puede existir el mal en el mundo?, ¿cómo puede haber desastres naturales?, ¿cómo puede haber guerras?, ¿cómo puede haber un Dios que permite la pobreza o la violencia?, ¿cómo puede Dios, o la Presencia, o la Conciencia permitir que los niños sufran?

Todos nosotros (o alguien que nos es próximo) hemos experimentado alguna forma de tragedia, alguna forma de violencia o pérdida o desgracia o dolor. Algunos más que otros. No hay escape a esto. Es inherente a la naturaleza de esta «realidad» soñada que lo que ella contiene se experimente como placer y dolor, como cosas buenas y cosas malas, y que nadie sepa lo que traerá el momento siguiente o cómo será la mezcla global para un cuerpo/mente en particular. No hay respuesta, no hay razón para ello desde dentro del sueño.

>El sufrimiento es una llamada a la indagación. Todo dolor requiere ser investigado.
>NISARGADATTA MAHARAJ

Nada como el sufrimiento y el dolor para provocar que surjan preguntas. Pero no preguntes; más bien indaga en el dolor, investiga el sufrimiento mismo. La pregunta «¿por qué?» no lleva a ninguna parte; no es más que la mente/ego en busca de un inexistente control. La mente/ego no logra jamás satisfacción y los «porqués» solamente conducen al resentimiento y a más sufrimiento. En vez de eso, investiga el sufrimiento mismo. ¿Quién es ese que sufre? ¿Desde la perspectiva de quién es eso inaceptable?

Buda dijo que *samsara* es *dukha*[27]. Tomar el sueño como real no es la *causa* del sufrimiento, sino que *es,* en sí mismo, sufrimiento. La única solución posible a la cuestión del mal y del sufrimiento es ver a través de la ilusión. El sufrimiento, en todas sus formas, es la mayor invitación al despertar, y eso nunca está muy lejos.

O expresado según las inmortales palabras del Rick interpretado por Humphrey Bogart en *Casablanca:*

> No hace falta ser muy listo para darse cuenta de que los problemas de tres personajillos no importan un pimiento en este mundo de locos. Algún día lo comprenderás.

---

[27] El aparente ciclo de muertes y renacimientos *(samsara)* es sufrimiento *(dukha)*. *(N. del T.)*

24
Increíblemente simple

*Por favor, entiende que solo hay una cosa
que comprender, y es que tú eres
el nonato sin forma ni tiempo.*
NISARGADATTA MAHARAJ

---

*Aquí solo hay vacío. No hay
un quitar mi ego de en medio y todo ese rollo.
Solo hay un ver
resplandeciendo con gran brillo y claridad.*
DOUGLAS HARDING

Mira, todo es increíblemente simple. No hay nadie aquí. Esta afirmación no es una figura retórica. Estoy diciéndote de veras que no hay nadie aquí, que no hay ninguna persona hablándote, no hay ningún individuo. Me miras y piensas que hay una persona aquí hablándote, intentando decirte algo. Te aseguro que no es así. Mírame. Si no fuera por la Conciencia que fluye por este cuerpo, ¿qué es lo que habría aquí? ¿Qué es lo que sería este cuerpo si no habitara en él la Conciencia? ¡Sería un cadáver, por supuesto!

Materia muerta. No hay nada más aquí. Solo hay la apariencia de un cuerpo y la Conciencia que lo anima. Tú, al igual que el resto del mundo, habéis asumido que hay una persona aquí, una individualidad discreta; que la Conciencia, que es la fuerza vital aquí existente, es una consciencia individual que es propia únicamente de este cuerpo y que está separada de la consciencia que habita en otros cuerpos.

Todo eso está basado en apariencias: parece que hay cuerpos separados, de modo que se asume que hay consciencias separadas. La creencia en esta asunción te impide ver Lo Que Es, y es también causa de que esta vida te parezca inquietante, confusa, infeliz y, en general, de que experimentes temor y sufrimiento. Pero no es el caso. No hay aquí, en modo alguno, un individuo sentado hablándote. Este cuerpo no es nada, no es más que una apariencia en el sueño. Todo lo que hay es Conciencia, y es Conciencia lo que fluye a través de esta apariencia.

No hay nada aquí que exista en y por sí mismo. Lo que denominamos ser humano no es un ser independiente, ni un mecanismo originario o un aparato emisor. Es una estación repetidora, es un mecanismo de paso o transmisor de la Conciencia, que es la Conciencia Única, Todo Lo Que Es. Esto es lo que soy yo hablándote a ti. Y es esa misma Conciencia Única lo que está escuchando esto, lo que me mira desde esos ojos que llamas tuyos. Lo que yo soy cuando digo «Yo Soy» es exactamente lo mismo que eres tú cuando dices «Yo Soy».

Una vez visto esto, la ironía de la situación resulta pasmosa. Mira: eso que consideras «tú mismo», lo que percibes como una persona individual, esta idea de ser una entidad separada, un cuerpo-mente-personalidad-alma-intelecto, eso es un subproducto posterior, un artefacto, un efecto colateral casi accidental de esta corriente, de este flujo de Conciencia. Lo que el organismo percibe erróneamente como una «mente» que él cree suya, no es sino el fluir de la Conciencia en ese organismo; es precisamente la Conciencia que fluye en el organismo lo que hace posible que el organismo crea que es diferente de esa Conciencia Única. Es un sencillo e inocente error de percepción. Y muy tonto, en verdad, ya que el mismo Uno que parece estar pensando esto, que parece que no ve, que aparentemente no comprende que no existe como individuo separado y que solo existe en cuanto que Todo Lo Que Es, es Él Mismo la Yo-idad misma que es la única Es-idad de todo ver, de toda comprensión.

Busca lo que hay tras esta percepción. Investiga lo que tú consideras como «tú mismo». Este es el propósito, el sentido de toda espiritualidad, de toda búsqueda, de tu propia existencia: comprender este asombroso e intrincado juego de la Conciencia, viendo qué es esta ilusión, qué es esta percepción errónea y cuál es su fuente, Eso que la hace posible. Lo que eres, ya lo eres siempre. Es ver lo que *no* eres lo que te permite alejarte de la equivocación, lo que te permite salir del rol erróneo de ser un temeroso individuo separado.

Cuando abandonas lo que no eres, lo que queda no es algo que debas llegar a ser, sino lo que ya eres desde siempre. Por eso no hay nada que debas hacer o que tengas que llegar a ser o que aprender o que trabajar o que purificar. Estar en tu estado natural no requiere de ningún esfuerzo en absoluto. Lo que resulta dificultoso y requiere de continuo esfuerzo es mantener esta idea falsa e innatural de ser alguien, de ser un individuo, de ser un algo separado. ¡Tú eres una no-entidad! ¡Abandona esa idea! Cuando abandonas esa idea descansas en el sin esfuerzo de Todo Lo Que Es, de lo que podría denominarse tu estado natural.

No puede alcanzarse el sin esfuerzo a base de esfuerzo. No puede lograrse la no-mente mediante la mente. No puede lograrse la paz luchando. Intentar ser *consciente* de «estar simplemente en el momento presente» entraña una contradicción en sus términos; ser «autoconscientemente» consciente de ello te saca de allí. Intentar ser *consciente* de «Yo Soy» supone una contradicción similar, y precisamente por la misma razón. No puedes intentar ser feliz por lo mismo que no puedes intentar dormirte o intentar actuar con naturalidad. Solo actúas con naturalidad cuando no lo intentas, cuando lo haces sin pensar y simplemente te dejas llevar por la vida. Venía gente de toda la India y de todo el mundo para ver a Ramana Maharshi y pedirle consejo sobre la senda espiritual. ¿Su consejo? «Simplemente sé tú mismo».

Esto es lo que decía Nisargadatta Maharaj de tu estado natural, de lo que eres de forma natural, espontáneamente, sin esfuerzo:

> Este estado es anterior a la aparición de la seidad.
> Es previo o está más allá de la seidad
> y de la no-seidad.
> Yo Soy en ese estado que existía antes de la llegada
> de la seidad y la no-seidad.
> Con la llegada del estado vigílico, todo el mundo
> deviene manifiesto;
> debido a mi seidad, mi mundo se manifiesta.
> Eso también es observado por ese estado que es previo
> a la seidad,
> ¡y tú eres Eso!

25
Nunca interferir

*Liberar a las personas de la idea de que sufren
es la mayor de las compasiones.*
TONY PARSONS

*Mayor que el mayor bien de la vida
es saber quién somos.*
NISARGADATTA MAHARAJ

Cuando se le preguntaba a Ramana Maharshi por qué no salía a ayudar o a trabajar para aliviar el sufrimiento del mundo, o al menos para intentar llegar a más gente con sus enseñanzas, respondía: «Primero, ¿cómo sabes que no lo estoy haciendo? (tus juicios están basados solo en apariencias), y segundo, ¿por qué asumes que es preciso hacer algo, que el mundo necesita ayuda o que la gente necesita oír una enseñanza?».

Desde una cierta perspectiva, parece haber muchas paradojas en relación con todo esto del despertar. Una de tales aparentes paradojas es por qué hay tan pocos auténticos despiertos involucrados en acción social. Estos instrumentos cuerpo/mente que conocen de primera mano y sin sombra de duda la naturaleza ilusoria y semejante a la del sueño de lo que otros llaman el mundo «real», estos para los cuales, en palabras de Buda, este mundo aparece verdaderamente como:

...una estrella de la mañana, una burbuja flotando en la corriente; una lámpara titilante, un relámpago centelleando en una nube de verano; un eco, un arco iris, un fantasma o un sueño.

El Sutra del Diamante

Estos parecerían, por todo ello, hallarse en una posición única para efectuar el cambio, disipar el mal, propagar la paz y la belleza, sanar el dolor y la enfermedad y, en general, mejorar las condiciones del entorno. Y sin embargo, son precisamente estos los que suelen tener menos inclinación a hacer algo así. Desde luego, hay algunas excepciones, raros ejemplos, tanto históricos como actuales, de despiertos que han sido o son sanadores, activistas y obradores de milagros. Las tecnologías espirituales y mentales existen para retorcer y estirar las aparentes leyes del tiempo y de la naturaleza. Pero la vía del *yogui* —el adepto que se especializa en tales medios— y la del *jnani* —el sabio que se somete a la autoaniquilación por medio de la Autorrealización— son ampliamente divergentes, si no estricta y mutuamente excluyentes.

Para la mayoría de ellos:

> Quien se ha investigado plenamente a sí mismo, quien ha llegado a Comprender, jamás intentará interferir en el juego de la Conciencia.
>
> NISARGADATTA MAHARAJ

La más profunda comprensión es que todo es perfecto tal cual es:

> Eso es perfecto. Esto es perfecto. De lo Perfecto proviene lo Perfecto. Extrae lo Perfecto de lo Perfecto y lo que queda es Perfecto.
>
> *Isha upanishad*

Y por «perfecto» no me refiero a alguna clase de juicio acerca de lo bueno o de lo malo, o de algo que sea mejor que otra cosa. Aludo a ello en el sentido de que:

> La Comprensión es perfecta, del mismo modo que es perfecto el vasto espacio donde no hay nada que falte ni hay nada en exceso.
>
> SENG-TS'AN

Empleando una vez más las palabras de Nisargadatta:

> El problema no es este sueño que llamas mundo; tu problema es que te gustan ciertas partes del sueño y te disgustan otras. Cuando veas al sueño como sueño habrás hecho cuanto precisa hacerse.

Puede ser útil abandonar la idea de que Dios está un tanto desbordado y que para arreglar las cosas necesita de tu ayuda e implicación, o de la del sabio. Lo Que Es no puede ser más que el perfecto despliegue que acaece en la Conciencia. Y si se requiere de algún ajuste para mantener el equilibrio cósmico, «alguien», quizá «tú», se sentirá irresistiblemente motivado a ejecutar una acción que servirá a ese propósito. Y eso será también el perfecto despliegue. Solo que no debes tomártelo personalmente.

Dada la limitada perspectiva que alcanzan a percibir estos instrumentos cuerpo/mente ubicados en este pequeño rincón del universo, no es sorprendente que algunos eventos les resulten poco atractivos. Debido a su programación y condicionamiento y a su situación global, habrá muchos aspectos de lo que llamamos vida que de hecho les parecerán extremadamente desagradables, horrorosos y francamente inaceptables.

No es que desde la perspectiva del despertar no haya eventos así; de hecho, sigue habiéndolos, solo que de alguna manera, de un modo que resulta incomprensible para las mentes humanas, se sabe que forman parte del equilibrio global y del perfecto despliegue, y como tales son aceptados. En esto consiste la «aceptación de lo que es» de la que hablan los sabios. No es que las cosas horribles y dolorosas que suceden en la vida parezcan menos horribles y dolorosas con el despertar. De hecho, la percepción suele estar más agudizada en ese estado. Pero la totalidad se ve entonces desde una perspectiva distinta que hace irrelevante la cuestión. La idea de que hay algo erróneo, algo que necesita arreglo, de que «alguien tiene que hacer algo al respecto», es parte integral de la «divina hipnosis» del *samsara*.

Tal como lo expresa sucintamente Adyashanti: «La idea de que hay un problema... ese es el grano en el culo de la humanidad». Al igual que ocurre con tantas otras cuestiones y problemas, no es que el despertar los resuelva, es que simplemente los disuelve.

Con la creencia en el actor/entidad individual, los problemas nunca cesan. Cuando se ve que la naturaleza del individuo es ilusoria, los problemas nunca surgen.

RAMESH

26
La máquina de soñar

El que sabe no habla.
El que habla no sabe.

LAO TSE

La autoridad, sea del tipo que sea,
es muy destructiva,
especialmente en el campo de la comprensión.
Los líderes destruyen a los seguidores
y los seguidores destruyen a los líderes.

J. KRISHNAMURTI

O casionalmente siempre hay alguien que pregunta a quemarropa «¿Estás despierto?» o «¿Estás iluminado?» A primera vista esta pregunta parece perfectamente pertinente y razonable, y merecedora por tanto de una respuesta igualmente franca y directa. Recientemente me encontré con una página de Internet que tenía por finalidad «encontrar a tu maestro espiritual». Clasificaba toda clase de maestros y gurús que hay por ahí, y la cuestión residía en que decidieras cuál de todos ellos era auténtico y podía ser el más adecuado para ti. Esta página incluía una lista de indicadores y de pruebas, una de las cuales era que debía resultarte posible preguntar al potencial maestro «¿Estás iluminado?», y él o ella debería ser capaz de darte claramente y sin titubear un rotundo «sí» o «no» por respuesta; de no ser así, deberías irte de inmediato a cualquier otra parte. Según esta página, cualquier individuo realmente iluminado debería poder responderte de un modo franco y directo, y cualquier evasiva o intento de esquivar la pregunta indicaría que el individuo en cuestión es un charlatán.

Aunque se trata probablemente de una iniciativa bienintencionada, la dificultad dimana de que la mente dormida del personaje del sueño, con sus condicionamientos y limitaciones, está intentando situarse en la posición de establecer un criterio por medio del cual evaluar el despertar, siendo que, por definición, es algo que escapa a su comprensión. No es que haya aquí el intento de evadir nada; es simplemente que, desde el punto de vista del despertar, la pregunta «¿Estás despierto?» no tiene ningún sentido en absoluto. Es como preguntar «¿De qué color es un kilómetro?». O, tal como apuntó Nisargadatta, es como preguntar acerca del «hijo de una mujer estéril». El interpelante puede hallarse seriamente interesado, y puede que el ánimo del interpelado sea el de responder de un modo que sea útil; pero una vez más, las cuestiones que parecen tan acuciantes antes del despertar se disuelven en la irrelevancia y la inanidad tan pronto ocurre este. Desde la perspectiva despierta, la pregunta «¿Estás despierto?» es esencialmente errónea. Cualquier respuesta que se dé será necesariamente errónea, dado que es errónea la premisa de la cual parte la cuestión. Al igual que un *koan* zen, esa pregunta carece inherentemente de respuesta.

El despertar o iluminación recibe también la denominación de «Autorrealización», dado que consiste en realizar verdaderamente el Sí Mismo. Es la percatación de qué es y qué no es el «yo». La esencia misma del despertar reside en la percatación de que no hay nadie aquí que despierte, que no hay individuo alguno, que no hay individuos. El Sí Mismo es Todo Lo Que Es, no hay nada que Ello no sea; «todo lo que hay es Conciencia». La apariencia de que existe un yo individual que es una entidad separada y que es el autor o el «actor» de algo constituye la ilusión primordial, el «oscurecimiento» fundamental a raíz del cual sucede la iluminación.

> Desde la perspectiva del infinito, es evidente que el yo individual no existe en absoluto. La idea de que tenemos un yo que controla, arbitra o ejecuta nuestras acciones es absurda. El yo individual no es nada más que una idea acerca de quiénes somos. Y las ideas son solamente ideas, y nada más.
>
> SUZANNE SEGAL

Cualesquiera preguntas acerca de la naturaleza o las actividades de esta bestia puramente mítica denominada «yo» se revelan, por tanto, carentes de todo sentido. Por ejemplo, ante la simple pregunta «¿Qué estás haciendo?», solo cabe reírse o encogerse de hombros, a menos que se sienta que el interpelante está de veras abierto a escuchar la auténtica respuesta: «¿Hacer? ¿Yo? No hay ningún "yo" que "haga" nada, jamás lo ha habido. Y si te fuera posible, también tú verías que tampoco hay ningún "tú" que "haga" ninguna "cosa", ni hay "cosa" alguna que "nosotros" podamos hacer». Todo lo que hay es Conciencia, fluyendo, discurriendo a través de todos estos instrumentos de manera tal que, en concordancia con el perfecto despliegue de la totalidad, se percibe como si hubiera entidades individuales discretas que ejecutan acciones autónomamente, pero en verdad ese no es el caso. No hay individuo, entidad o yo separado que haga nada o que sea nada, ni siquiera que pueda estar despierto o iluminado.

Puede haber ocasiones, durante un *satsang* o una conversación privada, en que un auténtico *jnani* puede hallar necesario admitir que ha sucedido la Comprensión total. Aun así, y a pesar de nuestro bienintencionado autor de la página de Internet, si hay «alguien» que proclame a cuantos quieran escucharle que está iluminado, es muy probable que no lo esté, pues si lo estuviera comprendería que tal afirmación es inherentemente contradictoria en sus términos. ¿Quién? ¿Quién está iluminado, pedazo de ganso? ¡Si fueras lo que dices ser tendrías claro que no hay nadie!

Es un poco como ese ubicuo eslogan Nueva Era que dice «Todos somos uno». Seguramente es bienintencionado, pero es evidentemente contradictorio; ¿acaso no ve nadie que si hay «nosotros» entonces no hay «uno» (sino muchos), y que si realmente solo hay «uno» entonces no hay modo de que haya «nosotros»? Análogamente, diferenciarse «uno» mismo calificándose de iluminado, distinguiéndose como entidad individual de todos los «otros» que no lo están, solo sirve para demostrar la profundidad del estado de sueño. Cuando hay Comprensión no hay posibilidad alguna de que haya un «yo» que proclame tal cosa.

Hay entre los buscadores espirituales una gran preocupación acerca de este tema del despertar o de la iluminación. Se dedican muchos pensamientos y conversaciones a calibrar cuál maestro o escritor está iluminado y cuál no, acerca de si un determinado estudiante avanzado ha «obtenido» ya la iluminación o incluso de cuán próximo está uno mismo del despertar. Toda esta preocupación y, ciertamente, toda la cuestión en su conjunto se tornan irrelevantes cuando sucede el evento: todo lo que hay es conciencia, funcionando en y como estas aparentes formas. ¿Qué sentido tiene plantearse lo que estas aparentes formas pueden llegar a hacer, lograr o devenir? Todo esto está sucediendo en la Conciencia. Lo que sucede, sucede. No tiene ninguna importancia en absoluto en qué determinada forma aparente sucede un determinado evento soñado. ¿A quién le importa?

Todo esto es parte del perenne secreto de la iluminación. Pero no temas, este secreto es, y siempre ha sido, un secreto abierto; la verdad siempre ha estado completamente expuesta para que la viera cualquiera. Tal como repitió incansablemente el sabio Huang Po: «¡Está justo delante de ti!». La cuestión es que el verdadero darse cuenta, la verdadera Comprensión no puede simularse. La luz de la Comprensión última, aun cuando ocurra y se exprese en un organismo cuerpo/mente iletrado e inculto, aporta la más erudita y sofisticada comprensión intelectual de las enseñanzas, imposibilitando que uno siga dando traspiés en el sueño como un ignorante. Esto ha quedado demostrado por sabios a lo largo de todas las edades, desde Hui-Neng en la China del siglo V hasta Nisargadatta Maharaj en el Bombay del siglo XXI.

Por otro lado, están aquellos que quizá han tenido alguna impactante experiencia mística de Unidad y poseen además una considerable percepción intelectual de las enseñanzas, a la vez que una personalidad carismática y una inclinación a enseñar a los demás. Estos reunirán a múltiples seguidores y tendrán mucho éxito en el negocio de los gurús. Cuando un ciego guía a otros ciegos, los seguidores son incapaces de ver que el propio líder camina a tientas con un bastoncito blanco. Pero para el auténticamente despierto, tal maestro se pone en evidencia cada vez que abre la boca.

El despertar no es una experiencia ni un conocimiento. El conocimiento no es más que un velo que recubre el Saber; y suele ser extremadamente desorientador, por cierto. El verdadero despertar es un saber y un ver que van más allá de cualquier conocimiento y de cualquier experiencia. Lo Que Es, es, y no puede ser contradicho, mientras que aquellos que todavía permanecen en el sueño solo pueden plantearse suposiciones y aproximaciones.

Al igual que muchas otras cosas que llegaron antes y tantas otras efímeras modas todavía por llegar, el advaita y las enseñanzas de la no-dual-idad, a pesar de haber existido a lo largo de toda la «historia humana», han sido recientemente devoradas ávidamente por la Máquina de Soñar Americana y han sido evacuadas «por el otro extremo» con un aspecto más adaptado a las sensibilidades de los modernos personajes soñados occidentales, aunque han quedado tan desfiguradas que son escasamente reconocibles por parte de esos pocos en los cuales ha sucedido esta cosa inefable a través de las edades, esos pocos para los cuales la «ocurrencia» del cambio de foco, del cambio de percepción ha sido tan completa que hay la Comprensión, hay el saber de que no hay ahí nadie que cambie; no hay nadie ahí que sepa, no hay nadie ahí que se transforme, que despierte.

En la *Bhagavad gita,* Krishna le dice a Arjuna que, de entre toda la gente de la Tierra, «solo uno entre miles me busca; y de entre los que me buscan, apenas uno entre miles alcanza mi verdadera naturaleza». Resulta problemático tomar literalmente este pasaje de las escrituras para intentar calcular matemáticamente cuántos «iluminados» hay en el mundo en un momento dado. Krishna estaba desarrollando un argumento en ese pasaje que seguramente no tenía nada que ver con contar cantidades de individuos. No obstante, nos sugiere que la tradición consideraba que la verdadera iluminación era un acontecimiento muy infrecuente.

Ken Wilber intentó algo similar en su obra *One Taste*[28]. En ella relata que en una ocasión le preguntó a un maestro chino cuántos maestros *ch'an* (zen) verdaderamente iluminados había habido a lo largo de la historia, y la respuesta inmediata fue: «Tal vez mil, en total». Asumiendo, en aras del argumento, que ha habido al menos cien mil millones de chinos durante ese mismo periodo, tenemos que mil entre cien mil millones nos da, en efecto, un porcentaje de apenas un 0,0000001 por 100 de la población. Nuevamente, la cuestión no reside en tomar los números literalmente; con independencia del porcentaje real, existe en esto

---

[28] Ken Wilber, *Diario,* Editorial Kairós, Barcelona, 2000. *(N. del T.)*

un significado más amplio que ha sido reconocido como parte de la sabiduría perenne:

> Y eso significa, sin lugar a dudas, que el resto de la población estaba [y está] involucrada, en el mejor de los casos, en diversos tipos de religión horizontal, traslativa y meramente legítima... en prácticas mágicas, creencias míticas, oraciones peticionarias egoicas...; es decir, en diversas maneras de dotar de significado al yo separado...
>
> De ahí que, sin menospreciar en modo alguno las impresionantes contribuciones de las gloriosas tradiciones orientales, la conclusión es bastante inmediata: la espiritualidad radicalmente transformadora es extremadamente rara a lo largo de la historia y en cualquier lugar del mundo. (Las cifras para el mundo occidental son aún más deprimentes. He dicho.)
>
> KEN WILBER

Esta afirmación es inaceptable para las modernas sensibilidades occidentales: suena elitista, exclusivista y totalmente incorrecta, políticamente hablando. La liberación, la iluminación, debería ser accesible para cualquiera que ponga el esfuerzo suficiente, y no ser una especie de premio adjudicado arbitrariamente por medio de algún sistema de lotería divino. Aparte de que, como lotería, no vende; nadie compra un número si la probabilidad de que toque es de una entre varios millones.

De modo que, en la versión americana de la Máquina de Soñar (que, por cierto, no está limitada a América), se redefine la iluminación para que incluya a cualquiera que haya tenido una experiencia iluminadora. Ahora tenemos una «luz del despertar» gracias a la cual puedes calificarte de iluminado mientras sigues disfrutando de estar profundamente dormido; y eso mismo está sucediendo en todas partes.

El resultado es una especie de movimiento *satsang* de evangelización ambulante. Según muchos de los maestros del circuito *guruístico,* el despertar sucede por dondequiera que van, y les sucede a personas como tú, y ello se debe a que está teniendo lugar la siguiente gran ola evolutiva que conduce a la humanidad al siguiente nivel de conciencia cósmica.

¿Dónde hemos oído esto antes?

En todas partes, y en relación a cualquier cosa. Es la «hipnosis divina», la manera en que la Tierra entera es engañada y permanece dormida persiguiendo la liberación individual y colectiva, esto es, la iluminación personal y grupal, cuando la verdad única es que el despertar es completamente *im*personal y solo puede ser hallado en la aniquilación de la ilusoria individualidad.

Si un gurú dice «estoy iluminado», significa que lo que realmente está expuesto a la luz es su ego, de modo que permaneced alejados de él. Los maestros occidentales que afirman tal cosa son predicadores y escriben libros con el único afán de echar más basura sobre los buscadores y más dinero en sus propios bolsillos. Atraerán multitudes de estudiantes, pero en este Kali Yuga (la actual edad oscura y llena de ignorancia en la que nos hallamos, según la mitología hindú) es la falsedad lo que impulsa a las multitudes. La Verdad y los auténticos maestros son rechazados. Los honestos enarbolarán la Verdad, pero no se les seguirá. Solo los deshonestos tendrán seguidores.

H. W. L. POONJA

Hay multitud de maestros en el circuito ambulante de evangelización *satsang* que afirman que la iluminación es el siguiente gran paso evolutivo de la raza humana, y todo esto es muy emocionante porque ese paso está ocurriendo precisamente ahora, con montones de personas despertando como no ha ocurrido en ningún otro momento de la historia.

Este tipo de idea no es otra cosa que el pensamiento confuso y ligado al sueño. La iluminación no tiene nada que ver con puntos de inflexión históricos ni con multitudes despertando. No tiene nada que ver con la evolución. Tal como subraya Jed McKenna: «La iluminación es, si acaso, el descarrilamiento de la evolución». La evolución es un concepto totalmente dualístico. La concepción de que los individuos, o toda la raza humana, crecen y cambian y se desarrollan y se tornan mejores con el tiempo no es más que una descripción del dualismo y de cómo funciona el dualismo. La evolución se refiere al cambio que sufren los objetos relativos. La iluminación es todo lo contrario; se refiere a la realización de la Verdad, a la absoluta subjetividad que es inmutable.

El concepto mismo de evolución implica asumir la existencia de entidades individuales separadas, de un conjunto de especies, de una «carrera» entre tales entidades y de su pervivencia en algo denominado tiempo. Implica también todo un conjunto de juicios de valor acerca de la condición en la que ahora se encuentra la raza humana y hacia qué dirección debería encaminarse.

Esta forma de ver las cosas y la forma de verlas después de haber sucedido un verdadero despertar son mutuamente excluyentes. Cuando sucede el despertar, se ve que todo el contexto que incluye a los individuos, la raza, el tiempo y los juicios de valor no es más que una ilusión, un sueño. Despertar o iluminarse significa librarse del contexto dentro del cual tiene algún sentido hablar de evolución.

> Nada que implique una continuidad, una secuencia, un transcurrir de etapa en etapa puede ser Real. En la Realidad no hay progresividad. La Realidad es definitiva, perfecta, incomparable. No es resultado de un proceso; es una explosión.
>
> NISARGADATTA MAHARAJ

Alguien, quizá Robert Adams, sugirió en cierta ocasión que debería de convocarse una Gran Reunión de Seres Iluminados, y que cualquiera que apareciera por allí quedaría descalificado de inmediato [29]. (Irónicamente, en la actualidad se producen tal tipo de reuniones anualmente. La mayoría de los maestros más conocidos que han publicado libros y que viajan por el mundo impartiendo *satsang,* asisten a reuniones de ese tipo y hacen presentaciones. Recibo por correo panfletos que lo anuncian.)

Honestamente, acabo de recibir algo más en mi correo: el anuncio de la inminente publicación del nuevo libro de un popular maestro espiritual, cuyo texto promocional afirma que, en estos momentos clave de «la historia humana», las más profundas verdades a las que antaño solo podían acceder «los seres más especiales» están ahora a tu alcance, y concluye con la admonición de pedir no uno, sino *varios* ejemplares del libro, «¡para así avivar el interés de los medios informativos!».

Me parece alarmante, por decirlo suavemente, que la comunidad de buscadores espirituales considere, al parecer, aceptable este tipo de cosa, a pesar de que proviene de un destacado maestro y de una editorial dedicada exclusivamente a las publicaciones espirituales. Los anuncios que publicitan todoterrenos o vacaciones en el Caribe emplean los mismos ganchos emocionales, ¡pero al menos lo hacen con un poco más de integridad! Valiente sarta de tonterías engañosas, manipuladoras y explotadoras. Y quizá, a algún nivel, la idea que hay detrás de tamaña cosa es bienintencionada; a lo mejor se trata de alguien que realmente cree que es un ser despierto y que va a salvar al mundo despertando a más gente que nunca.

Hay que recordar la afirmación de Wilber de que el verdadero despertar es «extremadamente raro a lo largo de la historia

---

[29] Véase el prólogo de la editora Catherine Asche en la obra de Wayne Liquorman *Aceptación de Lo Que Es* [Editorial Gulaab, Madrid, 2005, página 5]. Por lo que sé, el origen de esta frase se encuentra en Robert Adams, *Silence of the Heart,* página 193.

y en cualquier lugar del mundo». Desde luego, no hay nada de malo en intentar ayudar a la gente; pero presta atención a lo siguiente: ir por ahí diciendo a los individuos que son tan especiales que se han ganado el gran premio y ahora ya pueden convertirse en un «ser iluminado» *(donde todavía hay involucrado un «ser», es decir, un «yo»),* definitivamente no les ayuda ni a ellos ni a nadie. Sí, ciertamente, hay sufrimiento; pero esa afirmación saca partido de este sufrimiento y, a la postre, lo multiplica en vez de resolverlo. Siempre se dirán este tipo de cosas, siempre sucederán estas actitudes. Pero al menos los maestros espirituales más prominentes deberían tener más lucidez.

Pero no la tienen. Son ciegos conduciendo a los ciegos, así que nadie conoce la diferencia. Por favor, queridos angelitos, este inmenso sufrimiento se perpetúa por el hecho de creerse toda esta basura. Escuchad. No hay seres despiertos. Jamás los ha habido. El despertar no les sucede a las personas como vosotros o a la gente como yo, porque el despertar no le sucede *a* nadie. No hay nadie en casa. No hay nadie aquí que haya de despertar. Al hecho de creer que eres alguien que está despierto, o que es posible que puedas llegar a despertar, o que tu maestro está despierto, o de que hay al menos un despierto en una cueva en algún lugar del Himalaya, se le llama estar profundamente dormido. Despertar significa salir del contexto dentro del cual tiene algún sentido el despertar.

27
Pensamiento confuso

*Tu visión se tornará clara
cuando mires en tu corazón.
Quien mira afuera, sueña.
Quien mira adentro, despierta.*

CARL JUNG

E ste asunto de los «ciegos conduciendo a los ciegos» sería gracioso si no fuera tan trágico; y sería trágico si no fuera tan tremendamente gracioso. Alguien va y dice que ha alcanzado la «iluminación total». (Por cierto, una expresión cómicamente redundante esa. ¿Qué otro tipo de iluminación hay? ¿A medias?) Y entonces, ¿cómo diablos puede el 99,9999999 por 100 (por así decir) de la población de personajes que vagan por este sueño evaluar tal aserto? ¿Cómo pueden estar seguros de ello? Pero, al parecer, esta pregunta no se le ocurre a nadie. Por lo visto, hay una notable cantidad de personas que están ávidamente dispuestas a creerse tal declaración.

Si solo un *jnani* puede reconocer a otro *jnani,* tal como han afirmado los maestros; si solo cuando ha sucedido la realización puede existir el reconocimiento de que ha sucedido la realización, entonces cualquiera puede hacer esa afirmación y quedarse tan tranquilo... en tanto sea capaz de evitar al 0,0000001 por 100 que conoce bien la cuestión... lo cual no tiene por qué resultarle muy difícil. Y cuando hay bastantes de ellos, todos los que han hecho esa declaración pueden autorizarse mutuamente y certificarse unos a otros; y entonces a los radicales que constituyen el diez millonésimo por ciento que posee verdaderamente la capacidad de ver Lo Que Es pasan a ser considerados raros y son marginados. De este modo se consigue un sistema dominante que es una completa farsa y que funciona sosteniéndose y perpetuándose a sí mismo, y que no se diferencia en nada de cualquier otra actividad del sueño y del cual difícilmente puede alguien decir que es una farsa. Por otra parte, al diezmillonésimo por ciento realmente despierto todo eso le trae sin cuidado: no es más que un ridículo sueño; así pues, ¿por qué interferir con algo que está funcionando perfectamente? Pero para los personajes identificados que recorren esforzadamente los caminos del sueño y que están atrapados en el sufrimiento de intentar hallar algún sentido en lo que sucede, es algo realmente muy trágico.

Y aquí viene la parte divertida. Imagina una convención donde se congregan quienes supuestamente son los mayores expertos en sexualidad humana. Uno tras otro, los doctores y especialistas en comportamiento humano y los psicólogos investigadores acceden al estrado para dar eruditas conferencias sobre el orgasmo. A medida que transcurre el congreso, puede evidenciarse que ninguno de esos expertos ha experimentado el orgasmo: lo suyo es totalmente intelectual. «Tras largos años de ardua investigación y múltiples austeridades, puedo ahora compartirles que finalmente he alcanzado el orgasmo total. Y puedo confirmarles lo que han dicho los textos tradicionales: que la esencia misma del orgasmo consiste en un rubor en el rostro y en un grito, tras lo cual te conviertes en una persona estupenda y todo el mundo piensa que eres maravilloso».

¿Qué? Pero..., espera un momento: tampoco nadie de la audiencia ha experimentado un orgasmo, así que ¿cómo puede saber nadie que lo que cuentan los conferenciantes no es más que humo? A fin de cuentas, a estos especialistas se los presenta como los «expertos», y otros «expertos» han certificado su capacidad, y lo que dicen suena realmente impresionante, así que... ¡deben de estar en lo cierto! De modo que todo el mundo hace preguntas y toma notas. Y luego todos se apuntan al seminario avanzado en el cual se les promete que también ellos (por unos pocos cientos de euros) pueden aprender las disciplinas necesarias para ruborizarse y gritar, momento a partir del cual ellos también entrarán en el rango de aquellos que tienen la certificación de haber alcanzado un orgasmo total y de ser unas personas maravillosas.

Entre los miles de personas que asisten al congreso hay dos personas sentadas al fondo de la sala que no tienen absolutamente ninguna cualificación erudita, aunque sí un tipo de saber diferente, y estas dos se miran la una a la otra, sonríen y se marchan.

Hay un montón de pensamiento confuso en relación con este negocio del despertar, y puede ser útil hacer una distinción. Muchos buscadores espirituales y muchos instructores espirituales afirman haber tenido una experiencia de despertar. Han tenido una profunda experiencia de Unidad o de significado (o quizá varias), a resultas de la cual todo, incluyendo ellos mismos, parece ser diferente y nuevo. Por un lado, quizá no haya mejor manera de expresar este hecho que diciendo que es como un despertar. Sea como fuere, nadie tiene los derechos exclusivos de esa analogía; significa lo que todo el mundo hace por las mañanas cuando despierta del sueño; así pues, ¿por qué no usar esa analogía para referirse a una experiencia renovadora?

Por otro lado, esta clase de despertar no tiene nada que ver con lo que nos hemos estado refiriendo aquí con el término «despertar». El hecho mismo al que se alude como «*un* despertar» o «una *serie* de experiencias de despertar...» no es más que un vislumbre, una experiencia más entre muchas otras. Los efectos de tales experiencias pueden ser breves o durar largo tiempo, a veces incluso años, antes de decaer. Y si eres afortunado, puede que tengas alguna otra a continuación. Tales experiencias son profundas, y hermosas, y conllevan cambios, y nada es ya nunca lo mismo. Son maravillosas; en verdad, son lo más profundo y significativo que un humano puede llegar a experimentar. Es lo que se llama una experiencia mística, y conlleva un conocimiento místico.

Pero todavía es una experiencia que sueña un personaje soñado. A lo que alude este tipo de despertar es a un personaje soñado que, dentro del sueño, tiene una experiencia de despertar en relación con su nivel previo de conciencia dentro del sueño. Pero cualquier cosa que le suceda a un personaje soñado sigue siendo parte del sueño, todavía es un evento soñado. Aún es parte de «todas las cosas», es decir, de todo aquello que no es. No es lo que aquí denominamos despertar, ni es el despertar del que han estado hablando los sabios. Este despertar del que han hablado los sabios no es parte de «todo»; es el final de todo. No es una experiencia ni es un conocimiento. No es *un* despertar, sino que es *Ello*. No es algo relativo, sino lo Absoluto. Es Todo Lo Que Es. Es un ver el sueño como tal, incluyendo al personaje soñado en el cual sucede el despertar, y entonces el sueño cesa; se ve que jamás existió.

El verdadero despertar es la total aniquilación del sentido de ser un yo separado. ¿Cómo puede ser una total aniquilación si esa sensación se renueva cada fin de semana o cada tres años? Eso suena como si todavía quedara algo por aniquilar. Una vez acaece la total aniquilación de todo sentido de ser un yo separado, ¿quién queda allí para ser *nuevamente* aniquilado? Resulta entonces obvio que de lo que están hablando estos instructores es imposible que sea lo mismo que eso de lo que se está hablando aquí y que es a lo que los maestros se refieren como «lo definitivo», como «lo último», como «la completitud». «Ido, completamente, más allá».

Podría decirse que este «final de todo» es el final de todo aquello que no es. Por eso, cuando sucede el despertar, se dice que no sucede nada. No da lugar a una gran experiencia en el sueño, ni se adquiere un gran conocimiento en el sueño; no hay ningún evento en absoluto, porque todos los eventos están únicamente en el sueño.

Quienes venden «la luz del despertar» te dirán que sucede algo maravilloso. Un verdadero maestro te dirá que no sucede nada en absoluto. Hay un salir del atrape de lo que sucede, hay un librarse de la idea de que hay alguien a quien le suceden las cosas. A esto es a lo que se refiere Wayne Liquorman cuando comenta que si quieres tener dramáticas experiencias profundas y maravillosas, lo que debes hacer es permanecer en el sueño; porque cuando sucede el despertar las cosas se vuelven muy ordinarias.

Algunos instructores, como por ejemplo Ramesh, eluden esta confusión a base de emplear muy poco, o nada, la terminología del despertar y refiriéndose en cambio a la conclusión de todo como «la Comprensión». Desde luego, eso presenta su propia serie de potenciales confusiones, ya que la gente cree que eso tiene algo que ver con comprender alguna cosa, lo cual no es así.

Y, por supuesto, toda esta confusión es, ella misma, simplemente parte del perfecto desarrollo de la totalidad en la Conciencia.

Gran parte de todo este malentendido parece dimanar de una inocente subestimación. Al leer los relatos originales de la total aniquilación del yo, la mayoría de los lectores considera, con toda lógica, que estas narraciones no tienen mucho sentido: después de todo, el «maestro iluminado» sigue existiendo y enseñando y, ciertamente, tiene todo el aspecto de ser un yo separado. El sentido crítico moderno tiende a considerar que tales descripciones no son más que fantasías hagiográficas o embellecimientos devocionales, o quizá un tanto alegóricos. A fin de cuentas, no hay nadie que conozca *ahora* a alguien que parezca reflejar estas descripciones. De ahí la subestimación: el despertar no puede ser *así* de raro, *así* de extraño.

En resumen, las descripciones del despertar que relatan los maestros no parecen corresponderse con nada de lo que se *considera* real y verdadero, o de lo que se *considera* valioso y útil en aras de hacer del mundo un lugar mejor y más iluminado. De modo que las descripciones acerca de en qué consiste el hecho de darse cuenta de que el sueño es un sueño se reinterpretan bajo la luz de... ¡lo que «sabemos» en el sueño! Desde luego, esa manera de pensar se aleja por completo del significado que se estaba tratando de transmitir, y es, en sí misma, solo más sueño.

En los círculos espirituales se concede gran valor al crecimiento personal, a la superación personal, a llegar a ser mejor persona, a ser más consciente, a enseñar a los demás a ser mejores, a hacer del mundo un lugar mejor y más iluminado. La esperanza en un mundo mejor y la creencia en una evolución espiritual ascendente que impulsa a toda la raza son ideas del mismo tipo que la creencia de que hay algo que anda mal en el mundo y por tanto hay que hacer algo al respecto. Parece que tales creencias estuvieran implantadas en el sistema humano, pero de hecho es el mecanismo por medio del cual opera la «hipnosis divina» y que mantiene a los personajes soñados motivados y ocupados dentro del sueño. Esta creencia es una ilusión y es la fuente del sufrimiento.

La Verdad es que en lo Absoluto, en Todo Lo Que Es, no hay evolución, no hay progreso, no hay un mejorar, no hay ningún devenir. Todo es como es. La idea de que el mundo tiene mal aspecto y de que nos hallamos en un momento histórico crucial y de que hay algo que hacer es tan vieja como la mente humana; es una creencia que siempre ha existido en cualquier momento de la «historia humana». La verdad es que todo está siempre en equilibrio perfecto; el mundo nunca mejora ni empeora, aunque así se lo parezca a los aparentes instrumentos individuales.

Los instructores que abundan en estos temas recurrentes del sueño para así suscitar las esperanzas y sueños del ego y popularizar su mensaje, no han visto más allá del sueño y están engañándose a sí mismos y a los demás.

Tanto la creencia en un proceso evolutivo como el sueño de superarse personalmente o la meta de mejorarse uno mismo y de mejorar a los demás y a la sociedad y hacer del mundo un lugar mejor, parecen todos ellos nobles creencias y metas, cualquiera que sea el punto de vista desde el cual se evalúen. Nuestras culturas atesoran tales ideales, y se considera que son precisamente esas altas metas las que impiden que los individuos y la raza humana sufran un descenso o una regresión al caos. Y, desde luego, es la propia «hipnosis divina» lo que permite tales creencias, ya que sin ellas el sueño no proseguiría.

Pero tal como observó el maestro Chogyam Trungpa Rinpoche:

> La iluminación es la gran y definitiva decepción, es la disolución de todas nuestras grandes esperanzas y fantasías egoicas.

Esto es auténtico ver y jamás se venderá en los encuentros de evangelización. Lo que se dice aquí no es un mensaje políticamente correcto, ni siquiera un mensaje espiritualmente correcto. No es un mensaje reconfortante y jamás llegará a ser popular en ninguna cultura. No es más que la verdad, tan cercanamente expresada como es posible hacerlo. Todo es como es.

El ego busca plenitud, y si se vende el despertar como algo que satisface esa necesidad, entonces lo que se está ofreciendo es una falacia. El verdadero despertar es despertar a la aniquilación, es la disolución *de eso que busca plenitud*.

La espiritualidad transformadora, es decir, la auténtica espiritualidad, es revolucionaria. No legitima el mundo, sino que lo quiebra; no consuela al mundo, sino que lo destruye. Y no provee al yo de complacencia, sino que lo deshace.

KEN WILBER

Y, por supuesto, tal como puede que hayas intuido llegado a este punto, la maravillosa y aguda belleza de esta aniquilación reside en que todo anhelo, toda hambre o sed que jamás haya podido sentir cualquier aparato mente/cuerpo, se resuelve y se disuelve, quedando perfectamente sanada y convertida por siempre en irrelevante. El ego busca plenitud, pero lo que se Comprende en esta aniquilación es tan inmenso que ninguna mente, ningún ego, ningún corazón puede abarcarlo. La raza humana no tiene ni idea de lo que es en verdad la plenitud.

Cinco

*La aceptación
es infinita
y comienza
aquí,
en tu propio
corazón.
Lo que sea que surge,
se acepta.*

28
La rendición revisitada

Sea lo que sea que suceda, sea lo que sea
lo que es, eso es lo que quiero.
Solo eso. Pero eso.
GALWAY KINNELL

Las cosas terrenas deben ser conocidas para ser amadas.
Las cosas divinas deben ser amadas para ser conocidas.
BLAISE PASCAL

D ejemos esto claro desde el principio; es una cuestión que antes o después suele aflorar: llegado a un cierto punto, las implicaciones de esta aniquilación, de esta total rendición del sentido del yo individual, comenzarán a calar en tu interior y empezarás a sospechar que lo que se está diciendo aquí no es compatible con la continuación de lo que te resulta familiar, con la vida tal como la conoces. Surgirá entonces la pregunta: ¿es realmente necesario morir completamente, rendirlo todo? ¿No hay alguna manera más moderada o un poco menos radical de llevar esto adelante, algún camino medio aún por descubrir que no requiera rechazar esta vida ni a mí mismo como individuo?

Y habrá muchos instructores, de hecho la mayoría, que te reconfortarán diciéndote que «Sí, por supuesto que lo hay. Toda esa charla acerca de la total aniquilación es solo metafórica. Uno halla la iluminación incluso prosiguiendo con la vida cotidiana... Es importante honrar lo que eres; negarte a ti mismo es..., bueno, es ser negativo». Otros instructores profundizarán todavía más en la cuestión y te dirán: «Lo importante no es la muerte ni la rendición, sino tu apego. Morirse está bien, y no morirse también lo está. ¿Son el morir y el no morir igual de buenos para ti?». Si puedes responder: «Claro que sí: rendirse o no rendirse, qué más da», te dirán que entonces ya no hace falta que te rindas.

Todo esto suena la mar de razonable desde el punto de vista del sueño. Pero desde la perspectiva de la Comprensión no son más que estupideces. Toda esta prédica parte de la idea de que hay alguien que puede morir o no morir, rendirse o no rendirse, continuar con su vida y seguir apegado o liberarse. Cuando hay Comprensión es evidente que no existe una entidad «tú» que pueda liberarse o no, rendirse y morir o no. Es precisamente esa idea de que existe tal entidad lo que es incompatible con la Comprensión. Este impulso encaminado a proteger el sentido de individualidad, esta aversión a la completa aniquilación, se encuentra profundamente arraigada en el yo ilusorio. Es el impulso del ego a su propia preservación. Jesús, cuando tuvo que afrontar su propia muerte y rendición, sudó sangre e imploró que le fuera ahorrado beber de esa copa. Pero reconoció que eso no era posible. «Hágase Tu voluntad, y no la mía» [30].

La Comprensión fundamental es que no existes como entidad o agente individual, sino solamente como un objeto en el sueño de la Conciencia. Todo este regateo en relación a la rendición y la muerte no es más que el intento por parte de ese agente ilusorio, de ese inexistente hacedor, de ese individuo ficticio, de seguir adelante con su mítica vida. Nisargadatta Maharaj asimilaba el yo individual al «hijo de una mujer estéril».

---

[30] Véase nota al pie número 10.

Es duro para cualquier individuo tomarse esto en serio y aceptar que su existencia no es más que un mito, un constructo mental. Pero sin esta total aceptación, sin esta completa rendición, la Comprensión, la iluminación, el despertar es, por definición, imposible.

El error fundamental reside en la ego-rebelión de eso que no es más que un mero objeto en la Conciencia, en la usurpación de la subjetividad, en la pretensión de instituirse a sí mismo como entidad separada; error que ha sido codificado en mitos tales como la historia judeocristiana de la «caída de la gracia», del «pecado original» de los primeros humanos. Es este erróneo concepto de ser un individuo separado y autodeterminado lo que, llevado al extremo, produce un comportamiento arrogante y destructivo hacia los demás, hacia el medio ambiente y hacia todo en general; pero incluso en su forma más benigna es causa de separación, ansiedad y sufrimiento.

La cuestión es si puede uno despertar y, a la vez, permanecer confortablemente dormido. A esto es a lo que aspira el sentido de ser un yo individual, el ego. Y hay una multitud de instructores dispuestos a satisfacerte y que quizá te aportarán una maravillosa experiencia estando en el sueño a la cual llamarán despertar; o sea, «luz del despertar». Pero escucha o lee a los auténticos maestros: el Buda, Ramana Maharshi, Nisargadatta Maharaj, Huang Po, Hui-Neng, Wei Wu Wei, o incluso Rumi o Teresa de Ávila, entre otros. Cuando hablan de la Comprensión, el despertar, la aceptación o la rendición emplean palabras tales como completa, final, definitiva, total o absoluta. El fundamento mismo de la Comprensión es que tú no eres. Esta verdad no puede aceptarse sin rendir al mismo tiempo todo vestigio de idea de que uno es. Totalmente.

Solo aquel que pierda su vida la hallará[31].

Desde aquí, eso resulta obvio. No hay razón o inclinación

---

[31] Véase nota al pie número 11.

alguna para diluir esta verdad o para hacerla más aceptable o más política o espiritualmente correcta con el fin de que haya más personajes soñados que puedan creer en ella mientras siguen durmiendo. ¿Por qué habría de haber tal inclinación? Lo Que Es, es. Si escuchas la verdad y te resulta inaceptable, eso es perfecto y maravilloso: es el perfecto despliegue del rol que le corresponde a ese personaje soñado. ¿Por qué habría de haber algún interés en cambiar eso? En cualquier caso, es ya de por sí un gran misterio que sea posible despertar del sueño, que pueda suceder esta completa rendición del yo en el caso de algún personaje soñado. ¿Por qué habría de haber alguna motivación para moderar la Enseñanza y hacerla más apetecible o más ampliamente aceptable? ¿Aceptable para quién? ¿Reconfortante para quién? Pensar que la Enseñanza debería acomodarse de esa guisa es una estupidez, es seguir tomándose en serio el sueño y los personajes soñados; eso es pensamiento confuso, es tomar la ilusión por verdad y la verdad por mera ilusión.

La Enseñanza contenida en la sabiduría perenne es, en esencia, lo que Ken Wilber denomina una «prescripción instrumental». Tal prescripción es una invitación. Despliega una determinada manera de pensar, quizá incluso un conjunto de prácticas, una especie de recetario que dice: «Si quieres saber tal cosa, entonces prueba tal y cual». Prueba a pensar de tal manera, intenta hacer esta investigación, prueba a abandonar esas ideas que tanto aprecias y comprueba lo que sucede.

Por supuesto, puede que ni aun así suceda nada; no hay ninguna garantía. Muchos de los que han probado tales ideas han fracasado por completo y han regresado a sus antiguos usos. Eso es inevitable. Pero si alguien tiene la inclinación de intentarlo, habrá de comenzar de algún modo.

Nadie en absoluto puede expresar directamente Lo Que Es o el aspecto que Ello tiene. Pero si prestas atención a la Enseñanza y la sigues, y por una inexplicable gracia ella cala en ti y se aposenta, es posible que suceda una experiencia o una comprensión directa de aquello hacia lo cual apunta la Enseñanza, de aquello a lo que alude la Enseñanza de manera indirecta.

Entonces tendrás la capacidad de rebatir, verificar, cuestionar o rechazar algunas de las diversas maneras en que es expresada la Enseñanza, si es que todavía hay en «ti» algún interés en hacer tal cosa. Pero hasta entonces, la idea de diluir la Enseñanza para hacerla más aceptable para los personajes del sueño, para hacerla más compatible con lo que los personajes soñados ya creen y tanto atesoran, no es más que una estúpida pérdida de tiempo.

Dentro del sueño, lo que dicta el sentido común es que debes entender algo antes de poder aceptarlo. Pero esto solo te conducirá a un entendimiento intelectual y a una aceptación intelectual, en el mejor de los casos. Los personajes soñados no pueden entender, evaluar o juzgar de algún modo que tenga sentido en qué consiste el despertar del sueño. Por su propia naturaleza, el despertar pone patas arriba el sueño entero. Nada se asimila a esa realidad. De modo que, por el contrario, la Comprensión debe primero aceptarse para poder llegar a entenderla. Es preciso despertar para tener alguna comprensión real del despertar o para poderlo evaluar.

Por eso se denomina rendición al despertar.

Y la rendición completa y total y la Comprensión completa y final son uno y lo mismo.

29
Demasiadas palabras

*Yo Soy
Luz en la Luz.
Si lo ves
sé precavido.
No digas a nadie lo que has visto.*
RUMI

Solo un koan importa: tú.
IKKYU

Es una vergüenza que hayan de pronunciarse tantas palabras. Hay volúmenes y volúmenes llenos de palabras que llevan escribiéndose desde un tiempo inmemorial. Y tanta verbosidad para, en definitiva, simplemente hablar en circunloquios acerca de Lo Que Es. Pero, por supuesto, así tiene que ser. «El Tao del que puede hablarse no es el Tao»[32], reza el famoso comienzo de Lao Tse; lo cual no le impidió escribir el *Tao Te Ching* entero. Seng-Ts'an fue más sucinto, allá por el siglo XVII, con su *Hsin-Hsin-Ming*. Todo está allí, toda la cosa, en apenas ocho breves páginas. El *Sutra del corazón* lo reduce todo a dos

---

[32] Véase nota al pie número 8.

páginas, aunque posteriormente se escribieron incontables tratados en torno suyo. Ramana Maharshi y Nisargadatta Maharaj no escribieron gran cosa, de modo que otros escribieron cuanto ellos dijeron, lo cual asciende a volúmenes enteros. Wei Wu Wei, el excéntrico irlandés, aportó una buena cantidad de sensatez y sacó ¿cuántos libros?, ¿seis, ocho? Y Ramesh, ¿cuántos? ¿Unos veinte hasta ahora?, y aún sigue escribiendo.

Pero ya ves, es necesario. Lo Que Es no puede expresarse directamente, así que hay que hablar acerca de ello. Existe, pero no puede ser expresado. Tal como se lamentaba Wei Wu Wei, incluso el mejor escrito es como tirar piedras a la Luna: no hay modo de acertar. Lo que no es del sueño, no es del sueño y no puede ser expresado en términos del sueño, y sin embargo lo único que tenemos son términos del sueño. En el lenguaje de la bidimensional Planilandia, donde solo hay longitud y anchura, no hay palabra alguna para designar la altura o la profundidad. Y sin las palabras, no existen los pensamientos correspondientes; y sin pensamientos, no hay experiencias..., porque en tal caso «no existe» una cosa así. La cosa está siempre aquí, justo frente a todo el mundo, pero nadie la ve. Así que, ¿cómo puedes enseñársela? Si pudieran verla con solo mirarla, ya la habrían visto.

Se suele comenzar así, señalando lo que se ve y diciendo: «Mira aquí, ¿lo ves?». Pero la gente se te queda mirando perpleja. De modo que comienzan a surgir palabras. Parábolas. Historietas graciosas. Alusiones indirectas. Frases e ideas que se comienzan pero que se dejan inconclusas, permitiendo que el oyente prosiga el hilo. Si concluyes la frase, el interlocutor la escuchará terminar y se acabó. Pero si la dejas inacabada, al menos se queda con la sensación de que hay algo ahí inacabado, lo cual puede llevarle más allá. Puede. O puede que no. No importa.

Al final, lo único que subsiste es el nihilismo aparentemente monstruoso de U. G. Krihsnamurti: No hay nada aquí para ti. No tengo nada que decirte. No tienes un verdadero yo, y el falso ego que crees ser es completamente insignificante. Lárgate. Sigue durmiendo mientras sueñas tu feliz vida soñada. De cualquier modo, ¿por qué habrías de querer esto? Nadie escoge la autoaniquilación, jamás. Los únicos que llegan hasta aquí lo hacen a rastras y pataleando y chillando. O llegan engañados siguiendo un cebo hasta la jungla, donde se los abre en canal y se los destripa hasta dejarlos vacíos. O son abordados en la parada del autobús; son volados en pedazos, se les cortan sus amarras y son abandonados a la deriva. Si llegas así, arrastrado o engañado, estupendo. No tiene nada que ver conmigo, ni contigo tampoco.

Mientras tanto, surgen de todos modos todas estas palabras y todos estos libros. Tampoco ellos tienen nada que ver conmigo o contigo. Las palabras no pueden no ser dichas, los libros no pueden no ser escritos, y tampoco puede no haber escucha y lectura. En todo este inmenso diseño global de galaxias giratorias, planetas nacientes, civilizaciones agonizantes y palabras que brotan a borbotones, no hay nada inútil o fuera de lugar. Así que este escrito sucede, o esta charla, y acaecen los denominados resultados por los cuales el escrito o la charla llegaron a ser. Pero en el despliegue de la infinita expresión de Lo Que Es, ¿quién conoce los resultados, quién podría juzgarlos? ¿Puede la mota de polvo en el remoto brazo de una galaxia giratoria saber la razón de ese giro?

Sí, quizá haya alguien en algún lugar que pueda beneficiarse en su momento de estas palabras; puede que a su debido tiempo, próximo o lejano, tal vez sea esto lo que alguien necesita, y puede que cuando lo lea o lo escuche, aunque no despierte, acaso suceda una profundización o, al menos, una reflexión. Tal vez. O quizá el único resultado sea simplemente que sucede esto que está sucediendo, que *esto* es experimentado aquí y ahora, sea lo que sea esto: esta conversación, esta lectura, este sentimiento, este matiz en la Conciencia que jamás ha sido experimentado con anterioridad precisamente de esta forma o precisamente con esta combinación. Y que esto sea razón suficiente.

30
Para

Todo el mundo comprende que una simple gota
se funde con el océano.
Pero solo uno entre un millón comprende que el océano
se funde con una simple gota.
RUMI

Es esencial quedarse sentado en silencio.
No pierdas el tiempo no haciéndolo.
H. W. L. POONJA

I

Para. Por favor, para.
Para de hablar, para de objetar. Deja que haya silencio, aunque solo sea por un momento.
Date cuenta de que tú no puedes hacerlo, de que no puedes lograr que eso ocurra. Date cuenta de que las objeciones y los juicios y las resistencias seguirán brotando en tanto que sigan brotando.
Déjalo estar. Deja ser al silencio, a la quietud.
Date cuenta de que casi cada pensamiento que tienes es un pensamiento «yo» o un pensamiento «mí». Casi todos tus pensamientos tienen que ver con «yo» o se refieren a «mí» o a lo

«mío». «Lo que *yo* siento..., lo que *me* parece..., lo que es para *mí*..., según *mi* experiencia..., de donde *yo* vengo...», y así sucesivamente. Y aun en las ocasiones en que no empleas tales palabras, pensar sigue siendo importante para *ti*, porque *tú* piensas que es *tu* pensamiento. *Tu* opinión. Lo que *tú* sientes sobre *ti* mismo o sobre *tu* «realidad». Abandónalo ya.

No busques la verdad; simplemente, deja de atesorar opiniones... Si quieres conocer la verdad, entonces no sostengas opiniones ni a favor ni en contra de nada. Establecer lo que te gusta frente a lo que no te gusta es la enfermedad de la mente.

SENG-TS'AN

Cuando se te da la inefable gracia, el increíble e inmerecido don de ver, de percibir que lo que piensas es solo una opinión, o que pensar es algo mediante lo cual te identificas a ti mismo; cuando tienes ese don de ser capaz de escucharte, entonces para. Honra ese don parándote. Y suéltala. La opinión. Suéltala. El pedacito de identidad contenido en cada afirmación acerca de ti mismo, cada pregunta que proviene de ti, cada comentario que te concierne; suéltalos. Deja que te detenga la gracia que en un momento dado te permite pillarte teniendo una opinión y hablando como un «yo»; deja que esa gracia te pare.

¿Quieres saber cómo vivir la vida? Aquiétate. Aquietarse significa no pensar. ¿Lo ves? ¡Es muy simple!

RAMESH

«Aquietarse» no significa dejar de mover el cuerpo. «Aquietarse» no significa tratar de impedir que aparezcan pensamientos o sentimientos. Siempre seguirán apareciendo pensamientos y sentimientos. «Aquietarse» significa soltar el nivel secundario del pensamiento: las opiniones, los juicios, los comentarios. Eso es lo que significa pararse.

Ningún pensamiento que hayas tenido jamás es verdad. Ninguna opinión que hayas mantenido nunca es correcta. Suéltalos. Ninguna idea que tengas o hayas tenido acerca de ti, o acerca de quién o qué eres, se ha correspondido jamás con la realidad. Y jamás lo hará. Suéltalas todas.

Comparar, tamizar, aprender, batallar, imaginar, sentir, pensar..., todo eso es como tratar de asir una sombra o perseguir el viento. En cambio, está el impresionante y desbordante don de parar, de permitir el desprendimiento.

> Debes tener la clara comprensión de que todo es solamente una manifestación de la mente. Todo, *cualquier cosa* de este mundo, no es más que una compleja manifestación de la propia actividad mental.
>
> *Lankavatara Sutra*

Deja que todo eso pare. Permite que se desprenda. Deja de tomártelo en serio. Deja por completo de sostenerlo. Déjalo estar. Aquiétate. Simplemente, para. Deja que la gracia te pare.

II

Para toda acción hay una reacción igual y opuesta. Para toda fuerza aplicada hay una fuerza contraria de igual magnitud. El «mundo», el universo, *maya* solo existe en virtud de la resistencia que se le opone: si empujas contra ello, ello empuja de vuelta.

La única vía a la libertad es la rendición. Dejas de empujar, de autoafirmarte, y la ilusión deja de empujar de vuelta, deja de autoafirmarse. Deja tú de empujar, de poner energía en el sistema, y no habrá energía en el sistema para empujar de vuelta. Deja de contar la historia, y sin la constante aportación de energía la historia se desvanece. Esto, supongo, es la ley del *karma*. La única manera de ir más allá del karma es parar; parar de crearlo.

Ese es el propósito de la autoindagación. ¿Quién es el que realiza todas estas acciones, todo este empujar? Has sido convencido por el ego, por el sentido de ser un yo separado, de que la única manera de sobrevivir es empujar, actuar, hacer que las cosas sucedan. Porque entonces la ilusión empuja de vuelta y parece real; y esa es la única manera en que el ilusorio sentido de yo puede subsistir, pues su subsistencia depende de la apariencia de separación.

La autoindagación trae este hecho a la consciencia. ¿Quién es el que está haciendo todo esto? ¿Quién es el que piensa: «Tengo que hacer algo»? ¿Quién es ese que está pensando esto? Cuando tiene lugar esta indagación se detiene parte del empujar y, por tanto, también lo hace parte del empuje de vuelta, y las cosas se aquietan un poco. En la medida en que estás enfrascado con el empujar, con el hacer que las cosas sucedan, apareces como el hacedor de las cosas. Así que el yo individual se convence de que si no fuera porque él hace, no se haría nada y él sería incapaz de sobrevivir. Lo cual es cierto. Él no sobreviviría. Pero Tú sí.

Si te paras, sucede algo asombroso. El individuo deja de estar involucrado, deja de actuar; y para el mayor de los asombros, todo sigue sucediendo. Sin que «tú» lo hagas. Porque, ¡oh, sorpresa!, «tú» jamás hiciste nada.

Inténtalo como si fuera un experimento, si puedes. El sentido de ser un yo separado entrará en pánico a medida que te acerques al punto en que dejas de hacer nada; de hecho, posiblemente te impedirá que pares. Pero si sucede la gracia de que efectivamente te paras y aparece la experiencia de comprobar que todo sigue sucediendo, ya nunca volverás a creer que alguna vez hubo alguien haciendo algo.

31
Que explote tu cerebro

Tomas tus imaginaciones por hechos
y mis hechos por imaginación...
NISARGADATTA MAHARAJ

¡Oh, válgame Dios! ¡Cuán diferente cosa
es oír estas palabras y creerlas,
a entender por esta manera
cuán verdaderas son!
SANTA TERESA DE ÁVILA[33]

Al final, cualquiera que intenta escribir o charlar acerca de esto con la idea o la pretensión de comunicar algo se descubre embarcado en una tarea fútil y sin sentido. Existe un problema fundamental. Y ahora no me refiero solamente a que es inexpresable aquello que está más allá de la experiencia o del conocimiento humano o de las categorías humanas, lo cual es también verdad. Hay otro problema fundamental, el cual reside en el otro extremo de la comunicación, en el extremo receptor.

Los seres humanos aprenden por asociación. La mente humana, debido al modo en que está construida, a su tipo de pro-

---
[33] Sta. Teresa de Ávila, *Las moradas*, Moradas séptimas, capítulo 1:11. (N. del T.)

gramación, ha de tener siempre algo a lo que referirse. Si aparece algo nuevo, la mente buscará en sus bases de datos algo que sea similar, aunque solo lo sea de manera aproximada, con el fin de establecer una comparación. Si descubre en su conocimiento previo algo que guarda alguna similitud con lo nuevo o que se le parezca de algún modo, dirá: «De acuerdo, esta cosa nueva es como esa cosa vieja, aunque se diferencia en tales y cuales aspectos». La cosa nueva puede entonces ser apercibida, asimilada, categorizada, aprendida. A este proceso los profesionales de la educación lo denominan «desarrollo esquemático».

Pero si la mente no puede encontrar en sus bancos de memoria nada que de un modo u otro se corresponda con cualquier aspecto de la cosa nueva, entonces esta cosa no tendrá ningún significado para la mente y no será aprendida o asimilada. La mente no sabrá qué hacer con ella. De hecho, los científicos que estudian estas cuestiones nos cuentan, por ejemplo, que nuestros ojos suelen ver a nivel físico más cosas diariamente, en cada momento, de lo que nuestros cerebros creen ver. El sistema nervioso filtra la mayor parte de lo que vemos físicamente, ya que hay muchas cosas que no nos resultan familiares y, por tanto, el cerebro las elimina porque considera que no son importantes.

Esto no es algo por lo que hayamos de culparnos, ni que podamos resolver o corregir, ni que podamos aprender a hacer de otro modo asistiendo a un seminario. Se trata, simplemente, de que esta es la manera de funcionar del organismo. Este mecanismo de filtrado ocurre al nivel del sistema nervioso autónomo, es decir, tiene lugar antes de que lo que tú consideras tu yo consciente, o tus pensamientos, o tu voluntad, o tu intención, pueda tener la menor idea de lo que sucede. Todos hemos experimentado el fenómeno de aprender algo nuevo y verlo a continuación en todas partes, mientras que hasta entonces nos había pasado desapercibido. Esa cosa siempre había estado allí por doquier, y seguramente nuestros ojos físicos la habían «visto», pero no fue vista de veras hasta que el cerebro la reconoció como algo relacionado con algo.

Dado este mecanismo, es asombroso que aprendamos algo en absoluto. Debido a él, el aprendizaje ocurre solamente a través de lo que resulta familiar, de lo que es ya conocido, de suerte que solo incrementamos nuestro conocimiento en la dirección del conocimiento preexistente. Wei Wu Wei lo describe muy bien al comienzo de su obra *Ask the awakened:*

> Quizá la limitación más severa reside en que comenzamos la andadura con mal pie. A la postre eso tiende a resultar fatídico, y me temo que generalmente lo acaba siendo. Y es que partimos de un condicionamiento básico, probablemente en forma de algún tipo de religión cristiana de cuya enseñanza original queda actualmente muy poco excepto su contenido ético, o de una de las modernas psicologías, ya sea la de Freud, la de Adler o la de Jung, o de alguna disciplina científica, todo lo cual es fundamentalmente e implacablemente dualista. Entonces se manifiesta el impulso de saber y comenzamos a leer.
>
> Cada vez que nos encontramos en nuestra lectura con una afirmación o con un sentimiento que encaja con nuestras nociones condicionadas, lo adoptamos, quizá incluso con entusiasmo; a la vez, pasamos por alto las afirmaciones y sentimientos que no nos gustan o que no comprendemos, como si no existieran. Y cada vez que releemos los Maestros o los *sutras* vamos apropiándonos de más pedacitos escogidos, con los cuales vamos edificando nuestro rompecabezas interno hasta que con todos esos retales elaboramos finalmente una especie de collage personal que no se corresponde con nada que importe lo más mínimo. Ni en un millón de *kalpas* podría tal proceso producir la comprensión esencial que el impulso al saber nos obliga a perseguir.
>
> Es preciso hacer exactamente lo opuesto a todo eso.

Lo «opuesto a todo eso» que es preciso efectuar para alcanzar la Comprensión de Lo Que Es, es lo que en el zen se conoce como «mente de principiante», un estado de conciencia abierta que Stephen Levine llama estado de «no saber». Los maestros espirituales suelen emplear la inocente imagen de un niño pequeño cuando tratan de expresar la vacuidad y la apertura que se precisa para poder escuchar de veras la Verdad.

Pero ¿quién puede acercarse de este modo a la enseñanza? Uno escucha las palabras del sabio e inmediatamente la mente asocia tales palabras con las definiciones familiares que conoce, y entonces cree que entiende lo que se ha dicho. Este es el motivo por el que los maestros emplean tantos trucos, *koanes*, frases sin sentido, historias que no conducen a ninguna parte, afirmaciones que se contradicen unas a otras. A este proceso de enseñar mediante tales técnicas Carlos Castaneda lo describía como el intento del maestro de «parar el mundo» del estudiante. Gangaji simplemente invita a los estudiantes a «¡parar!». Pero ¿quién puede pararse de esta manera? «Vaya, eso de pararse está genial —piensa el buscador—, eso sí que me ha resonado. Todos deberíamos ¡parar!». La idea o la expresión de que uno debería «¡parar!» se añade sin más al collage personal, y prosigue así la construcción de ese disparatado rompecabezas que no se corresponde con nada. El buscador considera que su collage es resultado de toda una vida de conocimientos adquiridos esforzadamente, e incluso lo llama sabiduría, pero los maestros y los sabios lo llaman inequívocamente ignorancia.

He visto este proceso en acción. Cuando fui a ver a Ramesh por primera vez, hallé que decía continuamente a quienes acudían a él que la vía hacia la Comprensión consistía en darse cuenta de que no hay nada que uno pueda hacer. Tú no eres el hacedor de nada; los eventos suceden a través tuyo, sin más. En eso consistía el fundamento de su enseñanza, y lo repetía *ad nauseam*. Yo veía que la gente lo escribía en un cuaderno y tomaba notas. A continuación, alguien levantaba la mano: «Entonces, dado que esto es así, y comprendo perfectamente lo que está usted diciendo, ¿qué *hago* ahora con mi vida? Cuando me vaya de aquí, ¿qué debo *hacer*?».

Ramesh mostraba una paciencia infinita ante el oyente, mientras que a mí me entraban ganas de darle una sacudida: ¿Acaso no has escuchado lo que ha dicho el buen hombre? ¡Te acaban de dar el secreto de la vida, el universo y todo lo demás![34]. ¡Para! ¡Despierta! ¡Escucha estas palabras y permite que explote tu cerebro!

El problema con los estudiantes en estos días es que solo se fijan en las palabras y edifican su comprensión sobre esa base. Copian las afirmaciones de algunos ancianos de escaso mérito en un gran cuaderno y lo envuelven bajo tres o cinco capas de envoltorio impidiendo que nadie lo vea, y lo llaman «el saber oscuro» y lo custodian como si fuera precioso. ¡Qué error! Estúpidos ciegos, ¿qué clase de jugo esperan extraer de huesos tan rancios y secos?

¡Estas palabras fueron pronunciadas por el maestro *ch'an* Lin-Chi en el siglo XVII! ¿Qué ha cambiado desde entonces?

---

[34] Se trata, por supuesto, de una referencia a la serie *Guía del autoestopista galáctico*, escrita por Douglas Adams [Editorial Anagrama, Barcelona, 2007], y concretamente al título del tercer volumen de la serie *La vida, el universo y todo lo demás*. Lo siento, pero no pude resistirme. Y ya que estamos, permíteme que cite los principios que Adams despliega en el quinto volumen de la serie, *Informe sobre la Tierra: fundamentalmente inofensiva:*
- Todo lo que sucede, sucede.
- Todo lo que, al suceder, causa que suceda alguna otra cosa, causa que suceda alguna otra cosa.
- Todo lo que, al suceder, causa nuevamente su propio suceder, sucede nuevamente.
- Aunque ello no sucede necesariamente en orden cronológico.

Apreciando la importancia de la última línea, ¿es posible hallar en esto algo que sea inconsistente con la profunda enseñanza de la sabiduría perenne?

A veces, algunos escuchan cuidadosamente expresiones de la Comprensión, tales como «No hay ningún hacedor de nada», «No hay individuos», «Todo lo que hay es Conciencia» o «Tú eres Eso»; y entonces dicen: «Todo esto suena un poco teórico. ¿Cómo lo integro en mi vida cotidiana?». Esa pregunta es una buena manera de concluir con la conversación, porque la respuesta es «No puedes». De hecho, esa pregunta es del mismo orden que la de «¿Estás despierto?», la cual, desde el punto de vista del buscador, es sincera y aspira a obtener una respuesta decente, aunque desde la perspectiva de la Comprensión no tiene ningún sentido ya que la premisa correcta es totalmente la inversa. Es un poco como el turista que estaba a mi lado cuando contemplábamos por primera vez el *Palacio del risco*, un milenario poblado de adobe construido en la ladera de un acantilado junto al desierto del Colorado.

«¡Caray —exclamó mi vecino—, parece una película de cine!».

No pude evitar replicarle: «Pues ya ve; la verdad es que en todo caso sería la película lo que quizá podría parecerse un poco a esto, si fuera lo bastante buena, claro está».

Uno se tropieza con este tipo de cosas todo el tiempo. Sentado en un porche un anochecer de verano escuchando el zumbido de los insectos, alguien va y dice: «Ese grillo suena como un teléfono móvil». Cierto, todo es un sueño, todo es ilusión; pero incluso dentro del sueño el grillo es un grillo y estaba ahí antes de que existieran los móviles, y es el teléfono lo que llegó después y fue programado para imitar (pobremente) el chirrido del grillo. Es esta perspectiva, es esta mentalidad lo que ofusca la clara comprensión. Como primer paso, al menos ten claro qué es lo real y qué es una ilusión, un constructo, una copia de lo real.

Preguntar cómo se puede integrar la Comprensión en la vida cotidiana es como inquirir de qué modo se puede incorporar la libertad total a la cautividad. No hay modo. En todo caso sería al revés: es tu «vida» —o lo que queda de ella después del despertar— lo que puede ser incorporado a la libertad total de la Verdad. Pero lo cierto es que no queda nada allí que incorporar. En palabras de Jed McKenna:

> Se habla de reconciliar el estado onírico con la realidad como si aquel hubiera de adicionarse a esta. Todo el mundo parece quedarse enganchado ahí, pero eso no es posible. La Verdad y la no-verdad son irreconciliables. La Verdad es, y la no-verdad no es... No podemos insistir en alcanzar una verdad que tenga sentido a la luz de lo que sabemos, ya que no sabemos nada.

Adyashanti dice simplemente:

> No hay tal cosa como integrar la verdad en la ilusión.

Si insistes en tratar de encajar la Enseñanza en el rompecabezas de retales que vas construyendo a lo largo de tu vida de aprendizaje y conocimiento, la reducirás a un retal más de ignorancia. Por favor, no lo hagas. No trates de integrarla. No tomes notas y vuelvas luego atrás para releerlas y compararlas con algo que leíste en alguna otra parte. Esto no funciona así. De la única manera en que esto funciona es si dejas de tomar notas y comienzas a tomártelo personalmente, por así decir. Tómatelo de modo muy íntimo. Deja que te pare.

No trates de encajar la Enseñanza en toda una vida dedicada a atrapar y reunir fragmentos. No intentes compararla y clasificarla para ver si encaja con cualquier otro material que hayas aprendido, con cualesquiera otras cosas que hayas oído a través de otras personas. Especialmente si eres un buscador y has estado en esto durante algún tiempo, tu cabeza estará probablemente llena de ideas ajenas acerca de lo que es la Verdad o el despertar o la comprensión, asimiladas a medias en tu rompecabezas de retales. No preguntes «¿Cómo encaja esto en lo que he acumulado hasta ahora?». No lo hace. Esto no va de eso. Si vas a hacer preguntas, entonces haz las preguntas difíciles, las preguntas que te sacan de lo que has conocido, las preguntas que pueden acabar con tu vida. De eso es de lo que va esto.

La mayoría de las personas con las que me cruzo que están «en» el advaita son gente inteligente. Tienen facilidad para aprender, y tras leer algunos libros y asistir a unos cuantos *satsangs* pueden descifrar qué palabras e ideas son aceptables como conceptos advaita. Si les preguntas algo, no te responden de inmediato; casi se alcanza a ver cómo se les mueven los engranajes mientras ponderan y rechazan una respuesta tras otra por inapropiada, temiendo ser etiquetados de ignorantes. Han estado con la suficiente cantidad de instructores como para esforzarse por hallar la respuesta «correcta» y evitar que los tumben. Y difícilmente podría echárseles la culpa por ello. Hay un montón de instructores por ahí cuya única función parece ser la de tumbar a cualquiera que no dé las respuestas correctas.

¿De qué le sirve eso a nadie? ¿Es necesario señalar que lo Real no tiene nada que ver con dar las respuestas «correctas»? Di tu verdad. No hay nada que sea aceptable, no hay nada que sea apropiado; solo hay lo que es. No tiene ningún sentido hablar dando rodeos, tratando esforzada y torpemente de evitar el empleo de pronombres personales, cuando está claro que tu experiencia sencilla y cotidiana es que vives tu vida como individuo. ¡Es tan evidente! Esta no es un área en la que puedas poner en práctica el «fíngelo hasta conseguirlo».

Una persona le dice a otra: «Me alegro de que hayas venido», y la otra responde: «¿Quién, quién es el que está alegre?». Y es que parece que la policía de la ortodoxia advaita nunca descansa. Un maestro *ch'an* de los de antaño le daría un coscorrón con un palo. ¿Qué quién está alegre, preguntas? Esa persona está alegre, so memo; y es lo bastante honesta como para decírtelo.

Descripciones, no prescripciones. Cuando no hay sentido de yo separado, las palabras que se refieren a esa cosa mitológica llamada «yo» resultarán superfluas y, de modo natural, se emplearán mucho menos; no porque se eviten, sino porque no expresan lo que es. Y cuando se empleen, ello se deberá a que el lenguaje está estructurado de esa manera y a que esa es generalmente la forma más conveniente de hablar con el fin de ser comprendido. No habrá un rebuscar las palabras o acciones o respuestas que supuestamente son más apropiadas, sino que más bien se producirá la simple y espontánea expresión de lo que es aquí y ahora.

Di tu verdad. De eso es de lo que va esto. ¿Cómo podría ir de decir lo correcto, de encajar, de emplear el lenguaje adecuado? Para. Vuelve atrás. La autoindagación va de ir profundamente adentro para ver cuál es tu verdad. No importa lo que hayas oído o lo que algún otro haya dicho. Esto no tiene que ver con aprender qué es lo correcto según un cierto instructor. Un maestro auténtico te devolverá reflejados tales intentos, cualesquiera que ellos sean: ¿Cuál es tu verdad? Pregúntatelo en tu interior, hállalo por ti mismo. ¿Quién eres tú? ¿Quién es ese Yo del cual brotan todas estas cosas? Nadie puede enseñártelo. Tampoco te lo revelará ninguna cantidad de suposiciones acerca de la respuesta correcta, por innumerables que sean y por mucho que lo intentes. Descúbrelo por ti mismo siendo incesante e implacablemente honesto, auténtico, veraz.

32
Comportamiento ejemplar

Las proyecciones de los demás no me pertenecen.
Yo nunca he sido un maestro;
solo un amante al que se le ha concedido un vislumbre
del Amado.

LLEWELLYN VAUGHAN-LEE

Se dice que el general británico Wellington comentó que un hombre puede ser un héroe para todo el mundo excepto para su ayuda de cámara. Esta observación se asimila a lo que dijo Jesucristo acerca de que nadie es profeta en su tierra. El Despertar, o la Comprensión, en ningún caso convierte en un ser humano perfecto o en un santo al organismo cuerpo/mente en el que ha sucedido; y aquellos que creen conocer más íntimamente a la persona en cuestión serán probablemente los más capaces de ver sus imperfecciones cotidianas y los más incapaces de ver más allá de ellas.

Creer que el despertar da lugar a un ser perfecto es un craso error, aunque muy común. Por lo visto la gente piensa, para empezar, que necesita maestros espirituales despiertos, y para continuar cree que necesita que esos maestros espirituales despiertos sean la encarnación de un cierto conjunto de virtudes (generalmente tradicionales). Y dado que la mayoría de las ideas tradicionales acerca de la espiritualidad están totalmente divorciadas de lo físico, lo emocional, los impulsos y los sentimientos, la gente necesita que sus maestros espirituales estén igualmente divorciados de tales cosas, especialmente de lo que se juzga como el lado «negativo» u «oscuro» de esas cosas.

Todo esto son tonterías. Para empezar, no existe una entidad tal que sea un maestro espiritual despierto. En la manifestación de la Conciencia hay, entre otras cosas, esos organismos cuerpo/mente comúnmente llamados seres humanos. En concordancia con su naturaleza, de vez en cuando surgen en tales organismos impulsos, pensamientos, sentimientos y necesidades físicas o emocionales. En la Comprensión no hay enjuiciamiento de ninguna de estas tendencias como negativas o positivas, luminosas u oscuras, deseables o indeseables, apropiadas o no. Simplemente son, y surgen simplemente como parte del funcionamiento puramente impersonal de los organismos en el seno de la Conciencia. Desde la perspectiva de la Comprensión, una vez desaparecida la identificación y el sentimiento de ser este particular organismo cuerpo/mente, deja de ser relevante qué sentimiento o necesidad o pensamiento o emoción en particular surge en un organismo cuerpo/mente en particular, incluso cuando se trata del organismo cuerpo/mente en el cual ha sucedido la Comprensión. Estas cosas surgen como parte del funcionamiento de los organismos. Así pues, ¿qué más da?

Mientras que alguien en el cual el despertar no ha sucedido puede estar preocupado con el hecho de si está o no está actuando o emocionándose o pensando o comportándose de una manera «apropiada» o «iluminada», nada de esto inquieta en absoluto al organismo cuerpo/mente en el cual ha sucedido la Comprensión. Esa pauta de inquietud aparece únicamente cuando existe identificación como un particular cuerpo/mente. ¿Por qué tendría que haber alguna preocupación o interés aquí respecto a si la cosa david se entristece o se enfada, o si en ocasiones se siente confusa o actúa desconsideradamente? Puede que estas cosas parezcan indeseables, pero ¿indeseables para quién?; ¿y desde qué perspectiva? Surgen como parte del funcionamiento de todos los organismos cuerpo/mente en la Conciencia, en concordancia con su programación y su condicionamiento.

Cuando sucede la iluminación, el organismo no deviene perfecto, deviene completo; y la completitud incluye los opuestos. La locura básica y primigenia es buscar la perfección, y el *jnani* lo sabe. En esto radica el fundamento de la comprensión. Lo que sea que sucede, es parte del funcionamiento de la Totalidad.

RAMESH

En este caso, aquellos que tienen inclinación a censurar y enjuiciar hallarán muchas posibilidades para ello en el condicionamiento y la programación del organismo cuerpo/mente que es david. Irritable, impaciente, con tendencia a agobiarse con facilidad y, en general, dotado de escasa capacidad social, lo cual puede parecer arrogancia o desdén; aquellos comportamientos cuyos orígenes no se comprenden tienen gran tendencia a ser etiquetados.

Y para desmayo de algunas de las personas más íntimas o que han estado más próximas a la cosa david, la Comprensión misma no produjo instantáneamente un ser humano perfecto, ¡un santo! El personaje soñado sigue siendo en gran medida el personaje soñado que solía ser, poseyendo en esencia el mismo condicionamiento y programación que tenía anteriormente. Resulta evidente que este organismo no fue diseñado para desempeñar nunca el papel de santo o de amado maestro; hay poco aquí que inspire devoción. Se trata más bien de la voz que clama en el desierto[35], del iconoclasta, del que lleva la contraria.

Por supuesto, contemplada desde el punto de vista del organismo cuerpo/mente en el que sucede, la Comprensión mis-

---

[35] De las escrituras hebreas, *Isaías,* 40:3.

ma constituye, aparte de todo lo demás, una dosis masiva de nuevo condicionamiento. Y debido a ello hay cambios patentes. La extrema sensibilidad que hay aquí, en este cuerpo/mente, es simplemente observada junto con el resto de las características de este organismo, y no se la juzga ni de un modo ni de otro. Aparece asombrosamente cierta compasión donde antes había poca. Y debo añadir que suceden de continuo lo que solo cabe calificar de pequeños milagros, considerando el rudo personaje en el que están ocurriendo: múltiples capas de viejas pautas de comportamiento y de pensamiento cesan sin más o se desvanecen sin esfuerzo y sin necesidad de prestar atención.

La perspectiva, la percepción desde «adentro», resulta transformada por completo; sé que no soy david, que david nunca existió excepto como un instrumento vacío y solo aparentemente existente a cuyo través fluye la Presencia. No hay ya sensación alguna de ser un yo individual; solo el profundo y constante Brillo más allá de la luz, la continua y profunda Paz más allá de la paz, y una constante y enaltecedora gratitud por todo y en todo. Desde «adentro», toda característica «indeseable» es contemplada con indiferencia, quizá incluso con divertimento: ¿indeseable según quién?

Pregunta: «Se dice que una persona realizada manifestará cotidianamente un comportamiento ejemplar».

Respuesta de Maharaj: «¿Por qué? Y ejemplar, ¿según qué referencias?».

De modo que no hay ningún motivo particular para «tratar» de «cambiarme» a «mí mismo» (pues ninguno de estos conceptos tiene realidad alguna), sino un continuo agradecimiento (plegaria) por Todo lo que es... «Hágase Tu voluntad»... y el saber que esto también pasará. Lo que ha de ser, será, y entonces también eso pasará.

Al igual que sucede con todos los organismos, también este organismo cuerpo/mente parece cambiar y modelarse a lo largo de este sueño; pero hacia qué derivará, eso no se sabe. «Mi piel no es mi piel»[36].

Esto está en conflicto con las ideas tradicionales y los ego-ideales de todos los buscadores espirituales que andan tras profesores e instructores espirituales nobles, amorosos y de comportamiento definitivamente intachable, susceptibles de ser puestos en un pedestal y capaces de mostrar por la vía del ejemplo la manera de escapar de todo el oscuro y caótico aspecto negativo de la vida.

Todo eso es fantasía. Escucha: no hay escapatoria. Eso de lo que quieres librarte, lo que rechazas, lo que no quieres ser, lo que no quieres que sean tus maestros, todo eso es Ello. Es Presencia, es Conciencia. Es esto, está aquí. Nadie necesita un maestro espiritual que le enseñe algo más, y menos aún uno que esté aupado en un pedestal. No hay nada más. La ilusión es, precisamente, juzgar que algo pertenece ya sea al «lado oscuro» o al «lado luminoso». Si no te has desilusionado de tu maestro espiritual, entonces es que no está haciendo su trabajo. Los maestros espirituales que merecen el pan que se ganan están en el negocio del des-ilusión-amiento.

---

[36] Cita de Frank Herbert, *Hijos de Dune* [Plaza & Janés, Barcelona, 2008]. La serie *Dune* de Herbert es un incomparable relato alegórico del despertar: «El durmiente debe despertar». Al igual que en el caso de la película *Mátrix,* los fantasiosos conceptos acerca de *a qué* es a lo que se despierta son inútiles, pero eso no es sorprendente. Es la metáfora del despertar lo que ambos ilustran magníficamente.

33
Nataraja

El corazón es la única realidad.
La mente es solo una fase transitoria.
Permanecer como el Sí Mismo
es entrar en el Corazón.
RAMANA MAHARSHI

Compasión no es más que otra palabra
para la renuncia a sufrir
por razones imaginarias.
NISARGADATTA MAHARAJ

I

Frente a mí, sobre la mesa, un pedazo de bronce bastante aparatoso cuyo tema puede que te resulte familiar. Se lo conoce por *Nataraja* o Shiva danzante, y es lo que acaso algunos conocimos durante nuestros días de *hippismo* y folclore como «El Dios de la danza». Partiendo de la Quietud primordial, Shiva danza el mundo trayéndolo a la existencia, y el mundo existe en tanto que la danza perdura. El mundo es solo danza, nada más.

Desde luego, todos los detalles del *Nataraja* poseen intrincados significados según la mitología hindú: el número de llamas que rodean a Shiva, la cantidad de cobras de su tocado, la imagen sobre la que se yergue, lo que sostiene en sus manos, y así sucesivamente. Esta pieza es antigua, hallada en las profundidades del *Chor Bazaar* de Bombay; evidentemente rota y reparada varias veces, con una de las llamas recientemente soldada por mí mismo.

Así es esta vida: llena de intrincados significados, rota y reparada varias veces, y tan plena de ricas y profundas vivencias como una alfombra de Cachemira, ese otro artefacto que siempre acabo trayendo de las visitas a la India. A esto es a lo que se refiere Tony Parsons cuando afirma que las emociones son los colores de la vida; incluso la angustia, incluso el desmontarse bajo la presión del estrés o el temor a lo desconocido o el coraje de adentrarse en él a pesar de todo (o la emoción y el asombro de ser arrastrados a él quiérase o no). Cuando se ve que esto también pasará, que todo esto es parte de la danza, que tanto el hecho como la razón de que *esto* suceda en *este* organismo cuerpo/mente, y no en otro (o en ninguno en absoluto), es algo que carece por completo de importancia, entonces hay un simple deslizar los dedos por la vida disfrutando o, al menos, apreciando su textura, su profundidad, su indescriptible belleza.

No se rehúsa nada, no hay apropiación de nada, no se juzga nada. Únicamente hay un constante y total asombro. Día a día. No hay necesidad de que nada sea distinto a como es. No hay necesidad de cambiar nada. Nadie necesita ser diferente de como es.

El problema con la mayoría de los sistemas de «trabajo con uno mismo», terapias, autoayudas y análisis es que se convierten en herramientas con las que juzgarnos y, al mismo tiempo, en herramientas con las que impulsarnos a base de justificar los juicios hacia los demás. Olvídate de todo eso. Simplemente sé tú Mismo. Eso es Todo.

Escucha:
más allá de la ideas acerca de lo correcto o incorrecto
hay un campo.
Allí te encontraré.

RUMI

Ese campo es el campo unificado definitivo que se halla más allá de todos los conceptos duales. Donde «yo» y «tú» fluyen al unísono, donde «Yo» no es david y «Tú» no es lo que eres, donde «Tú» ni siquiera es. Y yo te encuentro allí. Completamente. Sin que nada falte. Porque el Yo Soy que tú eres, es el Yo Soy que yo soy.

El resto es solo un día a día, y no hay modo de hacer nada erróneo. Lo único que podemos saber con toda certeza es que es adecuado y maravilloso y esencial que esto esté sucediendo ahora exactamente tal cual está sucediendo ahora. Hermoso y Perfecto.

El condicionamiento humano, las emociones, los sentimientos, las pautas del pensamiento son todos ellos una parte de este mundo que ha sido extendida sobre nuestros ojos para velarnos la verdad. El efecto es que nunca podemos ver claramente; solo «vemos por espejo, oscuramente»[37]. Siempre aferrados al pensamiento confuso, siempre perdiéndonos lo obvio.

Todas estas formas vienen y van; pronto todas ellas pasarán. La frustración, la tristeza, el querer que las cosas sean diferentes, todo ello surge igualmente en la Quieta Extensión de Conciencia Aceptante que hay entre pensamiento y pensamiento. Los pensamientos no dejarán nunca de surgir; no hay intento de detenerlos ni ciertamente necesidad de intentarlo. Solo hay observación. Aceptación de lo que es. Es el hecho de juzgar lo que nos torna miserables.

---

[37] Escrituras cristianas, *I Corintios*, 13:12.

Cuando la mente está esclavizada, la verdad se oculta y todo es turbio y confuso, y el agobiante hábito de juzgar trae disgusto y desánimo.

SENG-TS'AN

II

En la jungla, la gran búsqueda en pos de hallar «mi» propósito en la vida, mi senda y, sobre todo, la manera de ayudar a los demás se derrumbaron y se desintegraron entre risas. Es el hecho de tomar el sueño como real lo que origina que se ponga tanto énfasis por hallar un propósito o un significado. Preguntar constantemente «¿por qué? o «¿cómo?» provoca que todo cobre importancia. Es esta aparente importancia lo que nos mantiene involucrados.

Una comprensión preliminar o intelectual de la Enseñanza le llevaría a uno a concluir que la mejor manera de ayudar es vaciarse, dejar de intentar ser útil; y que la mejor manera de «preocuparse de los demás» es dejar de preocuparse y quitarse de en medio. Pero la realidad es más profunda todavía: Lo Que Es está desarrollándose perfectamente. No hay modo de no ser útil; no hay modo de que alguien pueda entrometerse.

Los apegos y las expectativas que guardan relación con el amor, como son el preocuparse por los demás o tratar románticamente de satisfacer y colmar las profundas necesidades ajenas, suelen ser más potentes incluso que los apegos a las cosas materiales. Y es por ello que muchas tradiciones e instructores espirituales destacan enfáticamente el desapego hacia los demás como práctica espiritual, llegando al extremo de alentar la interrupción o incluso la negación de las relaciones amorosas. Pero en verdad, todo ese énfasis puesto en librarse de los apegos resulta fuera de lugar. Nuevamente, se trata de la falacia prescriptiva/descriptiva. Cuando se ve la verdadera naturaleza de las cosas tal como ellas son, se ve que todas las cosas son elementos del sueño y, por tanto, son irreales, innecesarias, carentes de importancia; y entonces pierden inmediatamente su «gancho». Cualquier apego hacia ellas se evapora espontáneamente.

Pero una vez más, intentar eliminar apegos con el fin de provocar la visión es, desde luego, un absurdo y no funciona. ¿Cuánta gente conoces que haya «alcanzado» la iluminación, o al menos la felicidad, empleando la violencia contra sí misma de este modo, tratando de cercenar lo que está ahí por naturaleza? Al igual que todo lo demás, eso simplemente es: y cuando es natural que algo no esté, no está. Tú no puedes provocarlo, ni siquiera a base de aislarte y de llevar una vida miserable.

Los apegos emocionales y las relaciones en general, así como todos los comportamientos, son inescrutables en la medida en que se consideran realizados por individuos independientes. Hay ciencias enteras erigidas en torno a esto. Tras dos divorcios, y mientras mantenía numerosas relaciones, pasé muchos años investigando qué es lo que poseían en común tales situaciones mediante conversaciones con los amigos, haciendo examen de conciencia y agonizando, tratando de hallar dónde estaba metiendo la pata.

Con la Comprensión de que todo eso que se denomina «comportamiento humano» no es más que la Conciencia actuando a través de estos instrumentos, y que no hay acción alguna que sea ejecutada por un hacedor independiente, la cuestión deviene superflua; y se desvanece el juicio de que hay algo incorrecto que precisa ser cambiado. Shiva, el Dios de la danza, baila la danza del Corazón; y Todo Esto simplemente Es.

No hay errores. No es posible equivocarse. No eres el hacedor de ninguna acción, no eres el experimentador de ninguna experiencia. ¿Cómo podrías ser el cometedor de algún error?

Lo que sucede a través de estas cosas cuerpo/mente, sucede. Si ha de haber aprendizaje, lo hay. Otras veces no tiene por qué haberlo. A veces sucede un cambio, otras veces no. A veces tal cambio sigue a una intuición, otras veces la precede. El encadenamiento de causas y efectos y el mandato de mejorarse uno mismo son vistos como partes del sueño/juego.

La fuente del sufrimiento y de la infelicidad es verdaderamente todo este apego, este aferrarse a nuestras queridas ideas, aun a pesar de que obviamente no funcionan y de que no han provisto a nadie de una felicidad duradera. Pero ya ves, ¿por qué habría alguien de hacer tales cosas? Pues precisamente porque no hay ninguna otra posibilidad. Pero claro, eso no resulta evidente hasta que ocurre el ver.

No hay nada que lograr, ningún lugar al que ir. Solo hay aceptación de lo que es al nivel más profundo posible, e incluso eso sucede solamente si debe suceder. Si uno no está preparado para escuchar estas afirmaciones, no las escuchará por muy bien argumentadas que estén. Cuando uno está preparado para oírlas, darán plenamente en el blanco aunque se escuchen de pasada expresadas por un transeúnte casual. Cuando un organismo cuerpo/mente está preparado, una simple palabra o frase pronunciada en un determinado contexto será, al igual que en el cuento zen, como el «impacto de un guijarro en el pote de barro», causante del fallo en cascada de la mente y del acaecimiento de la Realización..., que es lo único que acaba con el sufrimiento.

III

Una característica primordial del despertar es la rendición a la completa aceptación de lo que es como el perfecto despliegue que acaece en la Conciencia. Esto aparece señalado reiteradamente en los escritos, y todos los aspectos de la Enseñanza apuntan a ello. Tal aceptación es muy profunda, es infinita: y comienza aquí, en tu propio corazón. Lo que sea que surge, se acepta. Si hay resentimiento, se acepta que hay resentimiento en este cuerpo/mente. Si aparece entonces un nivel de enjuiciamiento según el cual no debería de haber resentimiento, entonces la aceptación se amplía aún más para incluir que está sucediendo ese juicio.

Si aparece aún otro nivel, quizá el hecho de sentirte mal contigo mismo o acaso sentir infelicidad por ser de esa «clase de personas» que tienen resentimientos, o bien por sentir amargura o desesperanza o lo que sea, entonces también eso queda incluido en la aceptación infinita. Si surge el impulso de ser más consciente o de estar más atento a la causa raíz del resentimiento, entonces se acepta que tal motivación existe. No hay límite a la aceptación. Y entonces se extiende al exterior, a los eventos y a las situaciones y a otras personas. Es una profunda aceptación a todos los niveles, a lo que sea que surge; aun cuando no nos guste; aceptando incluso el disgusto mismo.

A pesar de las apariencias, aquí no está ocurriendo nada. Nada de lo que parece estar sucediendo importa lo más mínimo, nada es relevante en absoluto. Todo es perfecto tal cual es. ¿Cómo lo sé? Porque es lo que es; ¿cómo podría no ser perfecto? Esto resulta evidente cuando se tiene el don de ver, aunque es probablemente incomprensible y difícil de aceptar hasta que se ve.

Entre tanto, claro está, simplemente hay ser. En la vida de uno suceden cosas: cosas buenas y cosas no tan buenas. Hay un observar que esto sucede. Una vez más: si surgen emociones, entonces también ellas están apareciendo en la Conciencia y hay un observarlas aparecer. Si brotan pensamientos o juicios, entonces hay un observarlos a ellos también. Sabiendo siempre que esto también pasará. No es preciso hacer suposiciones, no es preciso etiquetar nada ni aferrarse a nada.

Si suceden cosas raras o inexplicables en tu vida, quizá se deba a que constituyen un paso que te conduce a donde es necesario que «tú» llegues a estar. Esto es lo que yo llamo «ingeniería inversa» de causa y efecto. Desde el punto de vista de la Conciencia, por así decir, la idea del encadenamiento de causas y efectos trabajando «al revés», siendo el efecto lo que provoca que suceda la causa, es tan válido como el modelo convencional de una causa proseguida por su efecto.

O tal vez la unidad mente/cuerpo que tú consideras «tú mismo» está siendo utilizada como enseñanza para algún otro, y lo que está sucediendo no tiene nada que ver en absoluto con tu «historia» personal. O quizá no; quizá el «objetivo» mismo sea soltar y darse cuenta de que cualquier sensación de control es ilusoria. ¿Qué es lo que sabemos? Los personajes soñados no necesitan saber; desempeñarán sus papeles en cualquier caso. Incluso este personaje soñado cuyo papel en el sueño es despertar en el sueño para darse cuenta de que es un personaje soñado. ¿Y qué? ¿A quién le importa? Pregúntate a ti mismo: ¿quién es ese que cree que es importante, que siente el deseo de saber?

IV

Este sentido de preocupación por los demás y de la importancia personal se encuentra profundamente impreso en el condicionamiento, y no es fácil pillarlo o dejarlo de lado. Incluso los buscadores familiarizados con el concepto de que «nada de esto importa» se quedan pasmados ante la idea de que incluso el «despertar» es parte del guión del personaje soñado en el cual sucede, y que no es significativo en absoluto. «¿Estás diciendo de veras que la Comprensión total es solo parte del sueño?». Sí, efectivamente; incluso la ocurrencia de la realización es un evento del sueño, es parte del despliegue del sueño, y no ha sucedido nada.

¿Cómo puede tener algún significado algo que le sucede a un personaje soñado? ¡Para! Aquí no está sucediendo nada; ¡es un sueño! En la medida en que la Comprensión está teniendo lugar en un personaje soñado (un organismo cuerpo/mente), es un evento del sueño. ¿Y qué? La idea de que el despertar o la iluminación importan forma parte de la ficción del buscador. ¿Importan a quién? ¿Quién es ese a quien le importan?

Por si quieres saberlo, ha sido dicho que uno está próximo a la Comprensión total, al despertar, cuando deja de tener importancia que la ocurrencia del despertar tenga lugar en el cuerpo/mente que uno llama sí mismo. El despertar consiste en darse cuenta de que lo que sea que le esté ocurriendo a este cuerpo/mente, ya sea el despertar o la muerte, la miseria o el lujo exuberante, le está sucediendo en el sueño al «hijo de una mujer estéril», por emplear la frase de Maharaj; a una criatura mitológica, a una idea, a una ficción, a alguien que no puede existir. Nada de ello importa lo más mínimo. Parece importante visto desde el sueño, pero te aseguro con toda certeza que no tiene ninguna importancia.

Ahora bien, a veces la expresión «La Comprensión» se emplea oblicuamente para significar «Eso Que Es Comprendido». En ese caso, Eso Que Es Comprendido es precisamente lo que *no* es del sueño, y eso rasga el sueño llevándolo al instante sin tiempo ni espacio del despertar. No obstante, en el caso de cualquier específico organismo cuerpo/mente, la ocurrencia de la Comprensión total es, por definición, una ocurrencia que parece sucederle en el sueño a un personaje soñado; y como tal, es parte del despliegue del sueño.

La preocupación por los demás y el sentido de importancia vinculados a todo el tema del despertar hallan su más elevada expresión tradicional en el voto del bodisatva. El concepto de bodisatva constituye la quintaesencia y lo más bello del budismo: sacrificar tu propia iluminación hasta que todos alcancen el «logro». Es la cumbre del altruismo, del autosacrificio y de la más elevada disposición, y traslada el tema del «nadie tiene mayor amor que este»[38] a un plano superior. Hermoso; ¿acaso puede haber mayor aspiración humana? Es absolutamente dulce y magnífico, y odio ser yo quien estropee tanta belleza, pero es pura fanfarria. No es más que un pensamiento totalmente ligado al sueño. Es un melodrama maravilloso, lacrimógeno y romántico, pero tan pronto sucede el despertar se ve que es completamente irrelevante. Esa idea surge únicamente en el sueño debido a que entonces los «individuos» parecen reales. Si de veras el individuo es el hijo de una mujer estéril (es decir, si ni existe ni jamás existió), entonces ¿quién hay ahí que pueda sacrificarse y quién hay ahí por quien sacrificarse? Y, desde luego, sucede lo mismo con el concepto cristiano de Jesús «muriendo por nuestros pecados». Todo ello es un dramático sinsentido que tiendo a calificar de «tontería» o, en términos de Maharaj, de «gran espectáculo».

Es esta una cuestión difícil para muchos. Puede que la aparente indiferencia con que la Comprensión contempla estas cosas de la vida humana que aparentan ser tan dramáticamente «importantes» y «espirituales» sea percibida por las personas normales y bienintencionadas como frialdad de corazón. Pero no es eso, es todo lo contrario; hay una total compasión, pero no sé de ningún sabio que haya sido capaz de explicar esto adecuadamente y que haya salvado esta brecha. Y es que hay una brecha: desde la perspectiva humana, el bodisatva representa la más elevada virtud; desde la Comprensión, es una tontería irrelevante aunque, en cierto modo, es entrañable.

Por supuesto, se trata de una venerable tradición, junto con el karma (¿el karma de quién?) y el renacimiento (no hay «al-

---

[38] De las escrituras cristianas, *Evangelio de Juan*, 15:13.

guien» que nazca, así que menos aún que renazca). Pero no es usual que las tradiciones se sostengan en la simplicidad del Brillo. Ya sea en Oriente como en Occidente, los miles de años de tradición tienden a corromper y a fantasear la enseñanza. Existe una tendencia bienintencionada a enseñar conceptos que son reconfortantes pero que están ligados al sueño, y ello con el fin de proporcionar a la gente algún alivio inmediato. La distinción entre tales conceptos y la Comprensión es a veces sutil, y a menudo pasa inadvertida.

En el seminario estudié lo bastante de teología católica y del redactado del Nuevo Testamento como para saber que los siglos de bienintencionado análisis sintáctico de lo que algún visionario original pretendía significar raramente se aproximan siquiera a su Comprensión de facto. Ciertamente parece, por ejemplo, que Jesús de Nazaret pudo muy bien haber vivido y enseñado y muerto sin que ninguno de sus *sanyasins* (al menos no los que oficialmente dejaron testimonio escrito) captara realmente lo que estaba tratando de expresar. Lo que se divulgó como cristianismo no tiene absolutamente nada que ver con la Comprensión que casi con total certeza ocurrió en el caso de Jesús.

> Discípulos hay en tal número como granos de arena en el río Ganges, mas ninguno ha llegado a la iluminación; yerran al buscarla como un senda enseñada por otros.
>
> TUNG-SHAN

Tanto en Oriente como en Occidente, generaciones enteras de monjes bienintencionados pueden haber estado distorsionando a su gusto el mensaje. Pero no soy erudito de estas cosas, ya se trate de advaita, de vedanta, de budismo o de sánscrito; y tampoco hay ni la habilidad ni el interés necesario para argumentar las sutilezas tan preciadas por los eruditos. Parece más bien que la tarea aquí consiste (al menos por el momento) en describir, dentro del contexto del condicionamiento de este personaje cuerpo/mente, qué es, aquí, la Comprensión. Puede que esto se corresponda, o no, con lo que los eruditos han estado afirmando a lo largo de los siglos.

De un modo que resulta difícil de describir, la Comprensión, el Ver, cuando ocurre, es extraordinariamente simple; y de un modo muy sutil muchas cosas resultan de inmediato claras como el cristal. Lo cual, desde la perspectiva intelectual o moral humana, puede fácilmente considerarse una presunción inaceptable; pero ante tal objeción, aquí no cabe sino un encogimiento de hombros. Lo que es, es; y si eso no es aceptable, estupendo, no pasa nada; al fin y al cabo, lo cierto es que no hay razón vital alguna por la que debiera de ser aceptable. Cuando empiezan a manosearse y manipularse los conceptos y los modos de expresión, es fácil concluir que la cosa david está completamente «equivocada», al igual que cualquier otro. Pero lo que se Comprende es muy simple. Lo Que Es, es. Y solo cabe señalar hacia ello desde diversos ángulos, un señalar que, en este caso, debido al condicionamiento, probablemente no adoptará una forma clásica.

Y desde esta Comprensión completamente simple se reconocen (no mediante la mente) aquellos casos en los que ha ocurrido esta misma Comprensión (en su mayor simplicidad y totalmente carente de la complicación o el embellecimiento o la interjección que alguien pudiera considerar apropiada). Puede parecer que hay más afinidad con algunos de esos casos que con otros, pero el reconocimiento es el mismo, de modo que resulta totalmente evidente quién comprende y quién no; quién vio de verdad y quién se quedó solo en el esfuerzo por lograrlo; quién lo ha estado fingiendo y quién no tiene ni la menor idea; y quién es o fue transparencia pura en la conciencia de la no-existencia.

No importa mucho que esté aún vivo o que haya venido y se

haya marchado. Hay unos que creen que el único gurú indio bueno es el gurú indio vivo, y que afirman que citar a Maharaj o al Maharshi o a los patriarcas zen no es más que apelar a personajes fallecidos hace tanto que ya no resultan problemáticos. Y hay otros, los grupos de buscadores e incluso de instructores que se reúnen en asociaciones devotas a gurús muertos, los cuales se apiñan por siempre en torno al emplazamiento de un pozo que ya se secó y que no llegan jamás a reconocer el Perfecto Verterse que siempre aguarda silenciosamente a su vera y que fluye sin cesar en su propio interior.

Tanto los unos como los otros yerran la diana. Dentro de los parámetros del sueño, los buscadores y los instructores hacen lo que pueden. Pero desde la Comprensión, no hay nacimiento ni muerte, no hay un ir y venir, y las ocasiones y formas donde se dio el ver son todas y siempre Yo, claramente presente, *per omnia saecula saeculorum* [39].

> mira adentro.
> ¡mira adentro!
> inimaginable, perfecta belleza
> en el quedo y sigiloso corazón.
> la Joya una, perfecta, radiante, resplandeciente
> Todo lo que es
> ¡lo que tú Eres! El verdadero Ser
> —mira y ve en el Brillo.
> no hace falta hacer para saber:

---

[39] Expresión de la tradición católica romana frecuente en las misas latinas, que se emplea comúnmente para concluir las oraciones. Literalmente significa «por todos los siglos de los siglos», aludiendo a un mundo que perdurará sin fin, lo cual introduce un concepto bastante extravagante dado que la Iglesia católica enseña explícitamente que el mundo está abocado a un final. Un significado más preciso podría ser el de «a través de todas las eras de eras» o el de «eternamente a través de todas las eternidades», aproximándose más este último al sentido con el que se ha utilizado aquí esta expresión. (Ya ves: no hay ex católicos, solo católicos en proceso de rehabilitación.)

no pienses, y esto se sabe.
cuando la mente se aquieta
cuando la mente no difiere del corazón
quedo, sigiloso, radiante corazón—
mira adentro
¡no te lo pierdas!
no vivas sin ver, sin conocer
esta definitiva y cegadora belleza
mira y sé
no pienses —mira adentro— y sabrás
quién Eres.

34
Metanoesis

*Aunque todo el mundo quiere la felicidad,
la mayoría sufre trágicamente de ideas erróneas
sobre cómo lograrla.*

ROGER WALSH

*Si alguna vez vuelvo a perseguir el deseo de mi corazón,
no iré a buscarlo más allá del patio de mi casa;
porque si no está allí, es que nunca lo perdí realmente
para empezar.*

«DOROTHY» EN EL MAGO DE OZ

Interesante, ¿no?, que la *Declaración de independencia* americana especifique que la vida y la libertad son «derechos inalienables», pero no así la felicidad. La «búsqueda de la felicidad» sí, pero no la felicidad misma. Lo cual pareciera una manera de reconocer que nadie tiene el derecho inalienable de ser feliz, sino solo el de emplear su libertad para pasarse toda la vida persiguiéndola. Suena como si implicara un cierto elemento de frustración, ¿no es cierto?

Esta cuestión de la felicidad es en realidad muy, muy sencilla. La felicidad es tu estado natural. La razón de que no la experimentes siempre se debe únicamente a que se alzan y se interponen de continuo impedimentos y obstáculos. Es sencillamente cuestión de abandonarlos, no de adquirir algo nuevo. Ese es el secreto de la felicidad. Por el contrario, la «búsqueda de la felicidad» consiste en buscar algo nuevo que te «hará» feliz, pero eso conduce inevitablemente a una perpetua frustración debido a que se está buscando en la dirección errónea.

¿Por qué eres infeliz? Pues porque el 99,9 por 100 de todo lo que piensas y de todo lo que haces es para ti mismo... ¡y no hay nadie!

WEI WU WEI

Como siempre, hay demasiado pensamiento confuso en torno a este tema, lo cual hace que sea mucho más difícil que surja cualquier comprensión. A pesar de que la palabra «felicidad» posee una intensa connotación positiva entre los buscadores espirituales, mientras que «placer» la tiene negativa, las definiciones que el diccionario da de esos dos términos sugieren que en ambos subyacen sensaciones similares. Puede que sea útil para nuestros propósitos definir estos conceptos con un poco más de claridad.

El placer forma parte del ciclo del deseo. El placer es la sensación que ocurre cuando se satisface un deseo. Es la experiencia de relajación, el «Ahh...» que se experimenta cuando el deseo se satisface y cesa. Este placer es, en sí mismo, muy deseable, es muy adictivo. Acompañando al deseo hay inquietud, irritación y ansiedad, sucedidas por un breve momento de placer en el momento de la satisfacción. Todo organismo cuerpo/mente está programado y condicionado de manera diferente, de modo que habrá diferentes particularidades en cada caso; pero, básicamente, lo que a la postre se desea es aquello, sea lo que fuere, que produce esa sensación de alivio y de placer, pues finalmente lo que se desea es el placer que resulta del alivio del deseo cuando este es satisfecho.

Por su naturaleza, el placer es solo un alivio momentáneo; la sensación de placer se pierde casi tan pronto como se logra, y el ciclo del deseo se repite de inmediato una vez este se ha satisfecho. Tal como muchos han descubierto, no hay salida a este ciclo en sus propios términos. De ahí que la enseñanza budista haya puesto siempre el énfasis en la cesación del deseo mismo. Pero ¿cómo puede el cuerpo/mente dejar de desear, y qué tiene eso que ver con la felicidad?

La mayoría de las «búsquedas de la felicidad» se basan en la idea subliminal de que la felicidad es un placer inagotable o, al menos, que no acaba demasiado rápidamente. Esto conduce al método «si esto o lo otro» de búsqueda de la felicidad, que en realidad se basa únicamente en, por así decir, aumentar la apuesta del deseo: si tuviera esto, o si sucediera aquello otro, entonces sería feliz. Esto no es más que una versión glorificada del mismo ciclo deseo/placer y está igualmente condenada al mismo destino decepcionante. Solo puede haber felicidad duradera cuando hay una reorientación total y sale uno por entero del ciclo deseo/placer.

> Lo único que quieres es ser feliz. Todos tus deseos, cualesquiera que sean, se reducen a un anhelo de felicidad. Básicamente, lo que quieres es sentirte bien. No hay nada erróneo en ese deseo en sí. Es parte de la vida misma y de su impulso a llevarnos a crecer en sabiduría y experiencia. Lo erróneo reside en las decisiones que tomas. Te engañas si crees que alguna cosilla —un alimento, el sexo, el poder, la fama— te hará feliz. Solamente algo tan vasto y profundo como tu Ser real te hará verdadera y permanentemente feliz.
> NISARGADATTA MAHARAJ

Todos hemos tenido en algún momento de nuestras vidas la experiencia de ser felices. Puede que no sea fácil de describir, pero todos hemos conocido en algún momento y lugar la experiencia de la felicidad, aunque haya sido de manera efímera, aunque haya sido en muy raras ocasiones. De otro modo no sabríamos qué es y no estaríamos esforzándonos por conseguirla. Recuerda alguna ocasión en la que fuiste verdaderamente feliz. Puede que haya durado todo un periodo de tu vida, o quizá solo algunos años; o acaso sentiste la oleada de auténtica felicidad durante apenas un momento fugaz lleno de dicha y paz. En ese momento, y junto con cualquier otra cosa que pudieras sentir como felicidad, ¿no había acaso una parte, un componente de esa experiencia de ser feliz que se sentía como que: «Esto es perfecto, no hay necesidad de que nada sea de otra manera, todo es simplemente adecuado exactamente tal como es»?

Es este un componente esencial de la experiencia de la felicidad, y eso es lo que apenas vislumbramos durante el momentáneo placer que aporta un deseo satisfecho, justo antes de que la satisfacción se convierta de nuevo en deseo: la experiencia de que no hace falta que nada cambie, de que no hace falta que nada sea diferente. Esto, aquí, ahora, es perfecto. ¿Cuántas veces alguien, al experimentar la felicidad, ha declarado espontáneamente: «¡Oh, todo es perfecto!»? También el dicho popular «Mejor imposible» implica que no hace falta añadir nada, que no es preciso que nada sea diferente, ahora.

Y aquí es donde la cuestión de la felicidad se torna muy simple: la felicidad no depende de adquirir nada nuevo, sino de dejar que caiga la barrera que estamos constantemente erigiendo por el hecho de perseguirla. Basta con dar media vuelta y aproximarse a la felicidad por el otro extremo, dejando de tomar parte en el ciclo deseo/placer, simplemente sabiendo que esto es perfecto, ahora, aquí, tal como las cosas son, y que no es preciso que nada sea diferente en lo más mínimo. Si eso puede ser algo más que un simple afirmarlo, algo más que un simple creerlo, para convertirse en un *saberlo* de veras en el seno de tu corazón, entonces, simplemente, hay felicidad.

Cuando esto sucede, la vida deja de ser una experiencia de miseria o de irritación o de estar incompleto o de frustración, para transformarse en una experiencia de felicidad. Y se descubre que esta felicidad es inconmovible. No depende de que se logre algo o de que algo cambie o de que algo llegue a ser diferente de un modo u otro a como ahora es; tampoco la tambalea el *temor* a que algo cambie; porque, en cualquier caso, la felicidad reside en la aceptación de lo que es.

El significado literal de la palabra griega *metanoesis* (que en la biblia cristiana se traduce por «conversión») es «cambio de mentalidad». No significa lo mismo que la expresión «cambio de idea», la cual implica que «antes pensaba una cosa, pero ahora pienso otra». En tal caso se dan pensamientos diferentes, pero la mentalidad sigue siendo la misma. Sin embargo, la *metanoesis,* la transformación mental, es algo distinto. Significa lo mismo que el término sánscrito *paravritti:* un girar en redondo o dar media vuelta en el nivel más profundo del corazón de la mente.

> Consiste solo en mirar en la dirección correcta, en una orientación de la mente. *Paravritti*, *metanoesis,* es, sin duda, solo eso. Y nadie lo hace, y nada se hace; es puro hacerse.
>
> WEI WU WEI

Ahí es donde reside la felicidad: en la re-orientación de la mente que permite mirar en la dirección correcta; en la aceptación de lo que es. Tu estado natural.

Los deseos siguen apareciendo aun entonces; son parte del sueño, parte del funcionamiento del cuerpo/mente. No hay necesidad de que los deseos mismos dejen de aparecer como tales. Pero dado que se *sabe* que no hay necesidad de que nada sea diferente de cómo es, ya no se va en pos de los deseos. El placer, al igual que el dolor, sucederá de vez en cuando. Pero puesto que no es preciso que nada sea diferente, no hay intento alguno ya sea de buscar o de rehuir tales experiencias. Y de este modo el deseo no se asume, ni se reivindica, ni hay apropiación de él. Simplemente está ahí, y se lo experimenta como una parte más del sueño.

Y a través de todo ello hay una constante sensación de bienestar, una inconmovible felicidad, un profundo saber que todo está bien. Esto es perfecto, esto es sencillamente perfecto; no hay nada que tenga que ser diferente de como ahora es.

35
La diferencia

Las escrituras tienen tres lecturas:
una que tú, y solo tú, puedes leer;
otra que tú y otros pueden leer,
y otra que ni tú ni nadie puede leer.
Yo soy esa tercera lectura[40].

SHAMS DE TABRIZ

A veces desnudos, a veces locos,
ora como eruditos, ora como estúpidos;
¡así aparecen sobre la Tierra los liberados!

SHANKARA

De acuerdo, pero ¿cuál es la diferencia entre una persona corriente y un sabio?

Al nivel más profundo, las distinciones entre el sabio y el que no lo es carecen esencialmente de importancia. Ni siquiera existen como tales. Esas distinciones existen solo en apariencia.

---

[40] Un día del año 1244 se encontraba el poeta y místico Rumi en Konya, Turquía, leyendo un preciado escrito a algunos de sus discípulos, cuando un sufí vagabundo, arrebatándoselo de las manos, lo arrojó a un estanque. Ello provocó una profunda transformación en el sabio. Shams de Tabriz, pues no era otro el vagabundo, diría posteriormente la frase que se recoge en el encabezamiento. *(N. del T.)*

Por parte del denominado sabio, esto es sabido. Ambos son organismos cuerpo/mente dotados de un condicionamiento, a cuyo través afloran emociones y suceden acciones. La única «diferencia» es que el sabio ve que no hay «alguien» ahí, que solo se trata del funcionamiento impersonal de la Presencia a través de esos instrumentos llamados organismos cuerpo/mente, mientras que la persona ordinaria reivindica la emoción o la acción, y piensa que es responsable de ellas y las llama suyas.

¿Pero diferirán en algo las emociones o acciones que afloren en uno y otro?

No necesariamente. Solo dependen del condicionamiento de los respectivos organismos cuerpo/mente.

Así pues, si una persona se enfadaba mucho antes de que le ocurriera el despertar...

... es muy posible que siga aflorando la ira en ese organismo cuerpo/mente después, dependiendo de su condicionamiento. La diferencia es que el sabio no se sentirá concernido por la ira cuando esta aflore: la ira aparecerá y desaparecerá de manera natural, y punto. El sabio no se apropiará de ella, ni se sentirá culpable por ella, ni intentará explicarla o justificarla, ni se excusará por ella, y tampoco pensará que tiene el deber de intentar superarse para evitar que vuelva a ocurrir. ¿Qué es lo que hay que superar? La ira aflora como parte del funcionamiento impersonal que acaece en la Conciencia, nada más. Que ella aflore en ese organismo cuerpo/mente en particular no es algo que concierna al sabio.

Bien, ¿podría un sabio matar a alguien?

El sabio sabe que no hay nada que «él» o «ella» pueda «hacer».

Bien, de acuerdo, ¿podría ser el sabio el instrumento a través del cual sucediera un asesinato?

¿Por qué no? Si es parte del perfecto e infinito despliegue que tiene lugar en la Conciencia que ocurra una cosa, o que ocurran varias o que suceda cualquier combinación de ellas, ¿cómo podría eso no ocurrir? Expresándolo en términos tradicionales, si el «destino» de un organismo cuerpo/mente, en concordancia con la voluntad divina, es ser asesinado, y el «destino» de otro organismo es llevar a cabo el asesinato, eso sucederá. Y además, el sabio entenderá que la sociedad le «castigue» por ello, y el castigo de ese organismo cuerpo/mente se aceptará igualmente por ser esa la «voluntad divina», como parte del perfecto funcionamiento de la totalidad.

Pero ¿por qué habría de ser la voluntad divina que el sabio...?

¿Y por qué no? ¿Me estás diciendo que conoces los fundamentos o las razones de la voluntad divina?

Bueno, supongo que no parece probable que alguien que tenga el condicionamiento de asesinar llegue a ser nunca un sabio...

¡Ahora estás saliéndote por la tangente! Ya has oído muchas veces decir que la Comprensión ocurre sin prerrequisitos de ningún tipo. Para ser honestos, es cierto que el ejemplo del asesino es un caso extremo. En el caso de un sabio no habría motivación alguna para asesinar a nadie, de modo que sí, en efecto, parece improbable que un sabio llegue a cometer un asesinato. Pero los personajes del sueño, los organismos cuerpo/mente, difícilmente se hallan en posición de predecir esa clase de cosas. Podría haber un montón de razones, algunas comprensibles, otras completamente incomprensibles desde el punto de vista de los instrumentos cuerpo/mente, por las que podría ser necesaria tal cosa dentro del perfecto despliegue en la Conciencia. Si formara parte del infinito despliegue que algo así hubiera de suceder, sin duda sucedería. No sé si te has dado cuenta, pero parece que, antes o después, la Conciencia tiende a provocar que sucedan cualesquiera posibles combinaciones de sucesos.

De acuerdo. Así pues, el sabio es, en realidad, exactamente igual que una persona ordinaria. ¿Y qué es lo que gana? ¿Cuál es el beneficio de la iluminación?

Son los organismos cuerpo/mente y su funcionamiento los que son similares. El sabio sabe que él no es un cuerpo/mente, que ni siquiera es una persona. ¡No hay nadie ahí que pueda ganar nada!

Así que el beneficio es para quienes están a su alrededor, como quizá los amigos del tío, o sus estudiantes, si es que los tiene...

¡Ja! ¡Lo más probable es que «los amigos del tío» (suponiendo que sea un «tío» y suponiendo que tenga amigos) encuentren que el trato con él es ahora más difícil que antes! Pero sí, desde luego, existe la potencialidad de aportar un gran beneficio a los demás. Que tal potencialidad se substancie o no dependerá del condicionamiento, y también de lo que vaya a desplegarse en la Conciencia, es decir, de lo que las tradiciones orientales denominan «destino».

¿Del condicionamiento de los estudiantes?

¿Quién dice que tenga estudiantes?

¿No enseñan acaso los sabios?

¿Por qué habrían de hacerlo? Una vez más, eso solamente ocurrirá si está en el guión del sueño que un personaje «sabio» enseñe. Ocurrirá solamente en el caso de que, de acuerdo con el despliegue cósmico dentro del funcionamiento de la Conciencia, el «destino» de ese organismo cuerpo/mente «sabio» sea hablar sobre el tema.

Bien, pues si no enseña y sigue teniendo todas esas emociones y además aún puede cometer todas esas malas acciones...

¡Qué!

Pues que entonces, ¿en qué se diferencia una persona corriente de un sabio?

Solo en la Comprensión, amigo mío. Solo en el ver, en el saber; eso es todo. Sencillamente, en la Paz que sobrepasa todo entendimiento [41]. ¿Y qué hay de bueno en eso? Podría decirse que nada en absoluto. Buda dijo: «En verdad, no he obtenido nada de la iluminación». Y Huang Po escribió: «Solo hay una misteriosa comprensión tácita, y nada más». El sabio no es un superhombre, no es una persona corriente con algo añadido. El sabio es una persona corriente con algo menos; ha desaparecido el sentido de ser un yo separado, de ser un individuo separado. No hay nadie en casa.

He oído que en el sabio todo sucede espontáneamente.

Sí. ¿Y quieres saber algo más? En todas las personas siempre ocurre todo espontáneamente. En ti todo ocurre espontáneamente.

---

[41] Véase nota al pie número 6.

Yo no lo experimento así.

Exactamente. Esa es la diferencia.

¿Crees que la Comprensión puede sucederle a cualquiera?

Yo no creo nada.

¿Cómo?

No hay creencias aquí.

Esa es una afirmación extraordinaria.

En absoluto. Es realmente muy simple. O sabes algo o no lo sabes. Si sabes algo, no necesitas creer que es verdad ni tener fe en que es verdad; lo sabes más allá de toda duda, simplemente *es,* y no hay ninguna creencia involucrada. Por otra parte, si no sabes algo, lo honesto es afirmar que no lo sabes. Pero claro, hay muchas razones psicológicas y políticas y sociales por las que la gente no puede admitir, ni siquiera para sí misma, que no sabe algo, así que origina una creencia; la cual esencialmente consiste en que no sabes si algo es realmente verdad, pero finges que sí lo sabes. Esa es la actividad del sueño. Lo cierto es que solo hay una cosa que no es del sueño, una sola cosa que puede saberse, y eso es la conciencia básica «Yo Soy». Todo lo demás son solo conceptos, constructos de la mente en el sueño, algo que «yo no sé». Todo.

Bien, pero ¿puede ocurrirle esta Comprensión a cualquiera, a cualquier cuerpo/mente?

Por supuesto.

¿Podría ocurrirme a mí?

No, claro que no. Esa es la diferencia. Pero podría ocurrir en el caso del organismo cuerpo/mente que en este momento *piensas* que tú eres, y entonces sobrevendría la comprensión de que jamás hubo un «tú», es decir, un «mí» a quien pudiera ocurrirle algo, y la realización de que lo que Tú eres es la Conciencia en la que todo esto parece suceder. La Comprensión y la creencia en un «mí» son mutuamente excluyentes: si hay lo uno, no hay lo otro.

Seis

*Eres
el Espacio
Inmóvil
y Compasivo
en el que
la vida
que llamas
«yo»
se despliega.*

36
Tiempo

La eternidad es un único instante;
la eternidad es ahora.
Cuando ves a través de este único instante
ves a través del único que ve.

WU MEN

El malentendido fundamental, el «oscurecimiento» esencial, es creer que existen individuos discretos que son entidades separadas y que son originadores, pensadores o actores de pensamientos, acciones o experiencias. Incluyendo, desde luego, al presunto individuo que piensa esto.

No es tan difícil de entender, al menos intelectualmente, que este universo es un sueño; pero es casi imposible aceptar que quien se supone que entiende esto es, él mismo, parte del sueño. Esta creencia en uno mismo es lo único que realmente está impidiendo que ocurra la apercepción de lo real.

RAMESH

Esta creencia en la existencia de individuos separados, incluyendo al individuo que uno llama «sí mismo», forma parte de la gran ilusión del espacio-tiempo. Todo lo que hay es Conciencia, Presencia, Noúmeno. Lo que se percibe como manifestación, es decir, los fenómenos y la totalidad del espacio-tiempo, es solo una apariencia en la Conciencia, y solo eso.

No es excesivamente difícil llegar a comprender intelectualmente la naturaleza ilusoria del individuo y de la separación, de modo que no es inusual que los buscadores alcancen algún grado de entendimiento de ello tras haber investigado un poco. Tanto la idea de individuación como la de separación son ambas consecuencia del concepto de espacio: es en el espacio donde las cosas, incluyendo los individuos, aparecen como distintas y separadas unas de otras. Sin embargo, es posible arañar intelectualmente la comprensión de que eso es una ilusión (el que uno alcance a incluirse a «sí mismo» en la ilusión es ya otra cuestión). A fin de cuentas, la idea central de que «todo es Uno» está presente en casi todas las religiones y tradiciones espirituales del mundo, y cualquier buscador se habrá visto expuesto a ella en un momento u otro.

Como ya he dicho, la idea de que «somos Uno» se contradice a sí misma y está nublada por el pensamiento confuso. Pero de nuevo, el principio básico puede ser sin embargo entendido: la percepción de fronteras, que es lo que da lugar a que aparezcan como separadas en el espacio distintas entidades individuales, es una ilusión. Lo único real es la Unidad. Cuando se habla de esto ante un grupo de buscadores, suele haber un movimiento general de cabezas asintiendo.

Pero claro, esto tiene su propio dilema: a pesar de que este principio de la «Unidad espacial», es decir, de la naturaleza ilusoria de la separación de las cosas en el espacio, resulta lo bastante familiar dentro de algunos círculos como para parecer una perogrullada, es obvio que no se comprende total y plenamente. Si se comprendiera de veras desaparecerían por completo las preguntas, el sufrimiento y la búsqueda.

Cuando la conversación se traslada al concepto de la naturaleza ilusoria del tiempo y se comienza a hablar de la «Unidad temporal», no hay ya tanta familiaridad y es mucho más difícil alcanzar incluso una mera comprensión intelectual. Es fácil repetir frases como «el tiempo no existe» o «no hay pasado ni futuro, solo ahora», pero es raro que se comprenda lo que significan, ni siquiera un poco. Las librerías están llenas de libros que proponen la validez de «vivir en el ahora». Hay un autor muy popular que insiste en que no hay ni pasado ni futuro, sino solo el ahora, el momento presente. Esto suele entenderse como si siempre hubiera solamente un «ahora, y ahora, y ahora», como si a cada momento presente le sucediera un momento presente siguiente. Una vez más, eso es pensamiento confuso. Lo único que se ha hecho ha sido rebautizar «ahora, ahora, ahora» a lo que en el fondo sigue siendo «pasado, presente y futuro», provocando así más confusión. En esa concepción sigue perviviendo la idea secuencial del tiempo, según la cual un momento presente sucede a otro.

Con el fin de aproximarse al entendimiento de la «Unidad temporal», tal vez sea útil emplear como referencia el modelo de «Unidad espacial» (que evidencia que el «espacio» es una ilusión, aunque solo sea a nivel intelectual) para exponer de modo similar la naturaleza ilusoria del «tiempo». Los conceptos de ambos modelos son paralelos.

La idea de que hay momentos discretos separados en el tiempo es semejante a la creencia de que hay individuos discretos separados en el espacio. Al igual que se ve que las entidades separadas en el espacio no existen como tales entidades separadas, sino que son más bien simples apariencias en la Conciencia, o que son la forma mediante la cual se manifiesta la *Presencia,* así también puede verse que los momentos separados en el tiempo no existen como tales momentos, es decir, como momentos secuenciales, sino que son más bien simples apariencias en la Conciencia, o la forma mediante la cual se manifiesta el *Presente.* No hay entidades separadas, solo lo que podemos denominar *Esto.* No hay momentos separados, solo lo que puede denominarse *Ahora.* No hay entidades separadas relacionándose unas con otras, sino *Una Presencia* única que es *Todo*. No hay momentos individuales prosiguiéndose unos a otros, solo hay *Un Presente* que es *Eterno*.

Pongámoslo de otro modo: Exactamente igual que solo hay una Presencia Presente, así también solo hay un Presente Presencial.

No estoy seguro de que pueda captarse esto mentalmente. Cuando sucede la Comprensión, el enigma del tiempo se repliega finalmente sobre sí mismo, y entonces resplandece con cegadora sencillez y obviedad la clara comprensión de que no hay tiempo, de cómo es que no hay tiempo, de cómo el tiempo no es, exactamente igual que ocurre con el espacio: al igual que solo hay Una Presencia, así también solo hay Un Presente.

Y sin embargo, incluso este método de explicar la «Unidad temporal» mediante la comparación con la «Unidad espacial» es falso. Porque estos dos no son distintos, no son dos. Desde luego que no. Son un único punto Infinito/Eterno. Una Infinita Presencia *es* Un Eterno Presente. La Presencia no es algo que esté presente. En realidad, no hay «Esto» y «Ahora». Ambos son lo mismo, son la tal-idad, la es-idad de Esto-Ahora.

En esencia, la ilusión del tiempo es exactamente lo mismo que la ilusión del espacio, que es exactamente lo mismo que la ilusión del yo individual. Cada una de estas tres ilusiones es parte de las otras dos, cada una de ellas depende de las demás, y las tres se apoyan entre sí para conformar el *samsara,* la manifestación objetiva originada a través del mecanismo de la percepción. Esta es la razón de que pueda utilizarse la ilusión del yo individual, o incluso simplemente la ilusión del yo como «actor» individual de cualquier acción, como punto focal de la Comprensión. Pues cuando esta ilusión se disuelve, las ilusiones del espacio y del tiempo desaparecen con ella.

Ramana Maharshi habló acerca de esta conexión:

Lo eterno no es reconocido como tal debido a la ignorancia. La ignorancia es la causa de la obstrucción. Libérese de ella y estará todo resuelto. Esta ignorancia es idéntica al pensamiento «yo». Busque su fuente y se desvanecerá.

Wei Wu Wei expresó la misma idea en su obra *Escritos póstumos:*

> La ignorancia de la eternidad se debe al concepto que tenemos del «tiempo». El «concepto-yo» y el «concepto-tiempo» son indisociables; ninguno de ellos puede existir de manera independiente al otro. Ambos constituyen los dos aspectos de lo que concebimos erróneamente como realidad objetiva.

De este modo retornamos a la idea central, consistente en aclarar por completo el tema sujeto/objeto. La creencia en el yo individual supone identificar como sujeto al susodicho yo, el cual, mediante sus percepciones, objetiva al resto del universo fenoménico del espacio y el tiempo. Cuando se cae en la cuenta de que esta usurpación del rol de la subjetividad es falsa, que el denominado individuo no existe como sujeto perceptor sino meramente como un objeto más de los que aparecen en la fenomenalidad del espacio y el tiempo, entonces se ve que la naturaleza de todos esos objetos, y también del espacio y el tiempo, es ilusoria, es un sueño. Cuando sucede el darse cuenta de que «no hay nadie en casa»...

> ...la liberación que acompaña a tal realización no libera solamente de un «quién», sino también de un «dónde» y un «cuándo». El presunto «sujeto» fenoménico» ha dejado de creer en lo imposible y sabe, por fin, lo que él siempre ha sido, y lo que el universo fenoménico siempre ha sido, y sabe que no hay quién, ni dónde ni cuándo.
>
> Wei Wu Wei

Entonces uno contempla de manera un tanto diferente el eslogan Nueva Era popularizado por Ram Das «Ser aquí ahora». Al nivel de lo que se pretendía con él, funciona bastante bien como un recordatorio para mantenerse atento, incluso a pesar de que rehúye el quid de la cuestión: «¿*Quién* ha de ser aquí ahora?». Pero desde la Comprensión se ve que esas tres palabras son redundantes; todo lo que hay es ser, solo hay aquí y no hay otra cosa que ahora. ¿Qué otra cosa podría yo ser que aquí, ahora? Aun cuando se extravíe uno en algún recuerdo del pasado, ese «pasado» existe solamente como este recuerdo o pensamiento que está sucediendo ahora, aquí. Aun cuando haya preocupaciones acerca del futuro o ensoñaciones diurnas en un organismo cuerpo/mente, esas preocupaciones o ensoñaciones están sucediendo en ese organismo aquí, ahora. Jamás puede existir otra cosa que ser, aquí, ahora. Solo existe el aquí, y el aquí es todo, es ilimitado, es indivisible. Solo hay el ahora, y es eterno, ilimitado, indivisible. Así que relájate. No hace falta ningún esfuerzo para ser aquí ahora. No puedes evitarlo. Disfruta.

37
Sujeto / Objeto

Desde adentro o desde atrás
una luz brilla a través nuestro sobre las cosas
y nos hace conscientes de que no somos nada
y de que la luz lo es todo.
R. W. EMERSON

...música tan profundamente escuchada
que no es escuchada, sino que se es música
en tanto que la música suena.
T. S. ELIOT

Ten claro quién es el sujeto y quién o qué es el objeto. Puede que esto te suene demasiado académico, pero no abandones; sigue conmigo un poco más. Esta es una cuestión clave. Nuestro lenguaje nos traiciona. Cada vez que hablamos, incluso cuando hablamos de la Comprensión, de Todo Lo Que Es, lo hacemos construyendo frases como esta que acabas de leer y que son una pura idiotez. Fíjate en lo que hace esa frase: establece «Todo Lo Que Es» como el *objeto* acerca del cual hablamos «nosotros», el *sujeto*. Pero «Todo Lo Que Es» es Subjetividad pura, es Eso en lo que todos los objetos flotan, y como tal no puede ser objeto de ninguna cosa; y «nosotros», organismos cuerpo/mente y, como tales, objetos humanos entre otros objetos, usurpamos el rol de sujeto. De modo que la realidad es completamente al revés de lo que decimos, pero así es como están construidos nuestro lenguaje y nuestra estructura mental. Con la Comprensión se ve con toda claridad la ironía aquí encerrada: que es la Conciencia misma fluyendo a través de estos limitados objetos humanos lo que proporciona a tales objetos la capacidad de pensar (erróneamente) que son conciencias separadas; lo cual les permite arrogarse a sí mismos el rol de (pseudo) sujetos.

A veces, en el caso de algunos objetos cuerpo/mente, llega un momento en el camino hacia la Comprensión en el que es preciso hacer una distinción sutil, aunque vital, que es muy fácil que pase desapercibida. Llegados a un cierto grado de entendimiento intelectual de la enseñanza, se hace evidente que todo lo que hay es Conciencia. Si es así, entonces no hay nada que no sea Conciencia. Si es así, entonces incluso «esto» que está dándose cuenta ahora mismo de esto es también Conciencia. Si uno ha estado expuesto a la enseñanza advaita —y especialmente si ha leído a Nisargadatta Maharaj, pero aun cuando no haya sido así—, entonces la frase «Yo soy Eso» cobrará súbitamente un gran significado.

Ten claro quién es el Sujeto y quién o qué es el objeto. En el umbral del despertar, al filo de la aniquilación del falso yo, el ego buscará salvarse en virtud de este sutil extravío al que nos referimos. Dirá: «Desde luego, entiendo y acepto que no soy un yo individual, y que lo que soy en verdad es Conciencia, Todo Lo Que Es; Yo soy Eso; Yo soy Dios». No hace falta ir muy lejos para hallar instructores que han recorrido esa senda, convencidos de que han alcanzado el despertar, la «Conciencia de Dios».

Hay en las charlas de Maharaj una sutileza que a veces se pierde inevitablemente cuando son traducidas o transcritas. El «Yo Soy Eso» de Maharaj emula la antigua frase sánscrita *Tat tvam asi,* cuyo significado literal es «Eso tú eres». Esa frase pre-

Sujeto / Objeto

serva a «Eso» como sujeto: *Eso* (sujeto) es lo que tú (objeto) eres. El marathi, idioma nativo de Maharaj, tiene una estructura lingüística similar, de modo que una traducción que reflejara más auténticamente el sentido de la frase de Maharaj podría ser: «*Eso* es lo que el "yo" es».

«Yo soy Eso»: hay un sentido en el que esta afirmación es verdad, y alguien en quien haya sucedido de veras la Comprensión puede decirla con total impunidad (aunque en tal caso no habrá ni la necesidad ni el interés de decirla). Desaparece en ese momento toda identificación como hacedor separado, como entidad separada, como pequeño yo, como «yo» egoico. Pero hasta ese entonces puede producirse aquí un cortocircuito, especialmente si uno es un avezado conocedor intelectual de la enseñanza. Hazte un favor y no caigas en la trampa. Te aseguro que en tanto que haya un «yo» que diga «Yo soy Eso», ese «yo» es el ego. Como diría Ramana Maharshi, «¡es el yo equivocado!». Si quitamos el término «soy», desinflamos de inmediato la errónea identificación de ese «yo» con un ego separado. La frase «*Eso* es lo que el "yo" es» capta la perspectiva correcta y expresa con claridad quién es el sujeto y quién o qué es el objeto.

No hay nada de malo en todo esto, no hay ningún problema. Todo es el perfecto despliegue de la totalidad en la Conciencia. Todo lo que hay es Conciencia, todo esto sucede en la Conciencia, de modo que bien podría decirse que es la propia Conciencia quien se identifica como los organismos cuerpo/mente. Ni siquiera ha de considerarse mala y necesaria de corrección la percepción errónea fundamental, consistente en la usurpación de la subjetividad por parte de los instrumentos-objeto. Identificarse como objeto es, sencillamente, algo que está sucediendo en la Conciencia, dando lugar a lo que denominamos sueño. Cuando sucede el despertar del sueño en el caso de un objeto cuerpo/mente, se produce la cesación o el desprendimiento de esa identificación como pseudo objeto, y eso también es, sencillamente, lo que está sucediendo en la Conciencia.

Cuando ocurre la Comprensión y se produce ese desprendimiento de la identificación, finaliza también toda distinción entre sujeto y objeto. Se ve entonces que no guardan relación, que no hay un «Yo y Tú», porque son lo mismo. «Yo», en calidad de pseudo objeto separado, nunca ha existido; y «Tú» no es Otro: es quien «yo» es ya y siempre.

La primera instructora a quien escuché hablar del advaita hacía una distinción valiosa. Era británica, de modo que al principio pensé que se trataba solamente de una peculiaridad idiomática debida a que los británicos suelen emplear las preposiciones de manera diferente «de» la norteamericana (ellos dirían diferente «*a*»). Pero sea como fuere, la distinción es útil. A nivel conceptual, hay diferencia entre identificarse «como» e identificarse «con». En este contexto, «como» es equivalente al signo igual: cuando hay identificación «como» un objeto cuerpo/mente, crees *ser* ese cuerpo/mente. Pero la identificación «con» se parece más a lo que evocas cuando dices que te sientes identificado con un amigo que está pasando por una determinada experiencia. Tú no crees ser ese amigo, y sin embargo «puedes identificarte con él», tal como suele decirse. Hay ahí una empatía, un ver las cosas a través de los ojos de tu amigo.

En el sueño hay identificación «como» organismo cuerpo/mente. Casi todos los personajes soñados piensan que son ese cuerpo/mente particular, con su propio yo separado y su propia consciencia separada. Esta es la usurpación del rol de sujeto: la identificación «como». Cuando ocurre la Comprensión desaparece la identificación «como» organismo cuerpo/mente, y lo que perdura es una identificación «con» tal instrumento. Sabes que este cuerpo/mente no es quien eres, sino que es solamente un objeto en la Conciencia que da lugar al «yo». Pero el organismo cuerpo/mente prosigue funcionando y se produce un experimentar la vida a través de los ojos de ese organismo cuerpo/mente. En esto consiste la identificación «con».

Los instructores del advaita emplean a veces la imagen de un chófer. Debido a que el chófer tiene acceso a un lindo coche y a que puede conducirlo a cualquier lugar, puede llamarse a engaño y creer que el coche es suyo (arrogándose así la subjetividad). Con la Comprensión no hay chófer, sino solo un propietario/conductor que es muy consciente de la diferencia de funciones que hay entre poseer un coche y manejarlo.

38
Una carga imposible

*Una persona no es una cosa o un proceso,
sino una apertura a través de la cual
se manifiesta lo absoluto.*
MARTIN HEIDEGGER

―

*Solo Dios sabe; Dios traza su plan.
La información es inaccesible
para el hombre mortal…*
PAUL SIMON

I

Todo el problema podría resumirse como sigue: el objeto humano ha mordido más de lo que puede mascar, ha asumido más de lo que es capaz de cargar. Armado de la mínima cantidad de Conciencia que fluye a su través como para apenas alcanzar la suficiente inteligencia susceptible de posibilitar una función que denomina pensamiento, el ser humano cree que su «yo» es un ser separado, independiente y autónomo en sí mismo, que posee la responsabilidad de su propia libertad y que goza de capacidad de elección en sus decisiones y acciones.

Pero ya ves, no es así. El así denominado ser humano es solamente un objeto en la Conciencia, por mucho que crea ser una entidad consciente independiente, por mucho que intente (sin ser consciente de ello) usurpar el rol de Sujeto.

¿Cómo podría un objeto del juego de la Conciencia —con la capacidad enteramente limitada propia de un objeto, de un personaje soñado, del personaje de una película— no verse completamente sobrepasado cuando trata de asumir el papel y las responsabilidades del Sujeto, del soñador, del guionista, del productor y del director de la película? El personaje humano se autoconvence de que goza de casi total libertad y que, por tanto, tiene responsabilidad por sus acciones. Entonces se encuentra de todos modos haciendo lo que se supone que debe de hacer conforme al perfecto despliegue en la infinita expresión de la Conciencia, desempeñando su papel tal cual ha sido dispuesto en el guion. «¡No pretendía hacerlo!». «Intento ser una persona mejor pero sigo cometiendo los mismos errores». «Esto no salió como había pensado». «Lo he vuelto a hacer, ¿es que no aprenderé nunca?».

¡Cuánta energía empleamos en reprendernos por no vivir acordes con lo que consideramos correcto! ¡Cargamos con tanta culpabilidad! Y gastamos una cantidad igual de energía intentando evitar los sentimientos de culpa a base de culpabilizar a algún otro por no vivir conforme a esas mismas expectativas. Es ridículo. El organismo humano se cree Dios y asume las responsabilidades de Dios, pero solo tiene la capacidad de un objeto creado. No es extraño que haya tantos que se sientan muy mal consigo mismos la mayor parte del tiempo.

¿Cómo podrían estar a la altura? Es una situación imposible. Y el sufrimiento que el ser humano se inflige por el hecho de asumir el papel de Sujeto es ciertamente imaginario e innecesario.

Es un caso generalizado de identidad trastocada y errónea. Toda esa idea de que existe tal cosa como un individuo, un yo, una persona, un ser humano, es simplemente un diminuto e inocente error. Da la impresión de que existe toda esta actividad mental —los pensamientos, las emociones, lo que los escritores llaman «flujo de conciencia»—, lo cual produce la ilusión de que hay una cierta continuidad. Es esta aparente continuidad en la actividad cerebral lo que tú crees ser «tú mismo», pero de hecho tal cosa no existe, no hay «algo» ahí.

En realidad, lo que tú crees ser —un ser humano— ni siquiera es esa aparente continuidad; es mucho menos; es solo un personaje soñado, un aparente organismo cuerpo/mente que funciona como un mecanismo instrumental en la expresión de la Conciencia.

Pero lo que Tú eres en realidad es inconmensurablemente más; y todo esto, incluyendo la vida de la cosa cuerpo/mente que tú crees ser, está en verdad desplegándose perfecta e impecablemente en la pura Conciencia sin elección[42] que eres Tú en verdad.

II

Si el sueño es resultado de la «hipnosis divina», ¿por qué no es total la hipnosis?, ¿por qué puede alguien llegar a despertar?

La Comprensión es totalmente una gracia, es completamente un regalo. El que llegue a suceder, el que haya alguien que despierte en el sueño es un gran misterio. El ego no se deja hacer a un lado sin luchar; nadie abandona su vida fácilmente. La verdad es que si nos remitiéramos a nuestros propios medios,

---

[42] Conciencia contemplativa o sin elección es el nombre que recibe la meditación oriental que se caracteriza por estar desapegadamente atenta al presente, libre de preferencias o juicios, sin elegir nada ni rehusar nada. Es típica, por ejemplo, del budismo *theravada (vipasana)* o el zen *(shikantaza). (N. del T.)*

no renunciaríamos a nuestras vidas en absoluto. ¿Qué es lo que requiere darse cuenta de que el «yo» que hemos construido desde que «nacimos» no es real, no existe? A veces requiere de medidas muy drásticas. Un factor que aparece con frecuencia en los relatos del despertar es un intenso sufrimiento físico y mental que a menudo lleva al cuerpo hasta casi el filo de la muerte. No es que eso sea de gran ayuda, supongo. Pero después del despertar todo eso se ve de modo inverso: «Lo que sea que te parte el corazón *para abrírtelo* y te despierta, es una gracia»[43]. Ahí lo tienes. Y todo es lo que es. Desplegándose perfectamente.

¿Ocupan la psicología o la terapia algún lugar en este proceso de despertar?

Es curioso que utilices esa palabra, «proceso», porque en ello reside la diferencia. La terapia es un proceso, algo por lo que pasa el personaje soñado aquí, en el sueño. Los procesos y los crecimientos y el devenir ocurren únicamente en la dualidad; esa es la naturaleza de la dualidad. Pero despertar no es un proceso; es un salto fuera del contexto del proceso, fuera de la dualidad.

No obstante, mirándolo retrospectivamente, es posible ver que la psicoterapia puede ciertamente cumplir el propósito de estabilizar el sentido de yo a tal grado que resulta entonces posible desprenderse de él de forma segura. Un ego muy inseguro y a la defensiva, dotado de muy poca autoestima o lleno de miedo y ansiedad, más bien se sentirá herido u ofendido si se le dice que no existe en realidad, que no es más que una «fantasía», una idea errónea que es necesario destruir. Irónicamente, es preciso tener un ego bastante fuerte para ser capaz de escuchar este mensaje y poder abrigar esa idea.

---

[43] Una variación de la frase «Lo que sea que te parte el corazón y te despierta, es una gracia», de la obra *Sex, Death, Enlightment,* de Mark Matousek, Riverhead Books, 1996, Nueva York.

Pero revolcarse una y otra vez en las brasas emocionales de los eventos pasados mediante la terapia puede llegar a ser un doloroso calvario, y pasado un cierto punto puede resultar totalmente contraproducente si te lo tomas demasiado en serio. Desde la perspectiva actual, resulta claro lo fútil que es tratar de «descubrir» quién es uno: eso es como intentar atrapar el viento. El yo individual que la psicoterapia pretende ayudar es, de hecho, una ilusión, y ese es todo el problema. La percepción crucial es ver quién o qué no es uno, y es improbable que la psicoterapia te lleve hasta allí.

Pero tanto antes del despertar como después de él, el organismo cuerpo/mente funciona tal como está programado y condicionado; así que siempre resulta valioso saber dónde tiene uno los puntos ciegos. El mero hecho de saber cuáles son y dónde están, sin necesidad de intentar «arreglarlos», puede ser extremadamente útil; pero más allá de eso, no tiene mucho sentido trabajar con el ego (o, por lo que a esto respecta, trabajar en la disminución del ego), puesto que se trata solamente de un holograma o una ilusión que no existe realmente por sus propios méritos.

A lo largo de toda la enseñanza de Ramana Maharshi se alude de continuo a que el ego, debido a que no tiene existencia real por sí mismo, desaparece o se desvanece tan pronto se le sitúa bajo la luz del cuestionamiento. Cuando se desvanece la falsedad que es el ego, lo que queda es la verdad. Es así de sencillo. Eso es lo que es el despertar. «La realidad es simplemente la pérdida del ego»[44].

Parece que hay mucha gente que es infeliz, y que la terapia, con todas sus variedades, puede servir de ayuda.

Bueno, sí. Es lo que tenemos a nuestro alcance: hay personajes del sueño que son infelices, de modo que van a terapia en

---

[44] Cita de Ramana Maharshi. *(N. del T.)*

el sueño y así se sienten más felices en el sueño. Es un sistema cerrado. Aunque hay también otras maneras de llegar a ser más feliz en el sueño. Pero lo esencial, en caso de que no lo hayas notado, es que la infelicidad es algo que es inherente al sueño. Así es como funciona la dualidad, y habrá una felicidad y una infelicidad relativas en tanto que haya una «esclavitud» a los términos del sueño.

En términos prácticos, nueve décimas partes —o más, de hecho— del problema observado, la así denominada «esclavitud» o, más prácticamente, la infelicidad, tiene que ver con el concepto de responsabilidad. La gente ama el concepto de libre albedrío, está dispuesta a morir por él, cree que no vale la pena vivir sin él. Pero un examen consistente revela que se trata tan solo de una idea, no de una experiencia real. La «causación» es tan compleja que no hay modo de afirmar verdaderamente que el «libre albedrío» aporte nada significativo a ninguna acción ejecutada por el cuerpo/mente que llamas tú mismo. ¿Puedes realmente hallar alguna acción que puedas probar con total certeza que fue solamente tuya, o eminentemente tuya, o incluso tuya en absoluto, y no resultado de la interconexión de una red de influencias relacionadas con la genética, el medio ambiente, la educación, la cultura, el condicionamiento, los «accidentes» históricos, los encuentros «fortuitos», etc.? Definitivamente no, no puedes.

Una vez se comprende esto, se puede ver que lo que consideramos individuos no son sujetos, no son los puntos de partida, sino que son objetos, instrumentos a través de los cuales actúa o fluye la Conciencia, la «fuerza cósmica», la «energía divina». Entonces el concepto de «responsabilidad» se relaja considerablemente y se desvanece. «Tú» no eres más responsable por lo que ocurre a través de la mente/cuerpo que llamas «tú mismo» de lo que lo es la flauta por la música que toca el músico con ella.

Y entonces llega la comprensión de que esto es igualmente cierto para cualquier otro cuerpo/mente. Y, desde luego, toda la saga de la responsabilidad —la culpa, el pecado, la vergüenza, el orgullo, la arrogancia, la malicia— sale volando por la ventana. «Tú» no «haces» cosas; y tampoco ningún otro; los eventos suceden, y suceden a través de los instrumentos denominados organismos mente/cuerpo, incluyendo el que llamas tú mismo.

No estoy seguro de poder aceptar que no hay responsabilidad personal, pero me doy cuenta de que lo que está usted describiendo sería de un gran alivio.

Es una carga imposible para el objeto, para el instrumento, tratar de asumir el peso de ser el elemento determinante, el sujeto, el responsable, el que aparentemente la pifia y lo lía todo: es para volverse loco, como se evidencia si echas una ojeada al mundo. Las únicas personas razonablemente felices y cuerdas son las que de un modo u otro aceptan lo que es como un despliegue en la Conciencia; incluso cuando ello adopta la forma de una fe simplona, como la que evoca la expresión «Suelta el control y deja hacer a Dios»[45]. La gente que está convencida de que puede y debe determinar las cosas por sí misma y que asume las consiguientes implicaciones de responsabilidad personal, se está cavando profundamente su propia fosa.

Y sí, por supuesto, es más maduro asumir la propia responsabilidad personal que cargar a los demás con la responsabilidad y la culpa, y por eso se enseña a las sociedades y a los individuos del sueño como una valiosa estrategia. Pero a la postre se ve que esto es igualmente un concepto tan vacío como el concepto de individuo en el que se basa.

---

[45] La expresión *Let go and let God,* que hemos traducido libremente aquí por «Suelta el control y deja hacer a Dios», es relativamente popular en diversos círculos cristianos norteamericanos y en múltiples programas de doce pasos. *(N. del T.)*

Hay en esto mucho abandono del control.

La enseñanza nuclear, central e irreductible que ha sido manifestada de un modo u otro por cualquier instructor que valga la pena escuchar, es la misma que se encuentra contenida en una línea de las escrituras hebreas: «Aquiétate y sabe que yo soy Dios». En realidad, no hay nada que enseñar; basta con aquietarse y todo lo que puede ser sabido está ya aquí. Todo lo demás es materia del sueño, todo lo demás es solamente ruido, todo lo demás es esclavitud.

Pero incluso soltar el control, o aquietarse, suena a algo que uno se esfuerza por intentar lograr, y la enseñanza que he escuchado dice que no hay nada que uno pueda hacer.

La idea de que no hay hacedor es, en esencia, muy simple, pero aun así resulta difícil al principio hablar o incluso pensar claramente acerca de esta noción debido a que nuestro lenguaje y nuestros conceptos no están preparados para ello. Los chinos tienen una frase, *wei wu wei*. *Wei* es acción y *wu* es una negación, de modo que *wu wei* significa no-acción. Esto da lugar a la dualidad básica: acción o no-acción. Pero entonces aparece la alternativa experimental del *wei wu wei*, que es la «acción que no es acción». *Wei wu wei* no es permanecer sentado sin hacer nada, ni lo contrario, estar corriendo por ahí tratando de lograr cosas, sino la experiencia de que la acción necesaria sucede por sí misma. La clave está en la noción de quién es el hacedor de la acción. Nadie. La acción sucede sin hacedor. Es aquí donde nuestro lenguaje y nuestros conceptos se ven en dificultades.

A mi mente le resulta difícil atrapar esa idea.

¿La mente de quién? ¿Qué mente? El «tú» que tú crees que

tiene una mente es una ilusión, una idea que a todos nos enseñaron a creer, pero que resulta carente de base y de realidad. Es posible llegar a ver esto con claridad. Cuando miras directamente a la mente resulta que no hay ninguna «mente» en realidad. ¿Qué es la mente? No hay una cosa separada tal.

Lo que hay, lo que todos experimentamos, es un flujo aproximada y aparentemente continuo de pensamientos. Es a esto a lo que llamamos «mente», creyendo que esta corriente de pensamientos se genera en el interior de nuestros cráneos. Esto es lo que se nos ha enseñado a creer desde el día uno; pero remítete a tu propia experiencia. De hecho, sabes que «tus» pensamientos vienen de otra parte. A veces decimos: «¡Me pregunto de dónde me vino esa idea!». Pues de donde vienen todas las ideas: de la Conciencia, de la Fuente. Los instrumentos mente/cuerpo humanos no son puntos de partida, no son las fuentes emisoras. Son solo estaciones repetidoras, mecanismos a través de los cuales pasa la Conciencia. Y es de la Conciencia de donde proviene la enseñanza «tú no eres el hacedor». «Tú» no puedes ser el hacedor de nada; las cosas suceden a través del organismo cuerpo/mente que «tú» piensas que eres.

Si yo no soy el hacedor de ninguna acción, ¿quién lo es?

Si lo necesitas, puedes pensar que las cosas las hace la Conciencia a través de los instrumentos llamados organismos cuerpo/mente. Pero finalmente eso no es más que una proyección donde la «Conciencia» es un ser, una entidad que hace las cosas y que se asemeja a «Dios». A menudo se dice que quien hace o piensa o experimenta es la Conciencia, o la presencia, o el Amor, o el Amado. Puede que hablar así resulte reconfortante o inspirador, pero no es más que un modo poético de emplear el lenguaje y los conceptos. En última instancia, se cae toda idea de hacedor alguno.

Finalmente, no hay hacedor y tampoco hay cosa alguna hecha, solo hay haciendo. No hay experimentador ni hay experiencia, solo hay experimentando. Y eso es lo que la Conciencia *es:* la Conciencia no *hace* nada; la Conciencia *es* todo. Todo es total y absolutamente *im*personal, tanto en el sentido de que no hay ninguna persona aquí que sea «yo» como en el sentido de que no hay ninguna persona divina en absoluto.

Esta es la esencia de la no-dualidad: Solo hay Todo Lo Que Es. Y Eso es lo que Yo Soy. No hay ninguna otra cosa, ni un «yo» aquí ni un «dios» en alguna otra parte. Todo es Yo.

Escucha ahora a Wei Wu Wei:

Todo dicho y hecho:
Todo es Yo
y yo soy nada.
Todo fenómeno es una manifestación objetiva.
Lo que yo soy objetivamente es la totalidad de la manifestación fenoménica.
Lo que soy subjetivamente es todo lo que todos los fenómenos *son*.
No hay nada personal en lugar alguno ni en ningún nivel.
La noción personal no es inherente
¡pero constituye *todo el problema!*

39
Una astilla...

*Los cuervos afirman que un solo cuervo
podría destruir el cielo.
Incuestionable es la cosa, pero no prueba nada
contra el cielo,
porque «cielo» significa precisamente
la imposibilidad de los cuervos.*

FRANK KAFKA

I

Unas pocas líneas de diálogo de la película *Mátrix:*

«Morfeo»: *Supongo que ahora te sentirás un poco como Alicia: cayendo por la madriguera del conejo.*
«Neo»: *Se podría decir que sí.*
M: *Puedo verlo en tus ojos. Tienes la mirada de un hombre que acepta lo que ve porque espera despertarse. Irónicamente, eso no dista mucho de la realidad. ¿Crees en el destino, Neo?*
N: *No.*
M: *¿Por qué no?*
N: *No me gusta la idea de no ser yo el que controle mi vida.*
M: *Sé exactamente a lo que te refieres. Te explicaré por qué estás aquí. Estás aquí porque sabes algo. Aunque lo que sabes no lo puedes explicar. Pero lo percibes. Ha sido así durante toda tu vida. Algo no*

funciona en el mundo. No sabes lo que es, pero ahí está, como una astilla clavada en tu mente, y te está enloqueciendo. Esa sensación te ha traído hasta mí. ¿Sabes de lo que estoy hablando?

N: *¿De Mátrix?*

M: *¿Te gustaría saber lo que es?*

Mátrix nos rodea. Está por todas partes, incluso ahora, en esta misma habitación. Puedes verla si miras por la ventana o al encender la televisión. Puedes sentirla cuando vas a trabajar, cuando vas a la iglesia, cuando pagas tus impuestos. Es el mundo que ha sido puesto ante tus ojos para ocultarte la verdad.

N: *¿Qué verdad?*

M: *Que eres un esclavo, Neo. Igual que los demás, naciste en cautiverio, naciste en una prisión que no puedes ni oler ni saborear ni tocar. Una prisión para tu mente. Por desgracia no se puede explicar lo que es Mátrix. Has de verla con tus propios ojos.*

Recuerda, lo único que te ofrezco es la verdad. Nada más.

...

M: *¿Alguna vez has tenido un sueño, Neo, que pareciese muy real? ¿Qué ocurriría si no pudieras despertar de ese sueño? ¿Cómo diferenciarías el mundo de los sueños de la realidad?*

...

N: *¿Entonces, esto no es real?*

M: *¿Qué es «real»? ¿De qué modo definirías «real»? Si te refieres a lo que puedes sentir, a lo que puedes oler, a lo que puedes saborear y ver, entonces lo «real» son simplemente señales eléctricas interpretadas por tu cerebro.*

...

N: *Sé lo que intentas hacer.*

M: *Intento liberar tu mente, Neo. Pero yo solo puedo mostrarte la puerta. Tú eres quien la tiene que atravesar.*

II

Los últimos años había ido por ahí contándoles a mis amigos, a mis conocidos, a la gente con la que me cruzaba durante mis viajes chamánicos, incluso a mi terapeuta (lo cual tenía sus riesgos), que la realidad no era lo que parecía ser. Les decía que la estructura entera de la realidad me resultaba muy sospechosa; como si se tratara de algo falso, amañado, un montaje. Había veces en que me paraba en seco, fuera lo que fuese lo que estuviera haciendo, porque la sensación era muy fuerte. *Aunque lo que sabes no lo puedes explicar. Pero lo percibes. Ha sido así durante toda tu vida. Algo no funciona en el mundo.* Como una sensación de *dèjá vu*, excepto que en este caso se trataba de la sensación de que casi veía algo: casi veía a través del holograma la farsa que llamamos «mundo real». Y me sentía frustrado porque la visión nunca se revelaba del todo; se mantenía elusiva como una astilla clavada en mi mente.

Esta sensación resultaba aún más poderosa cuando leía algo relacionado con algún descubrimiento científico. La aparición de una nueva galaxia ahí fuera, donde habían mirado anteriormente sin ver nada, mientras que el astrónomo entrevistado afirmaba que «seguramente la habían pasado por alto» hasta entonces. O el descubrimiento de una nueva partícula subatómica que se sumaba a los mesones, gluones y quarks. Los hallazgos seguían sucediéndose de un modo otro. Y yo no podía evitar sentir: «Sí, vale. Demasiado conveniente».

Le dije a mi loquero que estaba empezando a convencerme de que, de un modo u otro, hacíamos que sucedieran las cosas sobre la marcha. No podía explicar ni cómo ni porqué, pero la cosa no acababa de cuadrar, no tenía sentido, no se sostenía ante el escrutinio de un escéptico. Demasiadas excepciones a cada regla, demasiados sucesos y efectos inexplicables que todo el mundo —científicos y doctores y teólogos y profesores y dependientes de comercio y vendedores de alfombras a la par— intentaba descartar y omitir y resolver con explicaciones estúpidas.

Era esta astilla en mi mente lo que me había inducido a explorar el chamanismo y a hacer cosas extrañas en compañía de curanderos tribales en medio de la selva amazónica, jugueteando al filo del «*¿De qué modo definirías "real"*»..., hasta que me desplomé... y finalmente vi lo que había estado viendo.

La Verdad, Quién Eres, lo que «realmente» Es, está siempre aquí; siempre ha estado aquí. No es algo nuevo que tengas que aprender. Es algo que nos resulta verdadera, completa y totalmente familiar, aun cuando no seamos conscientes de que nos damos cuenta de su realidad. Este es el impacto que produce el reconocimiento cuando este ocurre: una completa familiaridad. Y claro, ¡así ha sido desde siempre! Es incluso más que familiar: esta verdad te resulta de lo más íntimo que puede existir; es más familiar y más íntima a ti que ninguna cosa que puedas pensar o creer o «saber» de ti mismo. Porque esas cosas que crees que «sabes» de ti son a la postre meras construcciones mentales, creencias, capas añadidas que se hallan fuera de la verdad más íntima de ti mismo, una verdad que estás persuadido de que ignoras. Y sin embargo, sí que la conoces. Regresa. Es tu propio Ser.

En una ocasión en que me hallaba en Bombay, me encontraba una tarde ante una sorprendente tienda-agujero-en-la-pared en la barriada del antiguo fortín de la ciudad. Vieja, oscura y lúgubre, la tienda estaba especializada en todo tipo de artesanía india. El propietario me recibió en la puerta con la clásica hospitalidad que despliegan los mercaderes orientales ante un presunto cliente. Me ofreció un asiento y una taza de *chai* caliente, y él y sus ayudantes procedieron a exhibir ante mí un desfile de tallas de madera de sándalo, esculturas de bronce, estatuas, alfombras, pañuelos de seda, joyas, muebles, cajas, cofres, figuritas, cuadros, dioses, diosas, budas...

Una particular especialidad de la casa eran las pantallas de madera labrada. Se trataba de biombos compuestos de cuatro o cinco paneles de unos cincuenta centímetros de ancho por ciento ochenta de alto, engarzados entre sí mediante bisagras. Una tras otra fueron desplegándose ante mí estas mamparas de teca labrada, ¡y eran impresionantes! Cada centímetro cuadrado de cada panel estaba intrincadamente tallado; y eran tallas que perforaban de parte a parte la madera de casi tres centímetros de grosor, de modo que podía pasar el aire a través de los paneles, lo cual era precisamente lo que motivaba que los llamaran «pantallas».

Mientras examinaba la talla de una de las pantallas descubrí que cuanto más acercaba la vista, más veía. Era asombroso. Había caravanas de elefantes, el palacio del rajá, tigres en la jungla, el gran río Ganges, *sadhus,* templos, mujeres desnudas, procesiones, la vida entera del Buda, el mito del dios Ganesha, el príncipe Arjuna en medio de la batalla, más mujeres desnudas, Shiva manifestando el mundo mediante su danza, y así sucesivamente, incluyendo toda la historia de la India, del mundo, del universo. El labrado era maravilloso. El fleco de las alfombras que recubrían las espaldas de los elefantes tenía un minucioso detalle, las mujeres desnudas estaban... muy detalladas... No había una sola imagen individual que tuviera más de cinco centímetros, y este mismo detalle se extendía por toda la superficie.

La pantalla labrada retuvo por completo mi atención durante algún tiempo. Finalmente, al hilo de esa concentración, comencé a percatarme de algo más, algo que estaba ocurriendo y de lo cual era consciente a un cierto nivel, aunque no había estado prestándole atención. El propietario del comercio y sus ayudantes proseguían con su tarea, revoloteando por los alrededores extrayendo más mercancía: «Y también tenemos...». «Todo a un precio especial para usted...». «Por favor, caballero, si fuera tan amable de contemplar esto...». Yo seguía sentado en la silla, sosteniendo todavía media taza de té dulce mientras me inclinaba hacia la mampara que se alzaba a medio metro delante de mí, escudriñando el maravilloso paisaje labrado, cuando...

Pum. Mi foco visual cambió y de súbito me hallé mirando *a través* de la mampara. De hecho, la mampara y su universo tallado, que hasta entonces habían estado copando toda mi atención, se volvieron repentinamente vagos y borrosos, casi transparentes: estaba viendo a través de la pantalla, más allá de ella, hacia...

...Bien, aquí cesa la analogía, porque lo que estaba viendo a través de la pantalla era el resto de la tienda, con su entusiasta personal apilando elefantes de palisandro y grabados de latón.

Pero sea como fuere... Pum... Algo muy simple, algo muy ordinario... Lo inesperado de ver a través del velo... El trasfondo, el sustrato... Lo que siempre está ahí y es definitivamente «real» y auténtico, pero que pasaba desapercibido porque nuestro foco visual se centraba sobre la pantalla artificial tendida ante nuestra mirada, se centraba sobre *el mundo que ha sido puesto ante tus ojos para ocultarte la verdad... Una prisión para tu mente.*

Lo que siempre está ahí, Lo Que Es, Quien verdaderamente Eres, es precisamente el trasfondo, el *medio* en el cual aparece el falso holograma, Mátrix, *maya*.

Volviendo a cuando me encontraba en el seminario estudiando teología, había por aquel entonces un teólogo protestante, creo que se llamaba Paul Tillich, que agitaba las aguas señalando hacia «Dios» no como algo personal sino como «el fondo de nuestro ser». Es el trasfondo, el sustrato, el *milieu divin*[46] de Teilhard de Chardin, en el cual todo lo demás, incluyendo la ciencia y la filosofía y los dioses y los árboles y los pensamientos y la gente y las montañas, aparenta existir.

---

[46] El medio divino, en francés en el original. (*N. del T.*)

Tienes la mirada de un hombre que acepta lo que ve porque espera despertarse. Irónicamente, no dista mucho de la realidad. Quien eres realmente *sabe* que estás dormido y *está* aguardando el despertar. Pero ninguna cantidad de enseñanza o de aprendizaje o de charla o de escucha o de intento o de práctica puede lograr que ello ocurra. Esta es la enseñanza de todos los maestros y es también mi propia experiencia: *no se puede explicar lo que es Mátrix. Has de verla con tus propios ojos.* El «pum» del cambio de foco no puede enseñarse; ni siquiera puede *hacerse*. Tiene que *suceder* por sí mismo.

Este es el mensaje recurrente de los místicos de todas las tradiciones: puedes asaltar las puertas del cielo, pero no hay garantía ni fórmula ni práctica alguna que te asegure que se abrirán. Para ello solo cabe una gracia inmerecida y estar predispuesto a ser sorprendido por la dicha y a recibir el don de la absoluta vaciedad de ti, del Ser Conciencia Bienaventuranza que ya eres.

III

Escucha. Se dice entre los seres humanos que cualquier ser humano individual puede alcanzar la iluminación. Bien, dentro del contexto en el que se hace esta afirmación, esto es incuestionable. Sin embargo, eso no te dice absolutamente nada acerca de la iluminación; porque la «iluminación» significa precisamente: la imposibilidad de la existencia de ningún ser humano individual.

40
Quieta extensión

Total quietud.
Tal es la forma y apariencia de tu mente original.
Tu propia naturaleza es esencialmente pura
y totalmente quieta.

HUI HAI

Mente es Buda.
No mente, ¡no Buda!

BASHO

I

La Comprensión última es un ver y un saber
más que un comprender.
Y satisface toda pregunta
aunque no responde a ninguna.
Las respuestas resultan tan irrelevantes
como las propias preguntas;
ambas cesan en el ver.

No juzgues el cuestionamiento o el anhelo,
la búsqueda o la tristeza,
la impaciencia o la resistencia,

la apertura o la entrega.
Todo es el perfecto despliegue tal cual:
solo obsérvalo y sabe que tú no eres eso.
Tú eres Conciencia Amorosa en la que todo surge.
Tú eres el Quieto Espacio Compasivo en el que la vida
que consideras «tú mismo»
se despliega.

Esta Quieta Extensión de Aceptación entre pensamientos
es Todo Lo Que Es.
Eso es Lo Que Eres.
Permite que el Amor que es esta Quietud que Tú Eres
te Abrace,
te Inunde.
¡Svaha!

41
Visión periférica

Cuando alguien me pregunta quién es él
o qué es Dios,
sonrío por dentro y susurro a la Luz:
«Ya estás otra vez fingiendo».

ADYASHANTI

Quizá la razón de que la Comprensión no sea una ocurrencia más común se deba a que es demasiado simple, demasiado próxima al hogar, demasiado sutil. Toda búsqueda se realiza en la dirección opuesta a donde se halla la Comprensión, hacia alguna otra cosa, hacia algo más glorioso. Considera esto: una respuesta común cuando sucede la Comprensión es la risa. Una respuesta usual es: «¡Oh, eso!». Justo aquí, eso que te resulta de lo más familiar pero que hasta entonces pasabas por alto debido a que la mirada se dirigía a otra cosa, a algo más lejano. De ahí que el hallazgo resida en la detención, en la quietud. «Aquiétate y sabe que Yo soy Dios». Tu estado natural, sutil, se pierde, pasa desapercibido si hay movimiento positivo, indagación directa, pensamiento activo, cualquier cosa que no sea profunda quietud.

Una metáfora. En la retina de tus ojos hay dos clases de células fotorreceptoras: las células cono y las células bastón. Las cono se concentran en torno al centro de la retina de forma que enfocan lo que se encuentra en el centro de tu campo visual, y son ellas las que registran los matices luminosos, especialmente los colores. Las bastón, que proliferan en los bordes de la retina, captan lo que se encuentra en los bordes de tu campo visual, es decir, en tu visión periférica. No distinguen el color, solo pueden discernir el blanco y negro, pero captan los contrastes mejor que las cono. Esta es la razón de que las células bastón sean tan importantes para la visión nocturna, y explica un fenómeno singular: el hecho de que se vea mejor de noche con la visión periférica.

Caminando de noche por los bosques de Vermont, descubrí a temprana edad que lo bien que se manejara uno en la oscuridad, lo que uno alcanzara a ver, dependía de la manera de mirar. Ocurría repetidamente que si veías un movimiento con tu visión periférica y volvías la mirada para contemplarlo directamente, solo veías oscuridad. Con el tiempo se aprende a no volver la mirada, a no mirar directamente, sino a mantener la cosa en la visión periférica, justo en el punto donde casi no la estás mirando en absoluto. Es entonces cuando mejor se ve.

¡Qué sutileza! Lo real se pierde, pasa desapercibido si hay movimiento positivo, indagación directa, pensamiento activo, cualquier cosa que no sea profunda quietud. Lo enfocas y desaparece. Todo el charlar, todo el hacer preguntas, leer libros, meditar, pensar, focalizar, buscar, todo ello es contraproducente porque está encarrilado hacia la dirección equivocada, creando actividad y turbulencia y ruido. Así como hay *wei wu wei,* la acción que es no-acción, la acción que no es buscada, que no es volitiva sino atestiguada como un evento espontáneo, así también hay un ver que es no-ver, un ver que sucede sin intención, sin mirar.

Despierto en el sueño, mi actividad cotidiana es mirar sin ver de veras. Es lo que se llama ver sin mirar, un ver que ocurre sin que haya alguien que mire.

Las poesías de Rumi y Hafiz, de Kabir y Tagore, tratan todas ellas de esto, de esta mirada oblicua, creando una apertura quieta y sigilosa donde puede manifestarse presencialmente la sutileza que pasaría desapercibida en caso de mirarla directamente.

¡No anheles la unión!
Hay aún una mayor proximidad más allá de ella...
Enamórate de tal modo
que el amor te libere de todo vínculo.
El amor es la luz del alma, el sabor de la mañana;
no es yo, ni nosotros, ni reclama ser...
Al igual que los ojos en silencio, las lágrimas o el rostro [47],
el amor es inefable.

RUMI

Es inefable porque hablar de él produce el mismo efecto que mirar directamente. Es el Principio del Observador, aunque a la inversa [48]. Tu verdadera naturaleza, Lo Que Es, es pura Conciencia Subjetiva. Así que si haces de ti un observador para tratar de hallarla, para tratar de verla, para tratar de convertirla en un objeto, no la verás en parte alguna porque, en tanto que objeto, ella no es. Tú ya eres Pura Conciencia en la que todo surge. Así pues, ¿cómo podrías hallarla ahí fuera cual objeto? Cuando uno está en quietud, esto se sabe.

La magnitud del error perceptivo, de la malinterpretación, es tremendamente pasmosa. De ahí la risa cuando finalmente ocurre el ver, porque se ve entonces que antes ni siquiera nos aproximábamos a la realidad. Casi todo el empeño humano, des-

---

[47] En la terminología sufí, los ojos simbolizan la cualidad del misterio de la visión de Dios, mientras que el rostro es una alusión al aspecto de la Identidad divina. *(N. del T.)*

[48] Principio que describe un fenómeno similar, aunque más simple, que el descrito por el principio de incertidumbre de Heisenberg. Según él, el proceso de observar un sistema influye sobre el mismo, de modo que hay incertidumbre acerca de si lo que se observa es lo mismo que ocurre en el sistema cuando no hay observador. *(N. del T.)*

de la vida cotidiana, los pensamientos y acciones cotidianas, hasta la filosofía y la teología, la psicología y la sociología, la biología, la física, la historia y la política, se sustenta por entero en una premisa completamente errónea y se encamina frenética, despreocupada e ignorantemente en la dirección errónea.

Solamente en la no-acción puede suceder algo significativo. Este es el sentido de la admonición de Krishna en la *Bhagavad Gita* de «estar despierto a lo que el mundo está dormido, y dormido a lo que el mundo está despierto»[49]. Permanecer en silenciosa quietud, sin hacer nada, atento, es lo único que no es una pérdida de tiempo.

Un momento. ¿Y qué pasa con el inconsciente?

¿Con qué inconsciente?

Con lo que llamamos inconsciente. La mente inconsciente, el yo inconsciente.

A esto es a lo que me refiero cuando digo que todo está basado en una premisa errónea. Cuando asumes la ampliamente extendida (aunque infundada) creencia en un yo individual y en una mente individual, puedes entonces subdividir esa mente en cualquier cantidad de partes conscientes, subconscientes, inconscientes y supraconscientes, y desarrollar ciencias enteras para tratar con cada una de ellas. Pero con todo eso te estás precipitando temerariamente cuesta abajo por un callejón sin salida. Eso os mantendrá a ti y a todos los que conoces ocupados en el sueño durante innumerables generaciones sin llegar jamás a sitio alguno.

Pero cuando busco descubrir las razones inconscientes por las que hago las cosas que hago o siento de la manera que siento, encuentro

---

[49] Estancia segunda, sloka 69. *(N. del T.)*

que esto parece conectar con un nivel que es más real y más significativo, el nivel inconsciente, que es el que impulsa y motiva este nivel consciente más superficial.

Claro. Y este tipo de búsqueda conduce a que el organismo cuerpo/mente funcione a un nivel superior, una vez se entienden las fuerzas que están operando.

Desde luego que sí.

Sí. Pero resulta que todo eso está dentro del sueño, dentro del constructo mental en el que estos fenómenos, que son el organismo cuerpo/mente y el yo individual y la mente dividida en varios niveles, tienen todos una aparente realidad. En este sueño hay cosas que se experimentan como placenteras y cosas que se experimentan como dolorosas. Si uno de los personajes soñados tiene una niñez conflictiva, gran parte de la vida posterior de ese personaje puede resultar infeliz. Si se somete a una terapia exitosa, puede que parte del resto de su vida sea más feliz. Hay muchas cosas en el sueño que, en caso de suceder, pueden lograr que una parte del sueño sea menos desagradable. Si el personaje toma clases de cocina, puede que tenga más oportunidades de disfrutar de alimentos más sabrosos que unas simples habichuelas enlatadas. Si asiste a un seminario y aprende una nueva estrategia o una nueva manera de pensar o de actuar, el sueño se experimentará de una nueva manera que puede ser más del agrado del personaje soñado. El mundo está lleno de maneras de mejorar la experiencia del sueño, desde las más triviales hasta las más profundamente valiosas y útiles.

Pero ninguna de ellas tiene nada que ver en modo alguno con lo que estamos hablando aquí. No estamos hablando de mejorar tu experiencia del sueño. Estamos hablando de ver el sueño como lo que es: como un constructo mental, una fantasía generada por la mente, una proyección de eso que denominamos «mente» y que de hecho no existe, ni en forma consciente ni inconsciente.

¿Qué quiere decir con que la mente no existe?

¿Qué mente? ¿Qué es eso que llamas mente?

Bueno, probablemente podría estar de acuerdo con que no hay una «cosa» llamada mente. No es un órgano, porque pienso que está en todo el cuerpo y no solo en el cerebro; pero la mente es parte del organismo cuerpo/mente.

De modo que en vez de decir que es una «cosa», ¿podría decirse que la mente es una función?

Sí, vale, es la función pensante, la función razonadora, e incluso más que eso: existen las intuiciones y otras cosas que suceden subconscientemente, y eso es mente también.

Estoy de acuerdo en que hay un funcionamiento en estos organismos cuerpo/mente. Hay un funcionamiento físico y hay un funcionamiento mental. El funcionamiento físico se experimenta como actividad corporal de diversas clases. El funcionamiento mental se experimenta como pensamientos y actividad mental. Y tales actividades, que la tradición budista denomina *skandhas* y que están constituidas por los procesos de pensamiento, las percepciones sensoriales y, en general, por el funcionamiento del organismo cuerpo/mente, son la razón de que se asuma que hay algo o alguien aquí haciendo tales cosas. Pero esa asunción es infundada. Despertar es percibir que los *skandhas* están vacíos de un yo individual que los ejecute. Todo lo que hay es Conciencia. Hay un funcionar aparente de la Conciencia a través de estos aparentes organismos cuerpo/mente, pero tales organismos no existen como entidades separadas.

Por eso decimos que esto es un sueño. Nada, incluyendo el organismo cuerpo/mente que llamas tú mismo, existe como algo separado en sí mismo, sino solo como un funcionamiento aparente en la Conciencia. No hay una mente o un yo separados, sino solo personajes soñados en el Ser o la Conciencia. Lo único que está sucediendo en este aparente organismo, en estos personajes soñados, son los pensamientos. Eso es lo que nosotros experimentamos: experimentamos la ocurrencia de los pensamientos. Pero de ahí a asumir que se originan en el interior de estas cabezas en algo que llamamos mente, hay un salto injustificado. Esa es la percepción errónea básica a partir de la cual surge todo lo demás: el dualismo, la ilusión de separación, el *samsara*.

Así que esto... [pausa] Espere. ¿Está usted diciendo que esto que estoy diciendo ahora mismo no lo estoy diciendo yo, no está surgiendo de esta mente?

Exactamente.

[Pausa] *...De acuerdo, usted dice que esto es un sueño. Entiendo la analogía; la verdad es que es muy sencilla, pero no veo la aplicación.*

El valor de la analogía del sueño es que da una idea de cómo es que la realidad física, toda la realidad consensuada, es esencialmente no real, aunque a la vez es real en cierto sentido. La analogía tiene que ver con lo que pensamos de los sueños que experimentamos mientras dormimos. Si sueñas algo mientras duermes, no dices al despertar que lo que sucedió en el sueño aconteció «realmente»; sabes que solo fue un sueño. Por otra parte, fue un sueño «real»: si le cuentas a alguien el sueño que tuviste, no te lo estás inventando ni mientes, ya que realmente tuviste el sueño. Cuando afirmamos que el sueño no es real, nos referimos a que no es real en el sentido en que lo es la realidad consensuada, en el sentido de que el sueño no tiene una existencia independiente por sí mismo del modo en que los objetos parecen existir: solo existe como sueño de aquel que lo está soñando.

Lo que te estoy diciendo es que este es igualmente el caso para todo lo que llamamos realidad, para lo que llamamos realidad consensuada, para lo que la humanidad acuerda en general que es real. Nada de esto es real en el sentido en el que tú crees; todo ello existe solamente como un sueño en la Conciencia. Tiene una cierta realidad, efectivamente; existe en cierto modo. Dado que todo lo que hay es Conciencia, y que esto existe en la Conciencia como una expresión de la Conciencia, puede afirmarse que goza de una cierta existencia. Pero no existe por sí mismo, independientemente; está aquí solo como una expresión, como una proyección en la Conciencia, la cual es el soñador último; no tiene una existencia ajena a la Conciencia.

Otra analogía similar que no habíamos mencionado hasta ahora es la del holograma. Un holograma es, en realidad, solamente una ilusión creada mediante la proyección de un rayo de luz coherente. Sin embargo, un holograma muy sofisticado podría llegar a tener potencialmente un aspecto y un sonido y, en definitiva, una apariencia muy «real», tan real como la realidad física, hasta el punto de que podrías interactuar con el holograma de una persona como si estuviera ahí la persona «real», cuando de hecho no sería así.

Sí, pero un holograma nunca parecería realmente real ya que no es sustancial; puedes atravesarlo con la mano o caminar a través de él, por ejemplo. Y por eso digo que no veo la aplicación de esas analogías. No creo que usted o que esa pared sean hologramas o sueños porque son muy sustanciales; no puedo caminar a través de usted.

Exactamente. Así que te pregunto, ¿en qué circunstancias parecería un holograma muy sustancial? O pongámoslo de otro modo: ¿a quién le parecería sólido un holograma?

A otro holograma...

Exacto.

Yo... [larga pausa]...

Tómate el tiempo que necesites.

La... [pausa]. Lo siento, pero parece que he perdido el hilo.

Quédate un rato así. Relájate, no trates de luchar contra ello, quédate quieto un minuto... [pausa]. ¿Puedes decirme de qué estábamos hablando?

Humm... de advaita, de no-dualidad.

¿Qué es lo último que se dijo antes de que perdieras el hilo de pensamiento?

Me temo que me he quedado en blanco.

No pasa nada. ¿Un poco desorientado?

Sí. Estoy bien, pero ha sido definitivamente extraño.

«Pues igual que a un extraño, acógelo bien»[50]. Permanece simplemente con esa desorientación durante un rato antes de que se desvanezca. Saboréala, capta su sensación. Lo que te su-

---

[50] William Shakespeare, *Hamlet*, acto I, escena 5.

cede es muy hermoso. Es, en verdad, lo que has estado buscando, aunque no te des cuenta.

Lo último que hiciste antes de quedarte en blanco fue reconocer la posibilidad de que todo esto parece real solamente debido a que «tú» mismo tampoco eres real. Dijiste que solo un holograma percibiría a los demás hologramas como sustanciales o «reales». Se te ocurrió la idea de que a lo mejor «tú» eres solamente un holograma.

¡Ah, sí!

Pues bien, si no te lo hubieras tomado como una auténtica posibilidad, eso te habría parecido simplemente una idea interesante y te habrías quedado tan campante. Pero debido a lo que está pasando aquí, ese sentido condicionado y desarrollado de ser un yo individual que es el ego se vio confrontado con la posibilidad real de que eso que siempre has pensado que eres «tú», ese aparato mente/cuerpo que opera en el mundo, no existe en modo alguno como algo real, sino tan solo como un holograma, una proyección, un sueño; y el ego no es capaz de afrontar tal cosa, así que se marchó.

Esta es la diferencia entre el entendimiento intelectual, mediante el cual uno da vueltas a estas ideas y las argumenta, y la Comprensión, que va a lo más profundo, hasta un nivel donde el ego, el sentido de yo individual, explota y es aniquilado. No hay duda de que experimentar eso resulta un tanto desorientador, ¿no es cierto? El sentido egoico del yo se pasa todo el rato intentando tener el control, y eso significa tratar de mantenerse alejado de esos momentos de desorientación en los que se desfonda y no sabe qué hacer.

Esto es muy hermoso. A esto es a lo que me refiero cuando hablo de hacer la pregunta peligrosa, la pregunta que puede acabar con tu vida. La simple idea de que este «tú» no es real, de que es solo un pensamiento, una proyección, te paró en seco. Por eso te dije que saborearas esa sensación de desorientación. Conócela, no la temas, acógela. Algún día regresarás allí. Ese lugar donde el ego está completamente desorientado es precisamente lo que estás buscando. La práctica zen de meditar acerca de *koanes* irresolubles, por ejemplo, está diseñada para llevar al ego/mente a ese lugar donde no da abasto y se queda en blanco. Un día, en vez de salir rebotado para regresar de inmediato a lo familiar, te quedarás ahí, caerás más hondo y saldrás por el otro lado. Entonces ya no volverás. Entonces ya no estarás en parte alguna. Te resultará perfectamente obvio que no hay ninguna mente, no hay ningún yo, no hay ningún «tú», no hay este lado y otro lado, ningún lugar a donde regresar. A eso es a lo que se llama despertar.

Desde luego, hazte el favor de no ir por ahí tratando de desorientarte. Eso sería una vez más la falacia prescriptiva/descriptiva. Esto únicamente describe lo que sucede, no algo que hayas de hacer. Tú no puedes provocarlo. Solo acógelo cuando llegue.

Suena un poco atemorizante; de hecho, como si uno pudiera perder la cabeza.

Tú no tienes una mente que perder, solo perderás la idea errónea de que tienes una. Pero atemorizante sí que es. Es el ego, el sentido de ser un yo individual, reafirmándose a sí mismo y negándose a ir a donde ya no puede estar al mando, controlando. Por eso digo a veces que, dejados a nuestros propios medios, nadie elegiríamos esto. El ego no puede elegir su propia aniquilación. Afortunadamente, eso no depende de ti.

Todos hemos sido condicionados a tener miedo cuando llegamos a este punto, y a sentir temor de volvernos locos. Cuando se traspasan los límites de los parámetros del sueño que gozan de una aceptación casi universal, cuando se transponen los límites de la realidad consensuada y aparecen pensamientos que están genuinamente «fuera de la caja», fuera de la caverna de Platón, entonces es muy posible que acontezcan algunas experiencias en las que hay turbulencias psíquicas o dolor psicológico. Y además, todos los personajes del sueño pensarán que eres bastante raro. Pero créeme, el lugar auténticamente demente es este en el que te encuentras ahora, creyendo ser un yo separado, ignorando tu verdadera naturaleza, pensando que eres una cosa, sin darte cuenta de que Tú eres Todo Lo Que Es, pura Conciencia contemplativa en la que todo aflora; Ser Conciencia Bienaventuranza, Vertiéndose.

42
Sueños dentro de sueños

Nada que puedas explicar existe.
ROBERT ADAMS

---

*La conciencia es un singular
del que se desconoce el plural.*
ERWIN SCHROEDINGER

En estas páginas se utiliza abundantemente la analogía del sueño. Decir que tanto la conciencia vigílica como el mundo que aparece como «real» ante la conciencia vigílica son, en realidad, como un sueño no es más que una metáfora, la cual va de la mano con la metáfora del despertar. Ambas son analogías que se emplean para señalar en dirección a la Comprensión. Pero si se toman literalmente, estas imágenes pueden cobrar vida propia y desembocar en pensamientos y consideraciones respecto de cómo puede uno despertar del sueño, lo cual solo da lugar a un largo rodeo completamente innecesario.

El advaita tradicional establece una distinción conceptual entre tres estados o niveles de conciencia, por una parte, y por otra la Conciencia que los atestigua y que es previa o está por encima o más allá de ellos. Los tres estados son el estado de vigilia, considerado como el menos consciente de los tres o el de más profundo estupor; el estado de sueño, y finalmente el estado de conciencia correspondiente al sueño profundo sin sueños, el cual, para perplejidad de la mayoría de los occidentales, es considerado como el más claro, puro y «despierto» de los tres. Y por otra parte está la Conciencia en la cual aparecen estos tres estados de vigilia, sueño y sueño profundo, y que los percibe y experimenta.

Se da aquí una inversión del concepto de consciencia o de darse cuenta: el grado más profundo de consciencia, según el modelo advaita, corresponde a lo que Occidente denomina «inconsciente»; mientras que el estado que Occidente llama vigilia o estado despierto es el que el advaita considera más *in*consciente.

El modelo occidental concede total prioridad y valor al estado de vigilia, y ello está tan inculcado en nuestra manera de pensar que los demás estados se valoran únicamente a partir de la interpretación realizada desde dentro del contexto de la conciencia vigílica. Así pues, el modelo psicológico occidental consiste en llegar a hacer «conscientes» los procesos «inconscientes», es decir, en reconocer y reinterpretar los procesos «inconscientes» desde la conciencia vigílica. En consecuencia, las pautas de pensamiento que acaecen en la conciencia onírica son exhaustivamente interpretadas por la mente vigílica. Para el modelo advaita este proceso es precisamente el inverso del correcto, dado que rebaja los niveles más «altos» de consciencia (los oníricos) con el fin de adaptarlos al nivel «menor» (el vigílico).

James Carse examina este modelo advaita de la consciencia en su obra *Breakfast at the Victory: The Mysticism of Ordinary Experience*. (Carse es profesor de religión en la Universidad de Nueva York y, por lo que sé, no tenemos relación familiar. Pero con un nombre como ese, ¿quién sabe? ¿Y a quién Carse le importa?). Hablando de la Conciencia en la que emergen la vigilia, el sueño y el sueño profundo sin sueños, Carse señala que:

... mientras que este profundo estado (el propio de la Conciencia) no es conocido por los demás niveles de conciencia, cada uno de aquellos niveles es perfectamente conocido por él. En otras palabras, el auténtico autoconocimiento no consiste en conocer quién o qué es el verdadero yo, sino que reside en ser conocido por ese verdadero yo.

A la conciencia vigílica suelen parecerle muy extraños los sueños y los demás tipos de mensajes provenientes del denominado inconsciente o subconsciente, y ello debido precisamente a que tales mensajes no encajan en la «realidad» vigílica. La conciencia vigílica debe entonces interpretar el sueño con el fin de que este adquiera algún sentido a la luz de lo que ella acepta como «realidad».

De esta manera, el sueño se convierte en propiedad del yo vigílico, y la conciencia más profunda que en él moraba retorna a la sombra.
La forma usual de interpretar un sueño es traducir su contenido en términos que resulten familiares al yo vigílico. Si nos atuviéramos a la visión que los hindúes tienen de los niveles de conciencia, revertiríamos este proceso: nos preguntaríamos qué es lo que el yo onírico sabe del yo vigílico que este no puede saber de sí mismo.

Obsérvese que de estas líneas se desprende que Carse está pensando en los tres niveles de «conciencia» como «estados» pertenecientes a un «yo» individual, y está interpretando la tradición «hindú» o advaita en concordancia con ello. Incluso parece estar refiriéndose a la Conciencia última, a Todo Lo Que Es, como un cuarto estado que sería el «estado más profundo» de la consciencia individual. La ironía es que este es exactamente el tipo de análisis en el que se embarca el «estado vigílico» con el fin de lograr que lo que parece una enseñanza no solamente extraña sino también intrigante, termine alineándose con las creencias del estado vigílico; en este caso, la creencia en la existencia de individuos separados, cada cual con su propio nivel de «conciencia».

No obstante, el sentido de todo esto es que, mutatis mutandis, hay aquí un valioso vislumbre. Recordemos a Maharaj: «La mera idea de ir más allá del sueño es ilusoria». No está al alcance de la conciencia vigílica ir a parte alguna. La conciencia vigílica es el personaje del sueño y pertenece al sueño.

«El sueño no es tu problema». Lo que eres verdaderamente no es un personaje soñado, ni la conciencia vigílica, ni un estado, ni siquiera un «yo «superior» dotado de una consciencia más profunda aunque todavía individual. Más bien, lo que verdaderamente eres es Todo Lo Que Es, la Conciencia, el Absoluto, donde aparecen el sueño dormido y el sueño vigílico y el sueño sin sueños y todo.

La Conciencia, Todo Lo Que Es, no puede ser directamente conocida por la conciencia vigílica que denominas tú mismo, pues Ello no puede ser abarcado por este personaje soñado, no puede «convertirse en su propiedad». Pero tú, el «tú» que tú crees ser, es perfectamente conocido por Ello. Ello es lo que Tú eres.

43
Trinidad

Yo soy Presencia;
no yo estoy presente o tú estás presente
o él está presente.
Cuando uno ve la situación tal cual es realmente
—que no hay individuo alguno involucrado,
que lo que está presente es la Presencia toda—,
entonces, tan pronto esto es percibido,
hay liberación.

NISARGADATTA MAHARAJ

D*iría usted que cualquier sentimiento o emoción es la Conciencia apareciendo como tal sentimiento (por ejemplo de ansiedad o de calma), o más bien sucede que esos sentimientos aparecen en la Conciencia? Y la misma pregunta puede hacerse respecto a los pensamientos. Tal como yo lo veo, la rabia o la compasión son, en esencia, no diferentes de este bolígrafo que estoy utilizando... ¿Es esto verdad?*

En cierto sentido, depende de hasta qué grado de finura quieras dividir el átomo, por así decir. Al nivel más básico o «verdadero», nada es. Ramana Maharshi dijo: «Lo que no está en el sueño profundo, no existe». Lo único que hay en el sueño profundo es esa primigenia Conciencia original que ni siquiera es consciente de su propia conciencia. Es lo que Maharaj denomina tu «estado natural». El *koan* zen «¿Cuál era tu rostro antes de nacer tus padres?» apunta en esa misma dirección. Cuando nace el cuerpo, aparece una conciencia identificada; pero antes de nacer el cuerpo, y de nuevo después de la muerte, lo que eres es Conciencia sin identificación (Darse Cuenta, Presencia). Incluso durante lo que se denomina como periodo de vida del cuerpo, no eres nada más que eso, a pesar de que la identificación hace que ello resulte difícil de ver. No hay nada más que Conciencia. En esta Conciencia ocurren los pensamientos, en esta Conciencia ocurren los automóviles, ocurren las nebulosas, ocurren los sueños, ocurren los recuerdos, ocurren accidentes, ocurren emociones. Cuando se le preguntó a Ramana Maharshi si los dioses de la mitología hindú eran reales, respondió que eran tan reales como este mundo. Los mitos y el mundo físico son «reales» por igual. Los sentimientos, los pensamientos y los bolígrafos tienen todos la misma «realidad» o, dicho de otro modo, la misma «irrealidad».

Los físicos nos cuentan que cuando miras la «realidad» física con la suficiente proximidad, resulta que no es material en absoluto, sino que está compuesta de energía inmaterial. El concepto que a veces trato de expresar es que el «ladrillo» fundamental de toda la realidad que experimentamos a nuestro alrededor, incluyéndonos a nosotros mismos y a los mundos de cosas materiales y de energías y de pensamientos, es aquello hacia lo cual señala el término *Ananda* en la expresión hindú *Sat Chit Ananda*. La palabra sánscrita *Ananda* suele traducirse como «Bienaventuranza» o «Dicha», de modo que la gente suele hacerse ideas muy divertidas acerca de lo que quiere decirse con ese término. Pero lo que quiere decir es algo mucho «más vasto», y a veces surgen intentos de hablar de ello, aunque es extremadamente difícil decir algo que tenga sentido.

El concepto *Sat Chit Ananda* guarda cierto paralelismo con el concepto de Trinidad propio de la teología mística cristiana.

Ambos conceptos concuerdan en que en un principio, en el origen, se encuentra la Fuente inmoble, El Ser mismo, la Conciencia en reposo (Darse Cuenta; Ser; *Sat;* «el Padre»). Entonces, de algún modo inefable, hay como una especie de agitación, un movimiento, un aliento, una inflexión, un reflejo, o algo así, dentro de este inmoble Todo-Lo-Que-Es original. Esto es el *Logos,* la Conciencia refleja que, en sí misma, no es más que la propia Conciencia. Esta Conciencia, ahora consciente de sí misma pero que sigue sin estar separada de la Conciencia pura y que no es distinta de ella, es *Chit,* «el Hijo». Es quizá el aspecto Inteligente o Despierto de la Conciencia. El comienzo del Evangelio de San Juan («En el principio era el Verbo —el *Logos*—, y el Verbo estaba con Dios, y el Verbo era Dios. Este era en el principio con Dios...») trata de transmitir este mismo inefable.

Así que hay eso. Pero entonces hay algo más, algo que es incluso más inefable todavía. Tanto la tradición hindú como la cristiana ven que, de algún modo, hay algo más (conceptualmente hablando). En el cristianismo, a este «algo más» se lo denomina «Espíritu Santo», que a veces se describe o se define como «el Amor entre el Padre y el Hijo». De modo que no es algo que esté separado, en realidad, sino que es el Amor que ocurre en este movimiento o Aliento o agitación o Conciencia; un Amor tan total que no es otro que Dios mismo.

Es puro Amor; neutral, sin identificación alguna. La peculiar naturaleza de este Amor es que no puede ser contenido y se vierte sobre sí mismo. Es lo que yo llamo Verterse o Vertiéndose. Este Amor se derrama, se desborda, por así decir. Este Amor es inimaginable, y dudo incluso de calificarlo como amor. Es fiereza, poder, intensidad, paz, gloria, Brillo ígneo. Desborda total y completamente la experiencia humana y la capacidad humana de comprender. *Ananda* es un término tan patéticamente inadecuado como la palabra «amor». Y tanto la tradición cristiana como la hindú tienen totalmente claro que este *Ananda* o

Espíritu o Amor no es sino Dios, Ser, Conciencia. Dios o *Brahman* es Uno. Decir Padre, Hijo, Espíritu, o bien *Sat, Chit, Ananda,* es solo el recurso de expresar tres conceptos al unísono en un intento de triangular Lo Que Es. Pero no son más que conceptos, fruto de la mente en su pugna por estirarse con el fin de llegar a comprender. Estos conceptos y expresiones no son una «verdad» absoluta; solo son, quizá, unos indicadores útiles.

Cuando Maharaj realizaba su críptico comentario respecto a que todo surge del amor, a que la manifestación entera existe y tiene su sustento por, y en, y como este absoluto y primigenio amor, era a esto a lo que se refería. Este verterse de *Ananda* Dios bienaventuranza belleza amor gratitud intensidad poder Espíritu Quietud Perfección Brillo, es «energía», la única Energía que existe. Es todo lo que hay. Es la energía que los físicos detectan cuando investigan las partículas subatómicas y no hallan materia, sino una explosión energética. Parte de la visión que sucedió en la jungla fue la contemplación de esta Energía como un Verterse de la Fuente (e incluso esto es un concepto, apenas un vislumbre de lo inefable), un derramarse, un desbordarse en forma de esto, todo ESTO que aquí se experimenta como este mundo: pensamientos y motores diesel y ansiedad y ranas y humo y sueños diurnos y pavimentos de cemento. Esto es lo que estoy intentando expresar aquí: «Dios» o «Amor» o *Ananda* o «Espíritu» es precisamente la «sustancia» de la que todo esto está «hecho»; motivo por el cual «esto» no es sino «eso»; esto Es eso, está hecho de eso.

Otra manera de pensar acerca de la Trinidad *Sat Chit Ananda* es darse cuenta de que todo lo que hay es Conciencia, *Chit*. Y la Conciencia en reposo, en quietud, es *Sat*. Y la Conciencia en movimiento, en actividad, vertiéndose, es *Ananda*. Todo es lo mismo, todo es uno.

Así que esta es tu «esencia»; es «Todo lo que es». Y «Todo lo que es» solo puede ser Todo Lo Que Es si es lo único que hay:

si todo lo que hay es eso. Así que, aunque algo parezca ser otra cosa, no lo es; es eso. Es por ello que Tony Parsons, por ejemplo, tira un suéter o un cojín al suelo y señalando hacia él, dice: «esto es eso». Y de este modo resume todo el mensaje.

Se supone que el concepto budista «todos los seres sensibles» es inclusivo: hay que honrar a todos los seres sensibles, trabajar por la liberación de todos los seres sensibles... Pero en realidad es incompleto y exclusivo. Es antropocéntrico: honramos a los seres sensibles porque, debido a su sensibilidad, reconocemos que son como «nosotros». ¿Pero qué pasa con los árboles, las hojas de hierba, las motas de polvo, las moléculas de agua, ese pedazo de lodo, de porquería, de piedra, acero, petróleo, plástico? Eso «... es y ha sido siempre todo»[51].

Cuando se dice que el mundo es *samsara* o ilusión, no quiere decirse que no exista nada. ¡Existe todo-lo-que-es! Lo que sucede es que la ilusión consiste en percibirlo como materia separada, lo cual no es. Es Dios. Amor. *Ananda*. Solo que aparenta ser materia rabia bolígrafo gato oración solsticio colibrí muerte huevos revueltos ante la conciencia identificada (un organismo cuerpo/mente) que cree ser alguien que está viviendo una vida en un mundo.

A esto es a lo que se refiere la tradición mística cristiana cuando dice que el amor de Dios es un fiero «fuego purificador» que todo lo consume. Esto se malinterpreta en el sentido de que se trata de un Dios vengador, pero quienes percibieron originalmente esta imagen vieron lo siguiente: cuando el Verterse es apercibido, contemplado, «Comprendido», no puede ya perdurar nada de esta experiencia humana; toda ella se evapora, se va. Nada de esto es; solamente el Amor que es Todo-lo-que-es Vertiéndose Presencia, es. Aparenta ser el salpicón de

---

[51] Alusión al *Siddharta,* de Herman Hesse: «...esta piedra es una piedra, pero es también animal, también es Dios, también es Buda; la amo y la respeto no porque algún día pueda llegar a ser esto o lo otro, sino porque es y ha sido siempre todo». Editorial Plaza y Janés, Barcelona, página 201. *(N. del T.)*

nieve medio derretida levantado por las ruedas de un coche un día de enero en la ciudad; aparenta ser un marido enviado a servir al frente en Afganistán; aparenta ser el cáncer o el infarto de miocardio de un amigo, o una madre abrazando a su hijo o mis viejas zapatillas de deporte o tu bolígrafo, pero aquí se ve obviamente que no es nada de eso. Nadie lo está viendo, pero es obviamente la perfecta Brillante Quietud Vertiéndose.

Finalmente, y especialmente interesante, tanto la tradición cristiana como la hindú reconocen que ni *Sat Chit Ananda* ni Padre, Hijo y Espíritu Santo son lo Absoluto. Ambos constituyen solamente el límite hasta el cual puede estirarse la mente humana, lo más próximo que ella puede acercarse a comprender eso que no puede ser comprendido. *Sat Chit Ananda* es un intento de describir a *Brahman,* el cual surge a su vez de *Parabrahman,* que es aquello que está más allá de *Brahman*. Padre, Hijo y Espíritu describen el Dios Trino que surge del «Altísimo» más allá de Dios. En general, es un paralelismo muy notable, un elemento de la «sabiduría perenne» que opera en dos tradiciones muy distintas.

De acuerdo: eso es lo que hay. Pero ¿y qué? No puedes hablar de lo que no se puede comprender, no puedes enseñar si estás consumido por el fuego. Si no se percibe directamente, no tiene ningún sentido que se hable de ello; en el mejor de los casos solo se adquieren más conceptos, más ideas. Y si se percibe, no hay necesidad de charla. De modo que se puede argumentar con suficiente validez (y de hecho hay instructores que así lo afirman) que no tiene sentido hilar tan finamente la división del átomo. Así pues: todo lo que hay es Dios. Pero ¿de qué le sirve eso a la persona normal o al buscador normal? Parece que de poca cosa; de hecho, se sienten frustrados. Así que a menudo suele desarrollarse una enseñanza para ayudarles a vivir mejor este sueño.

Acuden a la mente Osho, Da Free John, Ramesh, Robert

Adams como algunos pocos ejemplos de instructores bienintencionados que comienzan con un mensaje radical pero que, tras algún tiempo, comienzan a diluirlo hablando de «principios» y «etapas» y «prácticas», y en algunos casos incluso dando pequeños e insípidos «recordatorios diarios» cuando la gente no comprende o no responde ya a la enseñanza pura y simple. Y, desde luego, la tradición budista en su conjunto, a pesar de ser tan hermosa, es tristemente famosa por institucionalizar este tipo de cosas. Ken Wilber ha aportado incluso una base teórica para ello, al afirmar que aquellos que ven y saben con claridad Lo Que Es tienen de hecho la *obligación* de manifestarlo de un modo menos radical a fin de que el buscador típico pueda entenderlo.

Desde aquí se ve de un modo diferente. Hay (ahora, en el pasado y siempre) multitud de versiones y variaciones fácilmente accesibles de métodos para vivir, para mejorarte a «ti-mismo» (es decir, a tu «yo»), para elevar el nivel de funcionamiento del yo separado, para sentirse mejor en la vida cotidiana. Hay millones de instructores capaces de enseñar estos métodos y dispuestos a ello.

Por otro lado, parece que hay muy pocos que ven Lo Que Es. Y parece que lo razonablemente beneficioso es que esos pocos que ven digan lo que solo ellos pueden decir. ¿Para qué preocuparse de cuántos pueden comprenderlo o tan siquiera entenderlo o apreciarlo? Esa no es la cuestión ni el propósito. Los recursos para afrontar la vida cotidiana están disponibles en múltiples sabores y variedades. Pero aquí esto no funciona. La expresión de la comprensión que hay aquí, en david, ¿ayuda a los individuos o los confunde? No se sabe, y hay muy poca energía invertida, y ningún esfuerzo, en dirimir tal cuestión. Algo cuida ya de ello por medios que escapan a nuestra comprensión. Eso, al igual que cualquier otra cosa del sueño, no es «mi» problema. Aquí no hay «intención» alguna. Aquí lo único que cabe hacer es decir lo que se sabe.

Las cosas no son como parecen. Nada de esto importa. No hay «tú» ni «yo». No hay individuos que sean entidades separadas; no hay «alguien» en casa. Siempre y por doquier perfecta Brillante Quietud, y nada, un no-algo sin nombre (amor y compasión y bienaventuranza son patéticas sombras para describirlo) vertiéndose constantemente, viéndose ahora siempre, no desde esta cosa mente/cuerpo. Amor claro y perfecto. Presencia infinita. Vistos aquí ahora siempre: no desde esta cosa mente/ cuerpo, sino desde la propia Quietud, esa Presencia que es Todo lo que es, quizá «a través» o «como» este instrumento mente/cuerpo. Pues esta Quietud, esta Presencia es lo que «yo» es.
Amén. ¡*Svaha*!

Siete

*Te darás cuenta
de que siempre
ha estado
más cerca de ti
que ninguna cosa
que pensaste
que sabías.*

44
¿Cómo decirlo?

*La mente ha de saber que no puede asir
lo que estoy a punto de describir.
La Vastedad se está percibiendo a sí misma desde sí misma
en todo momento, dentro de cada partícula de sí misma,
en todo lugar simultáneamente.*

SUZANNE SEGAL

---

*Cuando digo la palabra «tú»
digo cientos de universos.*

RUMI

¿Cómo decirlo? Se percibe muy claramente, pero solo con la visión periférica. Tan pronto te vuelves para asirlo en un concepto, o para expresarlo en palabras, se desvanece. Todos los instructores y los antiguos maestros danzan alrededor de esto mismo: siempre surge una sonrisa cuando tropiezo con una referencia que señala sesgadamente hacia ello. Y sin embargo, no puede expresarse con palabras. Es una completa genialidad. Y más que una genialidad: es de una Brillantez admirable y absoluta: ¡la «hipnosis divina» es una Autohipnosis!

¿Has intentado alguna vez jugar contigo mismo a esconderte y buscarte? No es muy divertido, porque siempre sabes dónde buscar; y fingir que no lo sabes no resulta nada convincente. ¿Dónde puedo esconderme a mí mismo de mí mismo de modo que no pueda encontrarme a mí mismo... hasta encontrarme? Tú ya sabes la respuesta. Lo que pasa es que no sabes que la sabes.

Sabes que algo no funciona en el mundo, que algo no marcha con el montaje global. Es como esa astilla en tu mente. Simplemente, no cuadra; algo pinta mal en el cuadro general, pero no podrías decir de qué se trata aunque te fuera la vida en ello. Investigas y buscas y luchas y tratas y esperas y ruegas y escuchas y aprendes, y cada vez que sientes que estás a punto de pillarlo, se escabulle. Y te das cuenta de que eso es parte de lo que no funciona; es un disparate, no debería ser tan difícil. Entonces, súbitamente recibes lo que quieres; y te das cuenta de que no debería ser tan sencillo. No era eso lo que querías realmente. Y te encuentras lejos otra vez, investigando y buscando y luchando.

Sin caer jamás en la cuenta de que ¡eso es!

No solo cuentas con toda una vida llena de tu propia historia personal trabajando en tu contra, con todas tus experiencias y pensamientos y recuerdos y dolores y heridas y amores y victorias y lo que piensas que has aprendido y ganado y perdido; sino que, peor aún, están el peso y la inercia heredadas de todo este maravilloso experimento poblado de miles de millones de cuerpo/mentes iguales a ti, aunque diferentes, empeñados todos ellos en la misma dirección, y prestándote aliento y apoyo y una sabiduría común compartida y confianza para que vayas sin falta desde la cuna a la tumba. Siempre es lo mismo, ya sea que te unas a la revolución o al partido republicano o a la Asociación de Propietarios de Harleys o a la iglesia católica o a la *yihad* islámica o a un monasterio zen o a NOW o a AA o a AAA o a los devotos de Sri Ram o al equipo local de fútbol o al grupo de Control de Peso o a los voluntarios del hospicio o a Greenpeace o a los marines. Todos te animarán a que hagas lo que hacen ellos y a que pienses de la manera en que piensan ellos, y a ti te encantaría creerles; aunque, a un cierto nivel, sabes que todos ellos están llenos de mierda hasta arriba.

Y tienes razón respecto a esta parte. La premisa entera es errónea. El punto de partida en el que se basan todas las hipótesis de trabajo acerca de la vida, el universo y cualquier otra cosa se aparta 180 grados de la diana. Lo que se considera y se enseña y se apoya y se refuerza como natural y normal, correcto, saludable y cuerdo, bueno y verdadero, valioso, útil y compasivo, incluso santo y sagrado, te llevará, si lo sigues, directamente al huerto, y estarás valerosamente haciendo cuanto está en tu mano, pero seguirás estando totalmente dormido en el sueño.

Una de las cosas verdaderamente asombrosas respecto a todo esto es darse cuenta de que toda la tradición y la historia y el movimiento y la tendencia humanas hacia la «espiritualidad» y la «santidad» y lo «sagrado» están completamente descarriados. Son una rotunda equivocación. No hay nada de santo o de espiritual o de sagrado o de divino en Todo Lo Que Es. Lo absoluto es enteramente ateístico. Es completa y rotundamente impersonal de principio a fin. La tendencia humana hacia lo misterioso y lo sobrenatural y lo numinoso es solamente eso: una tendencia, parte de la programación de los organismos cuerpo/mente.

No hay nada de *malo* en estas tendencias, nada que deba ser rechazado o evitado o corregido. Este cuerpo/mente en particular, que comparte tanto raíces nativas americanas como católico romanas, tiene exacerbada esa tendencia devocional, *bhakti,* que hace que surjan lágrimas cada vez que se cantan *bhajans* o que se lee a Rumi; y tal como habrás podido comprobar, tiende a expresarse en concordancia. Es una cualidad maravillosamente entrañable de estas cosas cuerpo/mente del sueño, y la verdad es que puede ser muy hermosa. Pero es solo cuestión de funcionamiento, es solamente una cuestión de perspectiva. No tiene nada de espiritual o de santo darse cuenta de que el que piensa que siente la espiritualidad o la santidad no existe en realidad. Es solamente Lo Que Es.

> Ya ves, la búsqueda te aleja de ti mismo; va en dirección totalmente opuesta; no guarda ninguna relación en absoluto. La búsqueda se dirige siempre hacia la dirección errónea, de modo que todo lo que te parece muy profundo, todo lo que consideras sagrado, es una contaminación en esa conciencia. Puede que no te guste la palabra «contaminación», pero todo lo que consideras sagrado, santo y profundo es una contaminación.
>
> U. G. Krishnamurti

La Verdad es lo opuesto a todo cuanto has aprendido. Las cosas no son lo que parecen ni son como se te ha hecho creer. El pensamiento no es tu estado natural. La involucración personal no es tu estado natural. Ni siquiera es tu estado natural algo tan «sagrado» y elevado como lo que denominas «amor». Esforzarse, preocuparse, anhelar, desear, tener creencias, tener opiniones, necesitar defender esas posiciones, no necesitar nada en absoluto; nada de esto es tu estado natural, tu verdadero ser. Todo eso no son más que comportamientos aprendidos, condicionados, una hipnosis que te mantiene dormido en el sueño. El condicionamiento es tan profundo que crees que es tu verdadera naturaleza, pero te aseguro que no lo es. Vuelve. Tu Ser es previo a todo cuanto crees conocer como real o verdadero.

Y cuando el Ser, esta Verdad, el no-ser-algo de tu naturaleza original explote y aniquile tu consciencia de sueño, te darás cuenta de que siempre ha estado más cerca de ti que ninguna cosa que pensaste que sabías.

Te he dicho todo cuanto constituye la esencia misma de la Verdad: no hay tú, ni yo, ni Ser Superior, ni discípulo ni gurú.

DATTATREYA

¿Nihilismo? ¿Llamas nihilismo a esto? No tienes ni idea de lo lejos que está esto del nihilismo. ¿Estamos llegando a algún lugar? ¿Estoy diciendo lo que no puede ser expresado? Por supuesto que no.

La existencia del mundo es como el mundo onírico de un soñador. Tenemos la sensación de que el mundo es real debido a que sentimos que nuestro cuerpo es real, y viceversa. Esta es la ilusión primordial. La gente cree que el mundo es muy antiguo. Lo cierto es que emerge con tu consciencia.

Lo que ves es el reflejo de tu propia consciencia.

Tú te ves a ti mismo en el mundo, mientras que yo veo al mundo en mí mismo. Para ti, tú naces y mueres; mientras que para mí el mundo aparece y desaparece.

NISARGADATTA MAHARAJ

¿Lo ves? Un vislumbre, acaso un resplandor; pero eso no importa, porque tú conoces lo inefable tan bien como yo. Tú eres yo. Ya estamos otra vez.

Siempre hay solamente una cosa sucediendo aquí. Sí, ya lo sé, siempre digo que aquí no está sucediendo nada. Pero es que es lo mismo. Aparenta ser una cosa asombrosa e infinitamente compleja, con tropecientos millones de cosas interactuando e intrincadamente interrelacionadas; pero no lo es. Es completamente simple. Tú ya lo sabes. Hay por siempre jamás una sola cosa sucediendo, una única danza, «la única danza que existe», y «yo» la está danzando. Y esa danza es Quietud.

En cierta ocasión pasé una tarde escuchando a un instructor que explicaba la realidad del modo siguiente: «Supón que has pasado toda tu vida contemplando la fotografía de un árbol, de modo que piensas que eso es todo lo que hay; consideras que la realidad es esa bella fotografía del árbol. Pero yo estoy aquí —prosiguió diciendo— para hacerte dar un paso atrás mientras estás delante de la fotografía (se había leído a Maharaj). Entonces te muestro el negativo del cual surgió la fotografía (esto sucedía antes de que aparecieran las cámaras digitales) y repentinamente descubres la otra cara de tu realidad. Aquí, en la dualidad, todo tiene su lado opuesto, el cual coexiste con el otro lado. Entonces, si colocas el negativo sobre la fotografía verás que se cancelan mutuamente. Donde en la fotografía hay oscuridad, el negativo presenta claridad, y viceversa. Hasta los colores son opuestos entre sí. De modo que lo que obtienes cuando juntas la fotografía y el negativo es: precisamente nada. El positivo cancela al negativo, y viceversa, de suerte que no hay ni positivo ni negativo, no hay nada. Vacío. Y eso es lo que es en verdad la realidad. No es lo que siempre habías creído que era, y tampoco es su opuesto, sino la simultánea existencia y no-existencia de ambos». Finalmente me levanté y me fui.

Lo que estaba diciendo era, por supuesto, totalmente exacto. ¿Y entonces qué? ¿Dónde estaba el problema?

¡En el árbol, so estúpido! Dios mío, tío, ¡primero da tú mismo ese paso atrás! Hay un árbol ahí fuera bajo la lluvia y el sol, con sus raíces en el fango, las hojas al viento, hacia el cual alguien dirigió su cámara para hacer ese negativo y la fotografía. Y la verdad viva de ese árbol se encuentra tan alejada de toda esa elaboradísima lógica acerca de la fotografía y de su negativo y de la nada de las dos combinadas que no te lo puedes ni imaginar. ¡Habla de la caverna de Platón! ¡Despierta! Toda tu charla es inútil. La verdad de Lo Que Es se encuentra tan más allá de lo que tú percibes y piensas y teorizas que toda charla resulta completamente inútil.

Pero esto tú también lo sabes.

¿CÓMO DECIRLO?

Esto que ahora tenemos
no es imaginación.
Esto no es pena,
ni gozo, ni un estado de juicio,
exaltación o tristeza.
Esos sentimientos vienen y van.
Pero esto es Presencia
inmoble.

¿Qué más se podría pedir?

Esto que ahora somos
creó el cuerpo, célula a célula;
el universo, estrella a estrella.
El cuerpo y el universo entero
surgieron de esto;
mientras que Esto no surgió
de nada.

RUMI

45
De lo más peculiar

*Tienes que entender que la mayoría de esta gente
no está preparada para ser desenchufada.
Y muchos están tan habituados,
dependen tan absolutamente del sistema,
que lucharían para protegerlo.*
«Morfeo», en Mátrix

*Nadie me dijo que habría días así.
Extraños días en verdad.*
John Lennon

«Forastero en tierra extraña»[52]: así podría resumirse la mayor parte de la experimentación de este mundo desde lo acaecido en la jungla. El Brillo, Todo Lo Que Es, sabiendo que aquí no hay «david», sino solo Conciencia fluyendo. Ha habido algo de adaptación a eso, y la vida prosigue a través de este personaje soñado, siempre y por doquier con perfecta Brillante Quietud, vertiéndose constantemente, y viéndose ahora siempre, no desde esta cosa mente/cuerpo.

---

[52] Título de un libro de Robert Heinlein, *Stranger in a Strange Land*, Nueva York, Penguin Books, 1987, si bien la frase procede originalmente de las escrituras hebreas, *Éxodo,* 2:22.

Los personajes del sueño son lo que son: gente ordinaria deambulando por la vida, con el sueño desplegándose perfectamente y con los personajes soñados desempeñando sus papeles programados, ajenos a la Verdad y pensando que ellos «mismos» son reales, inconscientes del Brillo que «ellos» son. Muchos de ellos no son muy felices la mayor parte del tiempo, aunque tienen sus momentos; y en cualquier caso, las interacciones son las interacciones relativamente simples que se dan entre personajes soñados dentro de los parámetros del sueño.

Sí, en efecto, hay ocasiones en las que parece que el entendimiento flaquea y solo hay un severo desconcierto junto con la incapacidad de comunicar. Y sí, hay cierta crudeza sin tamizar ante la experimentación de la vida; y las severas limitaciones del aparato mente/cuerpo resultan a veces muy evidentes. Aun así, desde la perspectiva aquí presente, todo es asombroso y bello y siempre completamente impersonal. Simplemente se contempla lo que aflora; ¿qué traerá hoy el guión?

Resulta un tanto surrealista: hete aquí a la Conciencia fluyendo, aparentemente fingiendo que ha olvidado quién es, cuando aquí es completamente obvio quién es. El sueño carece de convicción, de credibilidad, y hay un constante asombro ante el hecho de que nadie ve lo falsa que es esta ilusión y lo apuntalada que está en verdad. Lo cierto es que la ilusión está llena de agujeros y de indicios sospechosos. Tiene las mismas inconsistencias y cabos sueltos que cualquier sueño. Hay muchos momentos al día en que el velo se descorre y la ilusión se delata, pero nadie se da cuenta porque todo el mundo está condicionado para parchear los lapsus y evitar que se desplome todo el castillo de naipes. «¿Viste eso? No. Ah, yo tampoco». «¿Qué fue eso? Oh, vale, nada. Era un sinsentido». La verdad es que todo es una locura, aunque bastante consistente e incluso entrañable en cierto modo.

La diferencia entre estar despierto y no estar despierto es tan increíblemente sutil que difícilmente podría decirse que existe.

Por emplear una imagen reconocidamente rara, es como si tan solo se precisara de una modificación mental tan extremadamente diminuta cual es, metafóricamente hablando, trasladar la mente a una distancia casi imperceptible de donde se encuentra; y esa modificación, ese minidesplazamiento basta para cambiar la perspectiva lo suficiente como para que todo se vea tal cual es realmente. Tan diminuto es el cambio requerido que no se necesita casi nada. Yo lo llamo «cambio de fase», probablemente por haber visto demasiadas películas de *Star Trek*. Todo permanece tal cual, salvo que la percepción entra en fase con Lo Que Es. ¿Qué ha cambiado? Nada. Así de diminuto es el cambio preciso.

Otra analogía. Supón que tienes un sueño o una visión, y que en la visión todo es un flujo de luz. Eso es todo lo que hay, simplemente un flujo de luz. Y parte del flujo de luz adquiere la forma de una silla, así que te sientas. Y luego el flujo de luz adquiere en otra parte la forma de una persona que dice: «Quiero ser capaz de despertar y de ver la luz». Tú diriges la mirada hacia ese flujo de luz con forma de persona y respondes: «Pero si tú ya eres un flujo de luz». El flujo de luz insiste: «No, de ningún modo, yo no experimento eso. Me siento muy oscuro y muy solo, y sufro mucho. Enséñame a ver esa luz de la que hablas». Mientras tanto, es tal el brillo y la belleza del flujo de luz en forma de persona que prácticamente te está cegando, y lo único que realmente puedes hacer es pensar para ti mismo: «¿Qué diablos está pasando?».

Cuando se ven las cosas de este modo, es difícil a veces tener en mente que desde el punto de vista de los personajes soñados la brecha no es tan diminuta como para ser casi infinitesimal, sino tan inmensa que es casi infinita. Pero lo que se ve es que no hay razón para esto, no hay necesidad.

Es como si, por ejemplo, acabaras de llegar al cielo. Y hay perfección, belleza, maravilla, libertad, bienaventuranza, abundancia, amor y cualquier cosa que puedas pensar. Es pasmoso. Tu corazón canta. Y entonces descubres a un miserable personajillo acurrucado en un rincón y con las manos sobre los ojos que, aferrando sus escasas y desastradas pertenencias, murmura para sí mismo. Te acercas y tratas de hablar con él: «Eh, amigo, hola, abre los ojos, mira a tu alrededor y contempla dónde estás». Él maldice, te vuelve la espalda y sigue mascullando mientras se acurruca aún más en sus harapos. Tú lo intentas una vez más: «Venga tío, vamos, mira, ¡todo va bien! Mira, suelta todo eso; no lo necesitas, aquí hay de todo, cosas hermosas, todo lo que puedas desear». Entonces él se pone a darte patadas mientras grita: «Déjame en paz, ¡no me quites mis cosas!». Esto no tiene nada de entrañable; es patético.

Lo realmente singular respecto a los personajes denominados «buscadores espirituales», esos que dicen querer despertar, es que, a la vez que afirman tal cosa, están a la vez empleando inconscientemente casi todo su tiempo y energía en hacer activamente cuanto pueden para impedir el despertar. En serio. Puede que creas que exagero, pero no es así. Los buscadores hablan del despertar y de la iluminación, pero casi ninguno tiene la menor idea de lo que está diciendo. Hablan de ello como si se tratara de algo que pudieran conseguir, alcanzar, «lograr», y que les cambiará a ellos mismos y a su manera de experimentar la vida. Es evidente que estos personajes soñados han absorbido en algún momento una idea soñada acerca del «despertar» la cual aparentemente evoca algún tipo de cambio en el sueño, aunque es evidente que no involucra un verdadero despertar, ya que este conduciría necesariamente a que el sueño y ellos mismos cesaran de existir como tales.

> La búsqueda comienza con el individuo y concluye con la aniquilación del individuo.
>
> RAMESH

Aquí el término «aniquilación» no alude a algún juego de mesa. Por el contrario, consiste en algo total y radical, a menudo sangriento y brutal, llamado aniquilación, la exterminación de la existencia, cesar de ser, muerte. No la muerte del cuerpo —nada muere cuando el cuerpo muere—, sino la muerte real; la única muerte real que existe, tan real como puede serlo la muerte: la muerte del yo/persona individual.

La búsqueda espiritual es el arte de caminar en círculos muy pequeños. Esto tiene dos consecuencias: la primera es que crea la ilusión de que se está en movimiento, de que se está yendo a alguna parte; y la segunda es que le impide a uno detenerse, alcanzar la quietud, que es cuando uno mira alrededor y ve la futilidad de todo. Pero sobre todo, tiene la particularidad de que no supone ningún desafío para el ego, es decir, para el sentido de yo individual. Afanarse en ser «espiritual» refuerza el sentido de yo, que es completamente lo opuesto a hacer algo que pudiera perjudicarlo de algún modo o, más aún, de conducirlo a la muerte.

El flujo de luz es ya un flujo de luz. El personaje del rincón está ya en el cielo. Literalmente, no hay nada que ellos tengan que hacer para llegar a parte alguna o para llegar a ser algo. Lo único que te impide verlo es esta maldita insistencia en aferrarte a esas pequeñas y harapientas posesiones como si fueran tu única pertenencia; es decir, tu aferramiento a la idea de que eres alguien. Esta creencia, este cuento de que hay una persona ahí cargada de valiosos recuerdos y heridas y sueños y esperanzas y aspiraciones y atributos y pensamientos y teorías; eso es lo que aferras con tanta fuerza contra tu pecho mientras te embarcas en la búsqueda, y eso es lo que te impide hallar nada, ver dónde estás y darte cuenta de lo que Tú eres.

¿Qué se necesita para que ese personaje encorvado en un rincón del cielo se incorpore y abra los ojos y vea dónde está? Piensa en ello; porque lo que sea que se requiera para ello es lo que necesita cualquier buscador para despertar, para «entrar en el Reino de los Cielos»[53].

Muchos están convencidos de que no lo «ven», pero pienso que uno tiene que verlo para poder rechazarlo; así que lo vemos brevemente, aunque lo rechazamos de inmediato inconscientemente. Creo que es imposible no verlo.
DOUGLAS HARDING

Es como el caso de un viajero de salón que ama los libros y revistas de viajes, pero que de hecho no va a ninguna parte porque no le gustan los riesgos. Los buscadores hablan de despertar, e incluso realizan todas las prácticas, retiros, meditaciones, servicios y devociones que se les prescriben, pero solo en la medida en que les sirve para mantener en marcha su rueca de oraciones y en tanto que no implique ser aniquilado en el proceso.

Realmente, tienes que soltar eso. Es así de simple. No hay muchas posibilidades de que ocurra el despertar mientras exista ese aferramiento a un «yo». Es completamente inútil ir a un *satsang* y preguntar todo tipo de cuestiones sobre la teoría espiritual en la que estás trabajando, o acerca de sanar el yo herido, o sobre la manera de adquirir más lucidez; y, desde esta perspectiva, es una actitud incomprensible.

La denominada autorrealización consiste en descubrir por ti mismo y para ti mismo que no hay ningún yo que descubrir. Ese hallazgo es muy impactante. «¿Para qué diablos he malgastado toda mi vida?». Es muy impactante porque destruye cada nervio, cada célula, hasta las células del tuétano de tus huesos. Te lo digo: no te será fácil... Tienes que desilusionarte por completo, y entonces la verdad comenzará a manifestarse por sí misma a su propia manera.
U. G. KRISHNAMURTI

---

[53] De las escrituras hebreas, *Evangelio de San Mateo*, 19:23.

Si vas a hacer algo, haz lo siguiente: Pondera primero si lo que quieres realmente es despertar, iluminarte. ¿De veras quieres morir? ¿De veras quieres para «ti» cesar de existir y seguir entonces viviendo, si es que sobrevives, no como ese tú que conoces y amas, sino como una cáscara vacía alentada por una Conciencia impersonal? Si esto es lo que quieres (lo cual es improbable), entonces de lo que estás hablando es de despertarte del falso sueño de la individualidad; y si esto es así, entonces sigue adelante. Tus pensamientos, tus oraciones, tus meditaciones, tu preguntar en los *satsangs* o tu lo que sea que «hagas» lo harás desde la consciencia de que eso que tú crees ser es una ilusión, y lo efectuarás con el intento de estallar, de obliterar esa ilusión llamada «tú».

¿Puedes «hacer» eso? Pues claro que no. «Tú» es un personaje soñado que cumple en el sueño el papel que le marca el guión. Si está en el guión que ese personaje despierte, entonces eso comenzará a ocurrir en algún momento y lugar, de modo que el personaje puede verse embarcado en cosas que finalmente le conducirán a su propia muerte. No a la muerte física —los cuerpos son recipientes desechables; mira a tu alrededor, están siendo reciclados continuamente—, sino a la muerte real, tan real como puede serlo la muerte: la muerte de aquel a quien le importa.

Si decides que lo que quieres de veras es algo distinto a este completo y definitivo «despertar», ¡bendito seas! Emprende entonces una vida maravillosa; disfruta del increíble y opíparo banquete de chucherías materiales y espirituales y psicológicas y Nueva Era que hay por ahí fuera. Aumenta y expande y cambia y desarrolla y mejora tu vida inconmensurablemente; evoluciona y llega a ser más maduro y profundo y sabio y hermoso. Descubre tu yo superior y tu propósito superior y realízalos. Te lo digo con toda sinceridad; e incluso, por lo que veo, con un delicioso toque de melancolía por parte de lo que queda de la cosa david. Ello no constituye en absoluto una especie de estatus de segunda clase; no existe una cosa tal. Toma lo que el sueño tiene para ofrecer; es para eso para lo que existe el sueño: para disfrutarlo. Lo único que hace la Conciencia es disfrutarlo, percibirlo absolutamente, y lo hace a través de los personajes soñados, y tienen que haber algunos a través de los cuales pueda experimentarse el disfrute de toda la panoplia que ofrece el mercado espiritual.

Pero en ese caso no vengas por aquí hablando de despertar; sencillamente, no tiene ningún sentido en absoluto.

46
Eterno nonato

*A su debido tiempo te darás cuenta
de que tu verdadera gloria reside
donde cesas de existir.*

RAMANA MAHARSHI

---

*Oh tú, pobre cosa triste,
que piensas que la muerte es real
por sí misma.*

IKKYU

Y en cuanto a la muerte del cuerpo, la denominada muerte física, debe quedar claro que solo surgen preguntas o dificultades cuando uno se identifica como el cuerpo. Así identificado, ves los cuerpos morir; y asumes que los individuos discretos que fueron esos cuerpos murieron con ellos, y concluyes que un día tú también morirás.

El ego, el sentido de ser un yo individual, trata de generarse esperanzas fomentando la creencia en la existencia de vida después de la muerte o en la reencarnación o en algún tipo de segunda oportunidad, pero las evidencias de tales cosas son muy livianas, en el mejor de los casos, de modo que el ego se llena de pánico y de pavor ya que la muerte física parece ser algo completamente definitivo.

La mayoría de las religiones que existen en el mundo enseña alguna forma de inmortalidad, pero tú no crees en la inmortalidad; si de veras creyeras en ella no sentirías temor ante la aniquilación de la muerte. Se ha dicho que el miedo a la muerte es el miedo básico y primordial a partir del cual se generan todos los demás miedos, y que constituye el factor psicológico subyacente que configura todo en la vida.

Todo ese temor es parte de la ilusión y está basado en el malentendido esencial de que tú eres un individuo que estás inseparablemente asociado al cuerpo que aparentemente muere.

Lo que no ha nacido no puede morir. Tú eres el nonato. Esto es fundamental para la Comprensión: ¿Cómo puede haber preocupación alguna por la muerte aparente de estos organismos cuerpo/mente, de estos personajes soñados, cuando es sabido que lo que «Yo» es, lo que es el «Yo» que anima a todos esos organismos, es Todo Lo Que Es, eterno, ilimitado, nonato?

> Lo que es real no muere. Lo que no es real nunca vivió.
> Cuando sabes que la muerte le sucede al cuerpo y no a ti, simplemente observas a tu cuerpo decaer como si fuera una prenda de ropa usada.
> Lo que tú realmente eres es atemporal y se encuentra más allá de la vida y de la muerte. El cuerpo vivirá lo que sea necesario. No es importante que viva mucho.
> NISARGADATTA MAHARAJ

Tras la muerte del cuerpo, «Yo» es la misma Presencia atemporal, nonata e impersonal que «Yo» es antes del nacimiento del cuerpo. La identificación como cuerpo/mente es una fase transitoria y no afecta a lo que «Yo» es.

Pero es más: es también erróneo e innecesario tener miedo a la muerte incluso dentro del sueño, es decir, incluso cuando hay identificación como el cuerpo/mente que llamas tú mismo. Nuestras culturas nos han hecho un flaco servicio haciendo de la muerte una especie de hombre del saco que no resiste el menor escrutinio. Según el modelo médico occidental, la muerte es un fracaso; y como tal, debe ser negada, evitada, pospuesta tanto como sea posible. Esta creencia se encuentra profundamente arraigada en nuestra cultura, pero es solo un condicionamiento que muchas otras culturas no comparten. Lo cierto, una vez más, es que cuando se reflexiona un poco se ve que es una forma de pensar muy insensata. Una vez que el cuerpo ha nacido, su muerte es absolutamente cierta e inevitable; es una consecuencia natural del nacimiento. ¿Desde qué tipo de razonamiento podría contemplarse como un fracaso, como algo a evitar?

Nadie experimenta jamás su propia muerte. Nadie lo hará jamás. Por definición, eso no es posible. La definición más ampliamente aceptada de muerte física es la «muerte cerebral»; encefalograma plano; no hay percepciones sensoriales ni procesamiento de las percepciones; no hay pensamientos, emociones ni recuerdos, no hay actividad interna de ningún tipo; por tanto, no hay lo que denominamos experiencia. La muerte es la cesación de la experiencia en ese cuerpo/mente. En consecuencia, si no hay experiencia alguna en ese cuerpo/mente, tampoco puede darse la experiencia de la muerte en ese cuerpo/mente.

Es algo similar a quedarse dormido. A pesar de las muchas veces que te has quedado dormido durante tu vida, nunca lo has experimentado. Experimentas el amodorramiento, experimentas el tumbarte, el adormecimiento..., y lo siguiente que sabes es que estás despierto, así que postulas que debes haberte quedado dormido en algún momento; pero no tienes una experiencia directa de ello, ya que el que habría podido experimentar el quedarse dormido tendría que haber permanecido despierto para poder experimentarlo..., ¡pero se quedó dormido!

Lo mismo sucede con la muerte. Hay un percibir y un experimentar hasta la muerte, y entonces la experiencia cesa y decimos que el cuerpo/mente ha muerto. Así de sencillo. La muerte no se experimenta nunca, ya que la experimentación cesa. ¿Cómo puede uno temer lo que jamás experimentará? Ciertamente, cabe la posibilidad de que el cuerpo/mente experimente dolor o sufrimiento antes de morir, antes de que cese la experimentación. Y puede que haya temor a eso o, al menos, que no se desee el sufrimiento. Esta es una respuesta natural del cuerpo/mente. De modo que seamos claros: es la ancianidad o la enfermedad o una molestia específica lo que puede inspirar miedo. Pero la muerte misma no existe como algo experimentable; la muerte es meramente el nombre que le damos a la cesación de toda experimentación.

Gran parte del miedo a la muerte es consecuencia de la desinformación, la cual se debe a que nuestras culturas segregan la muerte y la evitan activamente. De hecho, el cuerpo está perfectamente diseñado para morir, y es raro que la muerte física misma vaya acompañada de un intenso sufrimiento. Sucede, sí, pero tanto el dolor como el sufrimiento suelen acaecer con anterioridad, es decir, durante la enfermedad; y para cuando llega el momento de la muerte, las funciones físicas y mentales se retrotraen y declinan gradualmente. La muerte es, generalmente, algo mucho más fácil y suave de lo que estima la imaginación popular. Esto lo confirman quienes trabajan habitualmente con moribundos.

Así pues, al llegar la muerte corporal, la Conciencia deja de experimentar el sueño en, o a través, de ese organismo cuerpo/mente. La fuerza animadora de la Conciencia deja de funcionar en ese cuerpo, de modo que el cuerpo aparece inanimado, ya no tiene sensaciones, ya no está lo que llamamos «vivo», y rápidamente se desintegra, se descompone en sus elementos constitutivos. Pero no puede haber ya experimentación directa de ello debido a que la experimentación, por definición, ya ha cesado. Y la Conciencia, que es lo que Yo es, que es lo que Tú eres, que es Todo Lo Que Es, prosigue; es nonata, nunca muere, es eterna. Jamás estuvo limitada a ese cuerpo/mente en ningún caso.

De modo que retornamos al concepto de que la única muerte verdadera no es la muerte del cuerpo, sino la muerte o aniquilación del sentido de yo individual. Es esta muerte, esta aniquilación del yo, lo que el ego teme, y es por ello que se afana en edificar mórbidas y truculentas fantasías en torno a ella. Es esta muerte lo que genera el temor a la muerte física. Y es esta muerte lo que merece la pena investigar.

Hay una imagen que aparece frecuentemente en los sueños: una puerta abierta, oscuridad más allá; cruzarla, caer al vacío. El ego suele despertarse en este punto bañado en sudor, con el corazón palpitando vigorosamente debido al temor a la muerte.

Pero esta reacción se debe únicamente al condicionamiento, a las creencias, a la identificación con el cuerpo. De hecho, el simbolismo que aparece en ese sueño es muy apropiado. Casi todas las tradiciones espirituales abogan por saltar al Vacío. Y el sentido egoico de ser un yo individual interpretará necesariamente como un Vacío su propia negación, eso que él no es, ese lugar a donde no puede ir.

Por favor, date cuenta de que la parte que sigue es muy racional y bastante simple, pero también muy transformadora si se comprende cabalmente. Es raro encontrar a alguien a quien se le haya ocurrido el concepto que sigue, y aún más que lo haya comprendido de veras. Es el secreto de la vida y de la muerte, y del certero saber inherente al despertar.

Si «esto», el mundo de las cosas y de las ideas,
es contemplado como lo real, lo verdadero, la «realidad»,
entonces Eso que es completa y radicalmente «no-esto»,
para lo cual no hay palabras o ideas dentro de «esto»,
necesariamente se contemplará como nada, no algo, irreal, Vacío.
Por tanto, puede ser temido, maliciado, negado.

Solo cuando «esto», la denominada «realidad»,
se percibe completamente como una ilusión similar a un sueño,
eso que es «no-esto»
se percibirá a la vez como Lo Que Es.

Así pues, el Vacío no es tu enemigo, sino que es
lo que verdaderamente Eres;
y la función de lo no existente, del falso sentido de yo individual,
es ocultarte esta verdad.
Se ve que el temor y la evitación están fuera de lugar;
de hecho, ahora es imposible sentirlos; desaparecen,
y el corazón regresa de la ilusión de «esto»
y se abre a Lo Que Es.
Sabiendo que su verdadera gloria reside donde cesa de existir.

Habría mucho de qué hablar respecto a las presuntas ventajas de morir de una vez, en lugar de aguardar naturalmente a la muerte del cuerpo; porque las cosas podrían acelerarse excesivamente en ese caso y puede que a más de uno le resultara difícil concentrarse. Pero en cambio, ahora, en medio de lo que tú asumes como tu vida, es posible realizar, si ello es necesario, una práctica «positiva» consistente en edificar y reforzar el sentido de yo individual hasta que se haga lo bastante fuerte como para sobrellevar el proceso «negativo» de darse cuenta de que «él» es una farsa, es irreal y, a fin de cuentas, nunca existió; y puede que entonces sea posible dejar que parta, dejar que muera, dejar que se desprenda.

Puede que se produzca entonces la liberación de ese ego que nos hechizó y nos acosó durante toda nuestra vida con temores de su propio deceso, puesto que resulta que no es real, que ni siquiera es algo contra lo que se haya de luchar o a lo que se deba intentar derrotar. El ego, y la muerte que él te llevó a creer que era tu mayor temor, resultan ser solamente una cansina grabación magnetofónica en un cuarto vacío, la cual, escuchada desde afuera, te hacía pensar que se trataba de un enemigo poderoso y temible, pero ahora el aparato ha sido desenchufado y la grabación declina hasta apagarse.

Esto es lo que es «morir antes de morir»: cruzar la puerta sin puerta para adentrarse en el Vacío y caminar a solas por el universo.

47
Mundo mágico

El mundo es ilusorio.
Solo Brahman es real.
Y Brahman es el mundo.

RAMANA MAHARSHI

El mundo entero en las diez direcciones
es una sola joya brillante.
¿Y qué tiene eso que ver con la comprensión?

GENSHA

I

Todo es como es.
Es un mundo mágico, todo él hecho de espejos.
Si este sueño tiene reglas,
al parecer una de ellas es que si huyes de algo
volverás a encontrártelo de frente.
Aquello de lo que huyes,
aquello hacia lo que te diriges,
es tú Mismo.

Solo el que ve su verdadero rostro

sin ayuda de un espejo
se conoce a Sí Mismo.
Entonces la mágica pompa estalla
y cesa toda proyección,
pues no hay más que uno
sin segundo.

No hay separación o distancia
porque no hay nada de lo que estar separado o distante.
Eso que ve a través de los ojos del amado,
a través de los ojos de un forastero,
(de los ojos de un ratón, de un halcón,
de la más brillante estrella, de esta piedra),
es eso mismo que está viendo a través
de lo que llamas «tus» ojos.

Y a un cierto «nivel» todos lo sabemos.
Ese es el susurro, la cautivación, la sensación
(a menudo malentendida)
clavada como una astilla en tu mente;
Eso que ve es Todo.
Y Todo es como es.

II

En su notable librito *Gifts of Unknown Things,* el biólogo Lyall Watson menciona, entre otras muchas cosas, al calamar. Desde el punto de vista de un biólogo hay algunos hechos singulares en el calamar que encajan de forma muy rara, si es que encajan en absoluto.

El calamar tiene un ojo asombroso. Para tratarse de un molusco, de un ser invertebrado bastante infradesarrollado y de escasa segmentación, el ojo del calamar está extraordinariamente desarrollado: tiene un iris, una lente con capacidad de adaptar su enfoque a diferentes distancias y una retina que posee tanto células cono como bastón que le permiten distinguir el contraste y el color. El ojo del calamar está tan desarrollado como el ojo humano y tiene la misma capacidad visual. A pesar de ello, ese animal carece de un cerebro que tenga la más remota capacidad de procesar la información visual que aporta ese ojo asombroso. De hecho, no tiene cerebro en absoluto. Su sistema nervioso tiene solo un rudimentario ganglio nervioso que dirige las funciones motoras básicas del organismo; no tiene cerebro, no tiene un centro óptico donde formar las imágenes a partir de la vasta información recibida por ese complejísimo ojo.

Además, hay literalmente miles de millones de calamares. Son sumamente móviles y se encuentran en todos los océanos, a cualquier profundidad, en cualquier gradiente de temperatura, en cualquier océano del mundo, día y noche.

¡Un ojo capaz de la mejor visión del planeta, incorporado a un organismo altamente móvil y ubicuo, pero extremadamente simple y de fácil reproducción, dotado de un sistema nervioso rudimentario que carece casi por completo de capacidad de procesamiento óptico!

Leí el libro hace muchos años, pero aún recuerdo el tremendo impacto que me causaron las implicaciones del párrafo con que Watson concluía su comentario sobre el calamar:

> Se advierte a los visitantes que estas instalaciones están sometidas a un circuito cerrado de vigilancia continua.

Me pregunto ahora si Watson era consciente de lo cerca que estaba de la verdad:

> Ver verdaderamente no consiste meramente en un cambio en la dirección de la mirada, sino en un cambio en

su mismo centro, a tenor del cual el propio veedor desaparece.

RAMESH

Está claro que no son los cuerpo/mentes ni los organismos los que ven, ya sean humanos o calamares.

Eso que ve
 a través del ojo del calamar
 es lo que está viendo a través
 de lo que llamas «tus» ojos.

Eso que está viendo es Todo.

48
Todo está bien

Oh, morador interno,
tú eres la luz en el corazón del loto.
En todo corazón moras.
Y con solo una vez
que la mente del buscador
se abra para recibirte,
en verdad queda libre por siempre.

RAMANA MAHARSHI

Cuanta preocupación, cuanta ansiedad e inquietud. Todos los miles de millones de organismos cuerpo/mente intentando, anhelando, esperando, esforzándose, luchando. Difícilmente hay ni uno solo que esté libre de ese grito interno, de ese silencioso temor: *Dukha,* el sufrimiento. Es la actitud de la Tierra entera.

Si lees *Silence of the Heart,* el texto que recoge las transcripciones de las charlas de Robert Adams, verás que dice una y otra vez que «todo está bien». Su maestro (tras acontecer el suceso, como lo fue Ramesh en el caso de aquí) fue Ramana Maharshi, que frecuentemente respondió a todo tipo de preguntas del mismo modo: «Todo está bien».

A menudo digo que la Comprensión, o esta enseñanza, no tiene nada que ver con reconfortar; no tiene nada que ver con ayudar al ego a sentirse a salvo y reconfortado. La autorrealización es aniquilación, pura y simplemente. La verdad es que tú no eres; no cabe por tanto hablar de reconfortar al «tú». Esa es la verdad; y lo que aquí se dice no tiene nada que ver con reconfortar, sino con la verdad. Para que la verdad sea conocida no hay que confortar al yo individual, sino llevarlo totalmente a su perdición, aniquilarlo, disolverlo. No hay otra manera: no hay forma de despertar permaneciendo confortablemente dormido. Confortar, estabilizar o reforzar el sentido de yo individual solo conduce a la prolongación del sufrimiento. El sentido de yo individual debe verse siempre frustrado en su búsqueda de consuelo, debe regresar siempre con las manos vacías, porque él no es.

Y sin embargo..., con solo una vez, solo por un momento, que fuera posible soltar el control y se diera ese súbito cambio de enfoque y pudiera verse más allá del yo individual y este se viera como lo que es, «un eco, un arco iris, un fantasma y un sueño»[54], entonces eso sería algo. Entonces el yo individual se desvanecería y no precisaría de confortación. El yo individual era simplemente un pensamiento, una idea, una «falsa ilusión» que gritaba pidiendo confortación. Cuando se ve, es decir, cuando se apercibe la verdadera naturaleza de las cosas, entonces aparece algo mucho más inmenso que la confortación, y ello a pesar de que ya no hay nadie que la precise.

Lo que aparece, lo que se ve es que se es Todo Lo Que Es; y Eso es el constante verterse del Amor más allá del amor, de la Belleza más allá de la belleza, de la compasión bienaventuranza gratitud gloria maravilla perfección; fluyendo, vertiéndose, más allá de toda comprensión.

Se describe Todo Lo Que Es como *Sat Chit Ananda*. No como un ser, sino como el Ser mismo; no como una cosa existente,

---

[54] «Así pensarás de este efímero mundo: una estrella al amanecer, una burbuja en un arroyo, el resplandor de un rayo en una nube de verano, un eco, un arco iris, un fantasma y un sueño». Sutra budista citado por Jack Kornfield en su libro *Meditation for Beginners,* Editorial Sounds True, 2008. *(N. del T.)*

sino como la Existencia misma. Es pura Conciencia, puro Darse Cuenta. El Ser, que a la vez es Conciencia, es absoluto, perfecto, no conoce límites, y se derrama en sí mismo inconteniblemente; es siempre todo en todas partes.

Este derramarse, este verterse del Ser Conciencia como sí mismo, es todo *esto*. Todo este universo, planeta, mundos de los sentidos y de las ideas, mundos de cosas y de no-cosas, estos cuerpos, estas mentes, estos árboles casas ardillas insectos teléfonos.

Todo esto, este todo en todas partes, no es lo que parece, no es un conjunto de cosas sólidas y materiales separadas. Los físicos te lo dirán: mira con la suficiente proximidad y verás que este cuerpo o esta mesa no son sustancias sólidas, sino que están compuestos de moléculas, que a su vez están compuestas de átomos, que están compuestos de partículas subatómicas, que a su vez no son partículas en absoluto sino impulsos de energía. Lo que te estoy diciendo es que esta energía que todo lo es, es Lo Que Tú Eres; es Conciencia-Ser vertiéndose a sí mismo en sí mismo. A esto es a lo que se le llama *Ananda,* porque la naturaleza misma de la Conciencia vertiéndose en sí misma es perfecto amor, belleza, completitud. Es Bienaventuranza. Este flujo es lo que se *percibe* como todo esto, todo este mundo loco, incluyendo el cuerpo/mente que piensas que «tú» eres. Pero la verdad es que, cuando se ve la realidad como lo que es, tú no eres un cuerpo/mente, este coche no es un coche, estos supermercados no son supermercados, no; todo ello es puro amor luz conciencia bienaventuranza fluyendo aquí.

Esto es obvio. Aquí se ve siempre; pues una vez visto ya no puede no ser visto. Es inexpresable. No hay manera de que yo pueda comunicar esto sin que suene a parloteo de chiflado o a la botella del Dr. Bronner. Pero es verdad: todo está bien; todo está increíblemente bien. Todo el mundo está dormido y nadie se da cuenta. Y así las personas «viven la vida en una silenciosa desesperación»[55] llena de ansiedad y temor. Pero aquellos pocos que están despiertos y ven, atestiguan la vida viviéndola en total y constante asombro.

Y puesto que todo está literalmente hecho de puro Amor más allá del amor, fluyendo; y puesto que este puro Amor más allá del amor es la «sustancia» de la que está hecho todo lo que percibimos como creación; ¿cómo puede ser entonces que cualquier cosa, hasta la más diminuta, no esté bien? Todo, hasta la cosa más pequeña, es Dios, es Sí Mismo, es tu propia y verdadera naturaleza y la verdadera naturaleza de Todo Lo Que Es, pura Conciencia, puro Amor, Vertiéndose como Sí Mismo.

En verdad, la raza humana no tiene ni idea de lo que es el amor.

No puedo reconfortar al yo individual que busca consuelo. Quizá otros puedan hacerlo, aunque sea de manera limitada, contando cuentos aquí, en el sueño, que aporten algún confort ficticio a estos yoes ficticios.

Pero cuando puede abandonarse por completo la idea de ser un yo separado, entonces lo que se ve es el amor, compasión bienaventuranza que eres tú y también la cosa más minúscula.

Aunque no creas nada de lo que digo, fíate al menos de esto: no hay modo de que haya algo que no esté bien. Todo es perfección, puro amor bienaventuranza vertiéndose. Cualquier percepción contraria a esto es simplemente falsa. Todo está bien. Totalmente.

¡*Svaha!*

---

[55] Cita de Henry David Thoreau, *Walden* [Ediciones Cátedra, Madrid, 2005].

49
Una parábola: ¡Despierta!

> Mente y maya son uno.
> Maya está fusionada con la mente.
> Los tres mundos están inmersos en la ilusión.
> ¿A quién podría explicárselo?
>
> KABIR

I

Mientras este libro estaba siendo preparado para ser impreso acertaron a llegar a este pequeño rincón del universo algunas noticias inusuales. Había pasado el invierno dedicado totalmente a cuidar de mis ancianos padres, a la vez que secuestrado ante la computadora elaborando el manuscrito definitivo, así que estaba un poco fuera de onda; aparte de que, incluso en esta era digital de Internet y correos electrónicos, las colinas nevadas de Vermont no están exactamente en el epicentro del mundo advaita. Así que pasaron varios meses antes de que una «arcaica» llamada telefónica trajera las noticias a este apartado puesto rural.

Lo que sigue es una parábola. Escucha bien.

Pasados algunos meses después de mi última visita a Ramesh, recibí la noticia de que un gran grupo de buscadores había percibido un comportamiento extraño en su propio Amado Maestro, incluyendo lo que parecía ser su alejamiento de la enseñanza de la no-dualidad pura. Por lo visto, este Amado Maestro había exhibido una conducta errática y había impartido una enseñanza inconsistente durante un seminario internacional que había tenido lugar en la costa occidental de la India, comportamiento el cual guardaba similitud con lo que yo había observado meses antes en mi propio maestro.

De acuerdo con la mayoría de las versiones, los aproximadamente 150 asistentes, todos ellos ardientes buscadores espirituales y antiguos devotos del Maestro, se vieron sorprendidos por la actitud inusualmente defensiva y beligerante con la que el Maestro había recibido las preguntas, a menudo dando respuestas mundanas ilógicas e irrelevantes, a la vez que impugnaba con sus comentarios la altura moral de su propio gurú y de otros maestros, alejándose claramente de las enseñanzas no-duales puras de la sabiduría perenne y afirmando que solo su enseñanza era la correcta y que todas las anteriores enseñanzas eran falsas.

A decir de todos, el encuentro degeneró en confusión, recriminaciones, acusaciones y caos general. En medio de todo ello, emergió algo todavía más extraño. Se alzaron acusaciones contra el Amado Maestro de mantener una conducta sexual inapropiada, las cuales fueron inicialmente rechazadas de plano, después admitidas ofreciendo unas breves disculpas, solo para ser descartadas de inmediato por irrelevantes e insignificantes. No hace falta decir que los devotos seguidores de ese gurú, que estaba «multitudinariamente considerado como el más grande sabio viviente», habían quedado devastados.

La vida es un lío, ¿no es cierto? Pero sea como fuere, ¿de quién demonios es este sueño? Las cosas jamás funcionan como se «supone» que deberían hacerlo. Casi es posible escuchar el estrépito con que se desmoronan los frustrados sueños y esperanzas y proyecciones a tu alrededor. Desde luego, no es inusual que haya «llanto y crujir de dientes» con los muy famosos y amados gurús. Son los gajes del oficio, por lo visto. Las exigencias, las expectativas y las proyecciones son inmensas por parte de ambos lados, y su inestabilidad es inherente.

Permíteme que sea claro: no conozco todos los detalles de lo que sucedió. No sé si había alguien más involucrado o por qué, o cuáles fueron las explicaciones. Francamente, no me interesa. No hay tampoco ningún interés en condenar al Maestro o en excusarle; tampoco en condenar o en excusar a sus acusadores. Desde esta perspectiva, no hay razón alguna ni para defenderle ni para unirse al coro de voces que lo desprecian. Aquí no hay nada en juego, no pasa nada. Se despliega el drama del sueño, ¿y qué? ¿A quién le importa lo que «hagan» los personajes soñados?

Hay tanto dolor y confusión en torno a un «evento» así que resulta difícil investigarlo ponderadamente. En esas circunstancias se tiende a proyectar y a exteriorizar aún más de lo usual, y ello solo contribuye a exacerbar el dolor y la confusión. Momentos así son momentos de *krisis,* en el sentido original de esta palabra griega de que son momentos en los que hay que tomar decisiones, son puntos de inflexión.

Estos momentos encierran una oportunidad, si es que puede uno ver a través de la tormenta: es la oportunidad de ver todo lo que aflora aquí —la decepción, la angustia, las recriminaciones, la culpabilidad o las demandas de explicación o de enmienda— y de contemplarlo como lo que es: como proyecciones hacia el exterior. Estos momentos encierran también una invitación a volverse y mirar adentro, donde se hallan tanto las causas-raíz de tales proyecciones como su disolución.

En lo que respecta a quienes promueven o representan al Amado Maestro, la rabia es fácilmente comprensible: si te has comprometido de buena fe a promocionar algo y te encuentras con que lo que estás promocionando no es lo que parecía, es bastante natural que te enfades y te sientas traicionado o engañado. Es malo para el negocio, maldita sea.

Es más descorazonadora (aunque no sorprendente) la rapidez con que se marchan los devotos más arrebatadoramente leales, dejando una sarta de vituperios tras ellos. Ello ilustra la obviedad de que aquí, en la dualidad, el amor y el odio tienen mucho en común y nunca andan muy lejos el uno del otro.

Los otrora racionales, pero ahora terriblemente heridos, devotos (ahora ya *ex* devotos) comienzan casi instantáneamente a deconstruir a su Amado Maestro. Dicen, por ejemplo: «Todo esto pone en cuestión si estaba de veras iluminado, si alcanzó la Comprensión definitiva». ¿De veras? Bien: Si jamás estuvo iluminado, ¿qué hacíais ahí sentados escuchándole durante todos estos años, recibiendo todas esas inspiraciones espirituales? «Estábamos equivocados». Bien, si estabais equivocados en ese entonces, a lo mejor también lo estáis ahora. ¿Cómo podríais saberlo? ¿Tenéis la más ligera idea de lo que estáis hablando? El ego está tan alarmado por haber sido pillado con los pantalones bajados (por así decir), habiéndose acercado jurando devoción eterna y con los ojos hechos chiribitas al gran gurú que se suponía que iba a convertirle a uno en uno de los pocos elegidos pero que resulta ser un viejo verde (¡ups!), que uno recula tan rápidamente como puede y se comporta con más insensatez de la habitual. Y es que reescribir la historia es la manera más antigua que existe de recuperar el control.

Los devotos niegan tristemente con la cabeza: «Ahora ya no podría llamarle *bhagwan*». Qué, ¿estáis tontos? *Vosotros sois bhagwan;* el conductor del camión de reparto es *bhagwan*; Bill Clinton y George Bush son *bhagwan;* los mapaches merodeadores que saquean mi jardín son *bhagwan;* Madonna, Britney Spears y la abuela de J. Lo son *bhagwan*. ¡Por el amor de Dios! El refresco de naranja, los ganchitos de queso y los Oreos son todos *bhagwan*. ¿Por qué iba a ser una excepción ese vejestorio?

Muy bien. Si uno fuera a recoger comentarios sobre la relativa estatura espiritual de este Amado Maestro en particular, no conozco a una sola de las principales luminarias del advaita (aparte de sus propios discípulos, desde luego) que mantuviera, incluso con anterioridad a este evento, que tenía el indiscutible calibre de, por ejemplo, un Ramana Maharshi o un Nisargadatta Maharaj. Ni siquiera el propio Amado Maestro sostendría tal cosa, y de hecho nunca lo hizo. Él es el típico adepto a la tradición *jnani,* una mente inteligente, diestra e incansable que afirma sentirse afortunada por no haber tenido nunca grandes experiencias místicas o espirituales.

En el caso del Maharshi, no había solamente una mente de ese calibre, sino también un corazón que había estallado por completo, que se había incinerado totalmente en el Amor más allá del amor que Todo lo es. Y cuando lo que es Comprendido por la mente es también sabido por el corazón (es decir, cuando la mente y el corazón no son ya dos), este ver del corazón-mente es incluso más profundo que la Comprensión. Contempla sus respectivas fotografías; esto es evidente incluso ahí. Los ojos del Amado Maestro son agudos, penetrantes. Insistentes. Eso es cautivador, desafiante, inspirador. Pero los ojos de Ramana son el infinito, el Vacío, la completa muerte del yo en el amor. Eso es inefable.

Pero ¿despierto? ¿Quién puede decirlo? ¿Quién podría haberlo dicho antes del suceso y quién puede decirlo ahora? Antes, hay un apresurarse para aclamarle como «el más destacado Maestro vivo del mundo, sin duda alguna...». Pero ¿quién hay en todo el mundo que esté cualificado para establecer tal juicio? Después, hay un apresurarse para tacharle de falso. Mira adentro: si antes pensaste que estaba iluminado y ahora tienes dudas, debes tener la integridad de reconocer que, por lo visto, los hechos demuestran que te equivocas, así que actualmente no estás en posición de juzgarle, como tampoco lo estabas antes. Lo profundamente impregnado de Comprensión que esté un determinado cuerpo/mente es, por emplear la propia terminología del Amado Maestro, algo que queda entre ese alguien y Dios.

¿Qué necesidad hay de etiquetar a ningún maestro? ¿Qué necesidad hay de etiquetar como fraude a nadie? ¿Dónde está la expectativa? ¿Dónde está la decepción? Si un día llegas a estar en desacuerdo con un gurú o te disgustas con él, puedes quedarte o puedes marcharte. Vete a otra parte. O no. Lo que finalmente suceda será lo que sea que el flujo de Conciencia disponga que haya de suceder. El flujo de Conciencia se cuidará del gurú, al igual que se cuidará de ti. ¿A quién o a qué cabe echarle la culpa?

Dicho lo cual, por favor date cuenta de que esto no va exactamente de eso. Al igual que sucede con cualquier cosa de la manifestación, esto no es lo que parece.

II

Algunos amigos bienintencionados hablan de este «terrible escándalo» y preguntan: «¿Qué hacemos ahora?».

Bien, comencemos por el principio. Esto ya se ha dicho aquí muchas veces, pero estamos en las trincheras; así que, de vuelta al tajo. Todo lo que hay es Presencia, Conciencia. Esta pura Presencia, la pura Conciencia, Todo Lo Que Es, aparece como todo este mundo de personas y cosas e ideas. No hay personas o entidades separadas de ninguna clase en ninguna parte. Toda separación y distinción entre personas o entidades individuales separadas es parte de la ilusión global compartida, bajo la cual labora eso que se considera a sí mismo como raza humana. ¿A quién puedo explicarle esto?

¡Tú estás *haciendo todo esto!* Literalmente. Todo es la proyección de la mente en la Conciencia. Es la mente contando historias. Todo el castillo de naipes está siendo constantemente edificado y reforzado a base de contarse la mente a sí misma *historias de separación.* Como esta. ¿Puedes verlo? ¡Para! ¡Retrocede! ¡Despierta!

Cuando esto se comprende, cuando se ve, cuando se apercibe, desaparece todo problema o asunto que haya sido conocido jamás o que jamás pudiera llegar a conocerse. Porque todos los problemas o asuntos están basados en distinciones, están basados en una creencia de separación.

Concedido: el Amado Maestro no habla como hablaba Maharaj, que lo hacía siempre, inflexiblemente, desde el punto de vista del Absoluto. El Amado Maestro dice a menudo, y cada vez más, cosas que ciertamente suenan muy duales. ¿Cabe mantener en este caso que, de acuerdo con la tradición de la «loca sabiduría» de los gurús, todo esto se dice intencionadamente con el fin de guiar a los buscadores lejos de la trampa del grandilocuente pensamiento dramático y para llevarlos de vuelta a sus propios corazones hasta que sean capaces de ver por sí mismos? ¿O se trata más bien de un «desliz» en el cuerpo/mente del Amado Maestro? ¿Es este «desliz» puramente cuestión de ego y de falta de comprensión, o hay involucrado algún componente biológico o fisiológico relacionado con su avanzada edad? Mientras se contemple esta cuestión desde el punto de vista de los personajes soñados que se consideran a sí mismos —y a cualquier maestro, Amado o no— como individuos, parecerá siempre que hay un problema de un modo u otro.

Pero ya ves: ¿Y qué? He aquí la clave: todo esto es Presencia, todo esto está sucediendo en esa Presencia, en esa Conciencia, a través de los aparentes organismos cuerpo/mente; y cuando no hay identificación como uno de estos organismos, como este cuerpo/mente, entonces lo que sucede en cualquiera de estos organismos resulta sencillamente insignificante. Cuando te enfadas con el Amado Maestro, no estás viendo que tú *eres* el Amado Maestro; o dicho con más precisión: no ves que lo que tú eres, es lo que el Amado Maestro es.

Es inevitable que sucedan en la existencia toda la variedad y todo el abanico de eventos y comportamientos y pensamientos y vidas posibles; y es igualmente inevitable que haya partes de esta variedad que no te «gusten». Es solo la ignorancia, a menudo una ignorancia muy soberbia, lo que juzga la infinita variedad y encuentra en ella partes que son «apropiadas» y partes que no lo son.

Todo es el perfecto despliegue de la totalidad en la Conciencia. Aquel que denominamos sabio lo sabe, y sabe que el cuerpo y la mente que otros llamarían «él» o «ella» está incluido en esta comprensión.

Esto no tiene nada de políticamente correcto; pero ¿puedes darte cuenta de que dirigir la rabia y la ponzoña y la indignación contra «alg-uno» a quien erróneamente percibes como separado de ti mismo, y a quien instalas en un pedestal como si fuera especial y al cual vinculas con un determinado conjunto de reglas arbitrariamente erigidas que prevalecen en una determinada cultura en un determinado momento, solo para que al final te des-ilusione..., es todo ello un completo absurdo?

Escenario uno. Cuando ocurre la completa desidentificación como un yo separado —como una entidad individual—, todo lo que hay es Conciencia sin que haya alguien que sea consciente. Puede que se atestigüe que está cobrando forma en un cuerpo/mente un enfoque diferente para impartir la enseñanza, sea por las «razones» que sean. Puede que se atestigüe que están ocurriendo acciones «inapropiadas». Puede, o no, que se atestigüe el pensamiento de que estos sucesos tendrán repercusiones en algún momento. Puede que se atestigüe el furor general y la reacción en los «otros» aparentes cuerpo/mentes cuando estas cosas llegan a conocerse. Quizá se atestigüe el intento de minimizar el caos intentando explicar la percepción de que nada de esto es, de que nada de esto importa; o quizá haya un simple atestiguar este mismo atestiguamiento impersonal, el cual es interpretado como «rechazo», «insensibilidad» o «enmascaramiento». Quizá. Pero *nada* de esto importa: todo ello es el perfecto despliegue. Estas cosas suceden todo el tiempo; ¿por qué deberían importar más si están sucediendo en «este» cuerpo/mente que si ocurren en otro?

Escenario dos. ¿Qué es lo que podría impulsar a un respetado maestro espiritual a repudiar la enseñanza espiritual por la cual es respetado? ¿Acaso el afán de contradecir en su propio nombre la enseñanza recibida y de la cual es custodio? *Si acaso* el presunto despertar de tal maestro se hubiera reducido a una experiencia y a una consciencia que de algún modo no hubieran llegado hasta la total aniquilación del yo. *Si*, hipotéticamente, no ocurrió en su caso la *total* desidentificación como entidad separada de la cual han hablado todos los maestros, incluyendo su propio gurú. Y *si,* no obstante, su maestro le hubiera dicho claramente cosas que él quizá interpretara en el sentido de que había sucedido efectivamente el despertar en él. Si hubiera ocurrido todo esto, la permanente experiencia de existir como un yo separado habría continuado a medida que transcurriera la vida, y ello a pesar de que presuntamente se le hubiera *dicho* que el despertar había sucedido en él. ¿No habría esto producido una cierta cantidad de estrés en el sistema cuerpo/mente? Por una parte, está la enseñanza de la sabiduría perenne que ha sido recibida y que expresa que el despertar consiste en la aniquilación de cualquier sentido de yo separado. Y al principio esta enseñanza se transmite. Pero, al mismo tiempo, hay una continua experiencia de vivir de facto como un yo separado. En buena fe, y con las mejores intenciones, ¿no sería acaso necesario reinterpretar la explicación recibida acerca de lo que es el despertar y realizar alguna modificación en consecuencia?

Escenario tres. ¿Cómo sería, incluso para un sabio, tener unos estudiantes inestables que te escuchan decir: «Tú no eres este cuerpo, tú eres el Todo», y que finalmente pierden un tornillo y se arrebatan en una megalomanía psicótica? ¿Te llevaría, quizá, a moderar la enseñanza y a decir y a hacer activamente cosas que *alejen* a esos impresionables buscadores de este material enloquecedor, confiando en la Conciencia en el sentido de que los que hayan de toparse con ese saber, lo harán de todos modos?

Escenario cuatro. En cualquier caso, ¿qué parte jugarían la edad avanzada y sus efectos sobre la mente y el cuerpo?

O escenario cinco. Quizá el tío sea un gilipollas y un completo fraude de principio a fin.

Piénsalo. ¿Podrías discernir qué es lo que sucede? ¿Cómo sabrías que es la verdad? ¿Es importante saberlo? ¿Quién es ese que piensa que es importante saberlo?

¡Ah, ya! Por fin estamos llegando a alguna parte. Nuestro viejo amigo, ese sentido de ser un yo separado, el denominado ego, esa alucinación sostenida, necesita continuar sosteniéndose.

Todo es una cuestión de espejos. Tienes que darte cuenta de que si hay cuestiones relacionadas con un ego ahí fuera, es porque hay cuestiones relacionadas con un ego aquí adentro. *Independientemente* o al margen de si tienes o no «razón» respecto a si hay un ego ahí fuera.

¿Qué te parece si dejamos que sean los Amados Maestros que hay por ahí los que se preocupen de los Amados Maestros? ¿Qué es lo que sucede en el organismo cuerpo/mente de este Amado Maestro en particular? ¿Hay remordimiento, arrepentimiento? ¿Hay arrogancia, rabia? ¿Hay paz, perplejidad? ¿Cómo lo sabes? Lo que sucede, sucede; lo que sucederá, sucederá. Si está en el despliegue de la totalidad que ese personaje se autodestruya, eso es lo que sucederá. Si ha de salir ileso de todo ello como un gran maestro, eso es lo que sucederá. Si ha de ocurrir de algún modo que siga apañándoselas más o menos como antes, los eventos harán que sea eso lo que ocurra. Todo está coordinado.

Secretas retribuciones restauran sin cesar, cuando es perturbado, el nivel de la justicia divina. Es imposible tambalear el rayo de luz... Asienta por siempre jamás el ponderoso Ecuador en su línea, y hombre y mota, y estrella y sol deberán ajustarse a él o ser pulverizados por el ímpetu del retroceso.

RALPH WALDO EMERSON [56]

El Amado Maestro no ha «hecho» nada a nadie. Si hacemos de «alg-uno» un dios y después resulta evidente que la Conciencia está fluyendo a través de un instrumento «defectuoso», bien, esto es lo que hay. ¡Sorpresa! Bienvenido a tus propias proyecciones; las proyecciones mediante las cuales el falso sentido de yo puede continuar creyendo en sí mismo.

III

El tema de la conducta sexual inapropiada posee una carga muy potente. Habrá muchos que consideren que se trata de una cuestión muy importante, pero desde la perspectiva que se percibe desde aquí esa asunción debe ser investigada.

He leído recientemente que Mahatma Gandhi, al final de su vida, dormía con sus nietos apenas pubescentes. ¡Vaya! La cultura en la que vivimos tiene varios nombres para eso, ¿no es cierto? Recuerda la respuesta de Nisargadatta Maharaj a la cuestión de si el sabio exhibe siempre un comportamiento ejemplar: «¿De qué estás hablando? ¿Ejemplar de acuerdo con quién, conforme a qué estándar?». (Pero ¿no podrían usarse tales afirmaciones para justificar casi cualquier comportamiento irresponsable? Seguro que sí. Hasta el diablo puede citar las escrituras

---

[56] Cita del escritor, filósofo y poeta estadounidense Ralph Waldo Emerson (1803-1882), extraída del texto *Lectures and Biographical Sketches,* University Press of Pacific, Honolulu, 2003.

para lograr sus propósitos [57], e incluso la afirmación «Dios es amor» puede emplearse torcidamente; pero ¿la hace eso menos verdadera?)

Las normas morales son culturales y varían ampliamente según el momento histórico y el lugar. Esto es duro de aceptar para muchos. A todos se nos ha enseñado absolutamente a creer (se nos ha intimidado a creer, en realidad) que las normas actuales son «naturales», «dadas por Dios» o «autoevidentes», cuando lo cierto es que son totalmente relativas. Puede haber espacio para la tolerancia en lo que se refiere a ciertas clases de comportamiento, pero nunca jamás respecto a *eso*..., sea lo que *eso* sea para ti. Esto no tiene discusión, ya sea en la sociedad en general o entre los buscadores espirituales, y los castigos por estar en desacuerdo con ello se encuentran entre los más severos que asigna una sociedad.

Entretanto, mis amigos, los Shuar de la jungla amazónica, tienen una sociedad altamente sofisticada que está en muchos sentidos más iluminada que la nuestra y que ha funcionado suave, dichosa, respetable y saludablemente durante literalmente miles de años; y la han establecido sobre un conjunto de normas, usos y prácticas sexuales que harían que fueran internados en prisión todos y cualquiera de ellos, y que se les calificara de pervertidos y que aparecieran listados en Internet como delincuentes sexuales, si es que la buena gente de Estados Unidos de América pudiera decir algo al respecto. ¿De qué estás hablando? ¿Según quién?

Aun a riesgo de suscitar una justa indignación entre la muchedumbre política, psicológica y espiritualmente correcta, permítaseme decir lo siguiente a las mujeres involucradas (que han afirmado que su involucración fue voluntaria y en ningún caso fueron coaccionadas por el Amado Maestro) y a todos aquellos que se identifican de un modo u otro con ellas; y también a aque-

---

[57] De William Shakespeare, *El mercader de Venecia,* acto I, escena 2.

llos que estuvieron o están involucrados con el Amado Maestro en una relación gurú-devoto y que están trastornados por estos sucesos. No sé quiénes sois, y esto no pretende ofender a nadie; está sustentado en el ánimo de reflexión y en la compasión.

Cuando se te planteó por primera vez la petición o la sugerencia en cuestión, ¿por qué no saliste pitando de vuelta a Sedona (o a Chelsea, o a Munich...)? ¿O por qué no te fuiste sin más, o por qué no te largaste a cualquier otra parte a buscar otro gurú? ¿No estaba claro a esas alturas, desde tu perspectiva (desde tu identificación como «persona» cuerpo/mente), que algo no encajaba? Si ahora te parece que se trataba de algo inapropiado, ¿cómo pudo parecerte apropiado entonces? ¡Alto! Investiguémoslo. Si todo esto es tan explotador y manipulador y sórdido, ¿qué estás haciendo tú en medio de todo esto?

En lugar de mirar afuera, mira adentro. La necesidad de ser especial es muy fuerte, ¿verdad?

Sí, es cierto que la relación gurú-discípulo es desigual y que el gurú tiene la mayor responsabilidad. Pero deja que el gurú se quede con su parte. Lo que tú debes hacer es mirar tu propia parte. Aun cuando tu responsabilidad sea la décima parte de la suya, si te centras en su parte y evitas mirar fijamente la tuya quedarás lisiada de por vida, tanto más por cuanto que siempre hallarás a muchos que concordarán contigo y te apoyarán en tu pena. Puedes emplear ese apoyo para afirmarte en tu razón y para ser toda la vida una víctima de ese Amado Maestro perverso, y de este modo reforzar tu identidad y tu sentido de yo individual; o puedes optar por descartar todo eso y darte cuenta de quién Eres Tú. ¡Qué maravillosa invitación y qué oportunidad única en la vida para despertar!

Así que parece que habéis contribuido a desacreditar públicamente a un anciano (que, la verdad sea dicha, ya se estaba aplicando a ello por su propia cuenta) y a avergonzaros a vosotras mismas. ¿Qué vas a hacer *tú* ahora?

¿Puedo hacer una sugerencia? Y la ofrezco tanto a aquellos cuya principal preocupación es la conducta sexual inapropiada de un maestro de tal posición como a aquellos que están más afectados por la corrupción de la Enseñanza. Y por supuesto, puedes considerarlo como una opción. Aunque la verdad es que no depende de ti en modo alguno.

Vuelve atrás. Retrocede. Sea a donde sea que hayas llegado en esto, tanto si culpas a algún otro como si te culpas a ti misma, tanto si te sientes reivindicada o utilizada, decepcionada o traicionada; retrocede. Todo esto es solo fachada. *Es el mundo que ha sido puesto ante tus ojos para ocultarte la verdad.* Tú crees que todo eso —tú, esta vida, estos sucesos— es real; más real imposible. La verdad es que todo ello, todo lo que sientes que es real e importante, es solo una historia, una creencia condicionada en la mente. Retrocede a lo que es previo a esto.

Vuelve atrás. En este día y edad alguien te dice que hay un maestro iluminado en India, y tú puedes comprar un billete de avión y hallarte al cabo de unas pocas horas sentada en la alfombra frente a él. La Máquina de Soñar Americana te ha inducido a creer que puedes atajar mil vidas y presentarte con toda inmediatez ante aquel que te han dicho que es lo máximo.

Comparado con los gurús indios estándar, este Amado Maestro está muy occidentalizado, es muy dulce y no habla en absoluto en términos radicales. Esto hace que sea muy Amado, pero de este modo es también posible disimular el simple hecho de que la mayoría de los que se presentan en su casa están embarcándose en algo que les sobrepasa. No pretendo herir los sentimientos de nadie en modo alguno, pero básicamente podría decirse que has participado en algunos seminarios (puede que lleves veinte años de seminarios) y en algunas movidas Nueva Era de segunda fila en la escena *satsang* de Santa Bárbara o de Londres o de Ámsterdam, has acudido a algunos retiros de meditación, has visitado algunos *ashrams* y has tenido varias iniciaciones, y ahora te imaginas que ya estás preparado para el gran momento; pero *todo eso es la sustancia del sueño*.

Ramana Maharshi probablemente habría pasado simplemente de ti y de tus preguntas, como ciertamente hizo a menudo. Nisargadatta Maharaj te habría echado a la calle sin más ceremonias. Pero el Amado Maestro sonríe y habla de sentirse confortable y en paz en la vida cotidiana, y tú te sientes estupendo, y sales a tomar *chai* con los demás buscadores y charlas de ello, y todo es muy gratificante y sientes que realmente estás llegando a alguna parte.

Pero en realidad no hay ninguna diferencia: todo es una proyección, y este drama no hubiera sucedido si tú no hubieras estado literalmente lleno de ti *mismo*.

Repentinamente todo el mundo tiene teorías acerca de si el Amado Maestro está sobrepasado por todo esto o no. Eso es problema del Amado Maestro. Deja que sea él quien se preocupe de ello. Todo el mundo argumenta que los gurús deberían seguir las mismas normas de comportamiento que marca la cultura en la cual se encuentran, aun cuando todo sea para ellos relativo y carente de importancia. ¡Ese no es tu problema! Deja que los gurús se preocupen de sus problemas. Descubre cuál es tu problema y trabaja sobre él.

Tú y todos aquellos a quienes preocupan estos sucesos habéis recibido gratis un coscorrón en lo alto de vuestra cabeza, ¡y tú lo desperdicias especulando acerca del Amado Maestro! ¡El Amado Maestro es absolutamente irrelevante! Tu problema es que estás tomando como real el sueño que *tú* estás proyectando como si fuera algo externo a ti. Para. Vuelve atrás.

Esto no será divertido, no será emocionante, no será agradable ni te permitirá disfrutar de una identidad de buscador espiritual avanzado, como sí lo hizo el viajar a la India y sentarte con el Amado Maestro. Haz el trabajo que necesitas hacer, encuentra la ayuda que necesitas encontrar. La forma que adoptará esto no depende de ti. Nada depende de ti. Lo que haya de ser sucederá. Si hay apertura. Si hay consentimiento. Si hay rendición.

En lugar de mirar afuera, mira adentro. Lo que no está presente en el sueño profundo, no existe. Los gurús y las enseñanzas y los comportamientos varios, nada de ello está en el sueño profundo. Tampoco lo están los *satsangs,* ni los seminarios ni los libros como este. ¿Qué estás haciendo? Invita al silencio, a la quietud. No desperdicies tu tiempo haciendo cualquier cosa que no sea estar en silencio, estar en quietud interior. Cualquier cosa que seas «tú-mismo» es ilusión, no es verdad, no importa. Y es eso lo que tú proyectas afuera, sobre la pantalla blanca exterior. Cualquier cosa que esté «ahí fuera» es ilusión, no es verdad, no importa. Déjate vaciar de todo eso. Permite que haya vacío. Déjate ser abierto en canal, ahuecado, destripado.

Date cuenta de que la forma que esto adopte no depende de ti, y de que puede requerir de algún «tiempo». Puede tomar una vida entera, puede que tome más de una vida. No importa. Déjate llevar a un espacio en donde esto no importe. En quietud, descúbrete haciéndote la pregunta peligrosa, la pregunta que el ego no quiere que pienses, la pregunta que llevará tu vida a su fin. Déjate llevar a un lugar donde ya no sea necesario hallar a «alg-uno» a quien culpar, ya seas tú mismo u otro. Donde esa necesidad de ser especial ya no te destruya. Donde ya no sea necesario, o posible, alejarse de Ti Mismo ni mirar fuera de Ti Mismo para etiquetar lo que está «mal» o lo que está «bien». Donde no sea posible mirar fuera de Ti Mismo para ver Lo Que Es.

Mirar afuera hace que el sueño prosiga. Solo mirando adentro, incansablemente y profundamente adentro, más allá y más acá de los estratos superfluos —el intelecto y la razón y la emoción y el sentimiento y la psique y el subconsciente—, a Lo Que Tú Eres; solo esto puede llevar al despertar que, en sí mismo, no tiene que ver ni con afuera ni con adentro.

¡Despierta!

*Realidad es aquello que tomamos por verdad.
Tomamos por verdad aquello en lo que creemos.
Lo que creemos se basa en nuestras percepciones.
Lo que percibimos depende de lo que buscamos.
Lo que buscamos depende de lo que pensamos.
Lo que pensamos depende de lo que percibimos.
Lo que percibimos determina lo que creemos.
Lo que creemos determina lo que tomamos por verdad.
Y lo que tomamos por verdad es nuestra realidad.*

David Bohm

Epílogo:
Una ontología eckhartiana

*Quien quiera entender mi enseñanza de desprendimiento
debe estar él mismo perfectamente desprendido.*

MEISTER ECKHART

*Hay un no nacido, no hecho, no creado.
Si no fuera por este no nacido, no hecho, no creado,
no habría posibilidad de desprenderse de
lo nacido, lo hecho, lo creado.*

BUDA

I

En cierta ocasión se le preguntó a Ken Wilber a qué se debía que Oriente hubiera mantenido a lo largo de los siglos una tradición provista de tanta riqueza espiritual trascendente, mientras que había que buscar mucho para hallarla en las tradiciones occidentales: «¿Cómo es posible que toda una civilización haya perdido las claves durante tanto tiempo...?». Wilber respondió:

> Imagínese que el mismo día en que el Buda alcanzó la iluminación, hubiera sido ahorcado precisamente por alcanzar esa realización; y que se ahorcara igualmente a cualquiera de sus seguidores que afirmara estar iluminado. En mi opinión, yo diría que eso desalienta a cualquiera...

[Porque en Occidente] ... tan pronto algún practicante espiritual comenzaba a acercarse demasiado a la realización..., a la comprensión de que nuestra mente es intrínsicamente una con el Espíritu primordial, solía padecer repercusiones espantosamente severas [58].

Resulta de lo más sorprendente, pues, que las enseñanzas y los escritos de místicos medievales europeos tales como Hildegard de Bingen, Mechtild de Magdeburgo, Juan de la Cruz y Teresa de Ávila, Henry Suso, John Tauler o del inglés autor anónimo de *La nube del no saber,* entre otros, hayan sobrevivido en absoluto.

El Maestro Eckhart, fraile alemán de la Orden de los Predicadores de Santo Domingo, vivió y enseñó desde el año 1260 al 1327. No hay ninguna crónica que relate cómo acaeció la Comprensión que él desposó (o que le desposó a él). Sin embargo, sus escritos y sermones hablan de la misma verdad de radical no-dualidad hacia la cual siempre habían estado señalando los místicos y sabios de Oriente y Occidente.

Eckhart habló de algo que él llamaba «desprendimiento» o «desasimiento», un «soltar» definitivo que resulta en una total negación y aniquilación del yo individual. Este desprendimiento se abre a la «irrupción más allá de Dios» que a todo efecto y propósito se corresponde con lo que en otras tradiciones se denomina despertar, iluminación o Comprensión. El místico insistió en que lo que él había visto no podía ser entendido, a menos que, y hasta que, ocurrieran este desprendimiento e irrupción, momento en el que entonces todo resultaría obvio.

Lo que Eckhart enseña es que hay una unidad que trasciende radicalmente la creencia cristiana medieval, consistiendo su

---

[58] Fragmento de una entrevista efectuado por la revista *Shambala Sun* en septiembre de 1996 [recogida en Ken Wilber, *Diario,* Editorial Kairós, Barcelona, 2000, página 374].

EPÍLOGO: UNA ONTOLOGÍA ECKHARTIANA   413

desprendimiento en un abandonarse *en* tal unidad. Él vio que lo humano y lo divino son «una única unidad sin diferencia», pues «previo a la distinción en sustancias..., la obra de Dios y el devenir del hombre aúnan a Dios y hombre en un único e idéntico evento»[59].

El ser, para Eckhart, es Presencia, que es una y universal. Desde Aristóteles hasta Tomás de Aquino, los filósofos occidentales habían considerado a los seres como entidades separadas del creador. Para Eckhart esto no es así: el ser es Dios; y en tanto que todo es, todo es Dios, teniendo «idéntico ser e idéntica sustancia y naturaleza... Si la naturaleza de Dios es mi naturaleza, entonces el divino ser es mi ser. Así, Dios está más íntimamente presente para todas las criaturas de lo que una criatura lo está para sí misma».

«Hay un poder en la mente —dijo— que ni el tiempo ni la carne tocan: emana del espíritu y permanece en el espíritu...»[60]. Y nuevamente: «Hay en la mente algo de tal cualidad que, si la mente fuera enteramente así, sería increada»[61].

Cuando aún permanecía yo en el fondo y en el seno de la divinidad, en su fluencia y en su manantial, nadie me preguntaba a dónde me dirigía ni qué hacía: no había nadie que pudiera interrogarme. Solo al emanar yo proclamaron a Dios todas las criaturas[62].

---
[59] «El obrar y el devenir son una sola cosa. Dios y yo somos uno en semejante obrar; Él obra y yo llego a ser». Sermón VI, *Iusti viventin aeternum. (N. del T.)*

[60] «...hay en el alma una potencia que no es tocada ni por el tiempo ni por la carne; emana del espíritu y permanece en él y es completamente espiritual». Sermón II, *Intravit Iesus in quodam*, etc. *(N. del T.)*

[61] «En el alma hay una potencia... Si el alma entera fuera como ella, sería increada e increable». Sermón XIII, *Vidi supra momtem Syon*, etc. *(N. del T.)*

[62] El maestro Eckhart distinguía entre *Gott*, Dios activo y creador, y *Gottheit*, el aspecto divino absoluto, inactivo e indiferenciado que aquí traducimos como «divinidad». Estos dos niveles guardan respectivamente analogía con los conceptos hindúes de *Ishvara* y *Brahman*. *(N. del T.)*

No hace falta decir que este tipo de declaraciones le reportaron serios problemas con la Inquisición, ante cuyo tribunal fue requerido a defenderse de los cargos de herejía que, tal como explicaba Wilber, acarreaban castigos que implicaban exquisitas formas de tortura medievales e incluso la ejecución. Pero está claro que Eckhart no podía no ver lo que veía y no podía no hablar de ello, aun cuando es igualmente evidente que sentía algo más que una somera frustración por el hecho de que nadie de sus oyentes fuera capaz de entenderle. A veces llamaba «asnos ignorantes» a los seguidores de las prácticas religiosas externas de su tiempo; y cuando el tribunal de la Inquisición parafraseaba incorrectamente sus enseñanzas, replicaba secamente que tales afirmaciones, expresadas de tal suerte, eran una «locura».

Hay veces en que sus sermones, expresados en el lenguaje de su época, suenan notablemente parecidos a las enseñanzas de Ramana Maharshi o de Nisargadatta Maharaj:

> Os ruego por el amor de Dios que comprendáis esta verdad, si es que podéis; mas si no la comprendéis, no os preocupéis por ello, pues la verdad de la que quiero hablar es de tal cualidad que solo unas pocas personas buenas la comprenderán...

> Mi ser esencial está por encima de Dios en la medida en que comprendemos a Dios como principio de las criaturas. En verdad, en el propio ser de Dios, donde Dios está por encima de todo ser y distinción, estuve yo mismo, quise ser yo mismo y supe que quería crear a este hombre que soy. Por ello soy la causa de mí mismo en cuanto a mi ser, que es eterno, y no en cuanto a mi devenir, que es temporal. Y por eso soy nonato, y conforme a mi ser nonato, no moriré jamás. Conforme a mi ser nonato he sido eternamente, soy ahora y perduraré eternamente. Lo que soy según mi carácter de na-

rácter de nacido, habrá de morir y ser aniquilado, porque es mortal; por eso tiene que perecer con el tiempo. Con mi nacimiento eterno nacieron todas las cosas, y fui causa de mí mismo y de todas las cosas; y si lo hubiera querido no existiría yo ni existirían todas las cosas; y si yo no existiera, tampoco existiría Dios. De que Dios sea Dios, yo soy la causa. Si no existiera yo, Dios no sería Dios. Aunque no hace falta comprender esto...

...en la trascendencia..., estoy por encima de toda criatura y no soy ni Dios ni criatura. Más bien, soy lo que era y lo que seguiré siendo ahora y siempre... Porque en esta trascendencia me es otorgado que Dios y yo seamos uno. Allí soy lo que era, y no sufro crecimiento ni decrecimiento, pues allí soy la causa inmoble que todas las cosas mueve...

Quienes no alcancen a comprender este discurso, no deben sentir pena en su corazón por ello. Pues, mientras el hombre no se asemeje a esta verdad, no comprenderá este discurso, ya que es una verdad no velada que ha surgido inmediatamente del corazón de Dios[63].

En resumen: Eckhart sabía de un modo que trascendía toda experiencia y concepto que hay «algo» más allá de «Dios»; y que ese «algo» es «Yo». Esto es lo que se vio impelido a expresar en conceptos, y lo hizo de manera tal que pudo —aunque por poco— escapar de la ejecución.

---

[63] Para reproducir estos fragmentos hemos acudido a la excelente traducción directa del alemán de Ilse M. de Brugger. *(N. del T.)*

II

Por tanto:

1.
El Ser es.
El Ser permite que la seidad sea.
La seidad es presencia, la experiencia de ser.
El Ser «da» presencia, permite ser a la presencia, a la seidad.

«El Ser permite que los "seres" estén presentes, y permite que la seidad sea su presencia». (Reiner Schurman.)

El Ser está siendo, «*es*-siendo»: el Ser es todo lo que *es*.
Así, todo lo que *es*,
en tanto que es, es Ser.

Ser es Presencia, con «P» mayúscula.
Al Ser se le ha llamado Dios, Todo Lo Que Es, *Sat Chit Ananda;*
Ser, Conciencia, Vertiéndose.
Perfecta. Brillante. Quietud.

2.
Cabe preguntar: ¿Qué es previo al Ser?
¿Qué es «lo que» permite ser al Ser?
Siendo previo al Ser, ese «lo que» no es.
Aquí hay Vacío, la Nada, «no-algo-idad».
Lo previo al Ser, «eso» que permite ser al Ser,
eso en lo cual el Ser es,
es el *Plenum,* la plenitud de la no-algo-idad
de la cual, en la cual, y como cual
surge el Ser (y, por tanto, toda seidad).

Y aquí se juntan y aquí concluyen
las sendas del misticismo, *bhakti* y *jnana*.
Toda senda llega solo hasta aquí, y nada más.

«Ser» y «Nada» son los últimos conceptos
y las últimas experiencias a nuestro alcance.

A partir de aquí solo hay la puerta abierta y la oscuridad allende;
cruzarla es caer más allá del vacío.

3.
Previo al Ser y a la Nada,
lo que permite ser al Ser y a la Nada,
es inexpresable, inefable.

Conceptualmente, cabe realizar la pregunta;
pero aquí el pensamiento y los conceptos llegan a un muro, al abismo.

La mente no puede dar *conceptual o experimentalmente*
el salto que le aporte una respuesta.
Sin embargo: la respuesta puede ser *sabida*, apercibida, vista adentro
(oída adentro, sentida adentro, saboreada adentro).
Existe. No puede ser expresada.
Aquí, las palabras e ideas solo pueden
apuntar en la dirección general.

La «Divinidad»: eso de donde proviene Dios;
Parabrahman: eso de lo cual surge *Brahman;*
pero estas palabras nada significan,
son solo superlativos adicionados a los conceptos existentes.

Las palabras intentan señalar no solo más allá de sí mismas, sino
más allá del más allá;
más allá del confín de lo que puede ser
pensado o concebido
por la mente o el corazón humanos.

Y sin embargo, ello puede ser *sabido*
(de un modo que está más allá del conocimiento)
en el silencio, en la quietud
en el corazón:
(en medio del completo abandono:
la trascendencia, el apabullante destello
que incinera todo sentido de separación.)
Tat tvam asi: Yo soy eso.
Eso es lo que «Yo» es.
Vertiendo en Sí Mismo Ser y no-ser,
seidad y nadidad,
Lo-Que-Es y Vacío.
Nonato.
Eterno.
Yo.

*La suprema verdad es que nuestra naturaleza original
no tiene ni un átomo de objetividad.
Es vacía, omnipresente, silente, pura;
es una gloriosa bienaventuranza misteriosa y pacífica,
y eso es todo.
Entra profundamente en ella por ti mismo, despertando.*

HUANG PO

El claustro de la realidad
    la barrera delimitadora
       ninguna visión puede detectarla ningún pensamiento
  penetrarla
de un vistazo este allende-lo-cual-la-nada
  traspasado en un cierto punto por no-esto
se descompone
  en nada
    disolviendo la trama
      deshaciendo la urdimbre del velo

¿puede haber alguna identidad cuando hay este
  saber, inmediato irrevocable
    yo no soy, ni nadie más?
¿puede haber algún rol para el fantasma
  que se alza en la bruma
    de ese velo disuelto?

    ningún sabio vidente, ningún gurú lazarillo
¿puede acaso haber guía alguno en un viaje tal?
  un viaje de aquí a aquí
  un viaje no comenzado ni concluido
    por ninguna senda, por un billón de sendas
      sin viajero. sin retorno

el único voto del bodisatva:
simplemente Ser este Único Todo Yo Soy
    sin miedo ni apego
        sin intención o expectativa
    sin separación ni conexión
    sin identidad
    despreocupadamente
Presencia
    Siendo
    Quietud aquí
y Siendo así el vacío
    una apertura

por siempre viendo Yo, en medio de Yo no-viendo:

Todo Lo Que Es — Que Lo Es Todo

Lecturas

(Lista parcial)

ABBOTT, EDWIN
Planilandia
Barcelona, Laertes, 2008

Planilandia: Una novela de muchas dimensiones
Palma de Mallorca, José J. de Olañeta (editor), 2004

ADAMS, ROBERT
Silence of the Heart
Atlanta, GA: Acropolis Books, 1999

ADYASHANTI
Meditación auténtica
Madrid, Gaia Ediciones, 2008

La danza del vacío
Madrid, Gaia Ediciones, 2008

ANÓNIMO
La nube del no saber: Texto anónimo inglés del siglo XIV
Barcelona, Herder, 2006

Sutras de la atención y del diamante
Madrid, Editorial Edaf, 1993

The Gospel of Thomas: The Hidden Sayings of Jesus
Marvin Meyer, trans.
Nueva York, HarperSanFrancisco, 1992

The Gospel of Thomas: Annotated and Explained
Stevan Davies, trans.
Woodstock, VT: Skylight Paths Publishing, 2002

The Lankavatara Sutra
Versión de D. T. Suzuki
Nueva Delhi, India, Munshiram Manoharlal, 1999

AVERY, SAMUEL
The Dimensional Structure of Consciousness: A Physycal Basis for Inmaterialism
Lexington, KY: Compari, 1995

BALSEKAR, RAMESH
La sabiduría de Balsekar: La esencia de la iluminación, expuesta por uno de los principales maestros del vedanta advaita
Madrid, Editorial Gulaab, 2005

Habla la consciencia
Barcelona, Editorial Kairós, 2004

A quién le importa
Madrid, Trompa de Elefante, 2006

Un dueto de uno: El diálogo del Ashtavakra Gita
Madrid, Trompa de Elefante, 2006

El buscador es lo buscado: Las enseñanzas esenciales de Nisargadatta Maharaj
Madrid, Gaia Ediciones, 2005

El del espejo
Madrid, Trompa de Elefante, 2006

La búsqueda
Madrid, Trompa de Elefante, 2006

Paz y armonía en la vida cotidiana
Madrid, Trompa de Elefante, 2009

De la conciencia a la conciencia
México, Editorial Yug, 2001

Your Head in the Tiger's Mouth
Redondo Beach, CA: Advaita Press, 1998

Who Cares?
Redondo Beach, CA: Advaita Press, 1998

The Ultimate Understanding
Londres, Watkins Publishers, 2002

Final Truth: A Guide to Ultimate Understanding
Redondo Beach, CA: Advaita Press, 1989.

BARKS, COLEMAN
La esencia de Rumi: Una antología de sus mejores textos
Barcelona, Editorial Obelisco, 2002

BRUNTON, PAUL
La India secreta
Buenos Aires, Editorial Kier, 1987

CAPLAN, MARIANA
A mitad de camino: La falacia de la iluminación prematura
Barcelona, Editorial Kairós, 2004

CARSE, JAMES P.
Breakfast at the Victory: The Mysticism of Ordinary Experience
Nueva York, HarperCollins, 1994

CHUANG TZU
El camino de Chuang Tzu
Edición de Thomas Merton
Buenos Aires, Lumen, 2005

DE MELLO, ANTHONY
Autoliberación interior
Buenos Aires, Lumen Humanitas, 2008

The Heart of the Enlightened: A Book of Story-Meditations
Nueva York, Doubleday, 1989

Awareness: The Perils and Opportunities of Reality
Nueva York, Doubleday, 1990

ECKHART, MEISTER
Wandering Joy: Meister Eckhart's Mystical Philosophy
Reiner Schurmann, trans.
Great Barrington, MA: LindisfarneBooks, 2001

Meister Eckhart, Volume 1: Teacher and Preacher
Bernard McGinn, trans.
Mahwah, NJ: Paulist Press, 1986

Meister Eckhart, Volume 2: The Essential Sermons, Commentaries, Treatises, and Defense

Edmund Colledge & Bernard McGinn, trans.
Mahwah, NJ: Paulist Press, 1981

ELIOT, T. S.
Cuatro cuartetos
Madrid, Editorial Cátedra, 1987

FEUERSTEIN, GEORG
Holy Madness: The Shock Tactics and Radical Teachings if Crazy-Wise Adepts, Holy Fools, and Rascal Gurus
Nueva York, HarperSanFrancisco, 1992

GANGAJI
El diamante en tu bolsillo: Descubre tu verdadero resplandor
Madrid, Gaia Ediciones, 2008

GOSWAMI, AMIT
La física del alma
Barcelona, Editorial Obelisco, 2008

HAFIZ
The Gift
Daniel Ladinsky, trans.
Nueva York, Penguin Books, 1990

The Subject Tonight is Love
Daniel Ladinsky, trans.
Nueva York, Penguin Books, 1990

HAN-SHAN
Cold Mountain: 100 Poems by the T'ang Poet Han-Shan
Burton Watson, trans.
Nueva York, Columbia University Press, 1970

The Collected Songs of Cold Mountain
Red Pine, trans.
Port Townsend, WA: Cooper Canyon Press, 2000

HARDING, DOUGLAS
Vivir sin cabeza: Una experiencial zen
Barcelona, Editorial Kairós, 1994

HUANG PO
Enseñanzas sobre la mente única del maestro zen Huang Po
Barcelona, Miraguano, 2002

HUI HAI
Zen Teaching of Instantaneous Awakening
Thomas Cleary, trans.
Boston, Shambhala Publications, 1995

HUI-NENG
El sutra de Hui-Neng
Madrid, Editorial Edaf, 1999

IKKYU
Ikkyu, volúmenes 1 y 2
Barcelona, Ediciones Glenat España, 2008

KABIR
Songs of Kabir
Rabindranath Tagore, trans.
Boston: Weiser Books, 2002

Kabir: Ecstatic Poems: Versions by Robert Bly
Boston, Beacon Press, 2004

KAPLEAU ROSHI, PHILIP
Despertar al zen
México, Editorial Pax, 2006

Los tres pilares del zen
Madrid, Gaia Ediciones, 2006

KATIE, BYRON
Amar lo que es
Barcelona, Urano, 2008

KERSSCHOT, JAN
Volver a sí mismo
Málaga, Sirio, 2006

KRISHNAMURTI, JIDDU
Libérese del pasado
Madrid, Gaia Ediciones, 2008

KRISHNAMURTI, U. G.
El coraje de estar solo
Madrid, Editorial Gulaab, 1998

El pensamiento es tu enemigo
Madrid, Editorial Gulaab, 1999

LAO TSE (LAO TZU)
Tao Te Ching
Gia-Fu Feng & Jane English, trans.
Nueva York, Random House Vintage Books, 1989

LE GUIN, URSULA
The Pathways of Desire
Nueva York, Harper Paperbacks, 1982

LEVINE, STEPHEN
Sanar en la vida y en la muerte
Madrid, Los Libros del Comienzo, 1999

¿Quién muere?
Madrid, Rigden institute gestalt, 2018

LIN-CHI
Las enseñanzas zen del maestro Lin-Chi
Versión de Burton Watson
Barcelona, La Liebre de Marzo, 2000

LIQUORMAN, WAYNE
Aceptación de lo que es
Madrid, Gulaab, 2005

No Way: Para los espiritualmente avanzados
(Con el pseudónimo de Ram Tzu)
Madrid, Trompa de Elefante, 2006

MCKENNA, JED
Spiritual Enlightenment: The Damnest Thing
www.WisefoolPress.com: Wisefool Press, 2002

MARVELLY, PAULA
Teachers of One: Living Advaita
Londres, Watkins Publishing, 2002

MITCHELL, STEPHEN
Tao Te Ching
Madrid, Gaia Ediciones, 1999

The Enlightened Heart: An Anthology of Sacred Poetry
Nueva York, HarperCollins, 1993

The Enlightened Mind: An Anthology of Sacred Prose
Nueva York, HarperCollins, 1993

NISARGADATTA MAHARAJ
Yo Soy Eso
Málaga, Editorial Sirio, 1988

La experiencia de la nada
Madrid, Editorial Gulaab, 2000

La medicina suprema
Madrid, Editorial Gulaab, 2000

Enseñanzas definitivas
Barcelona, Liebre de Marzo, 1998

La consciencia y lo absoluto y el conocimiento del sí mismo y la realización del sí mismo
Madrid, Sanz y Torres, 2007

El néctar a los pies del señor
Madrid, Sanz y Torres, 2006

Semillas de consciencia
Málaga, Editorial Sirio, 1990

Antes de la consciencia
Madrid, Sanz y Torres, 2006

NISKER, WES
El libro esencial de la loca sabiduría
Madrid, Gaia Ediciones, 2009

Osho (Rajneesh)
Amor, libertad y soledad
Madrid, Gaia Ediciones, 2001

Parker, John W.
Dialogues With Emerging Spiritual Teachers
Fort Collins, CO: Sagewood Press, 2000

Parsons, Tony
Lo que es
Madrid, Gaia Ediciones, 2003

La nada que lo es todo
Madrid, Gaia Ediciones, 2009

Poonja, H. W. L.
Nothing Ever Happened, Volumes 1, 2, 3
David Godman, (editor)
Boulder, CO: Avadhuta Foundation, 1998

The Truth Is
York Beach, Me: Samuel Weiser Inc., 2000

Ramana Maharshi
La filosofía de la existencia y la ciencia moderna en Ramana Maharshi
Recopilación de J. Sithaparanathan
Madrid, Gaia Ediciones, 2009

El Maharshi y su mensaje
Recopilación de Paul Brunton
Madrid, Trompa de Elefante, 2008

Gurú Ramana
Recopilación de S. S. Cohen
Madrid, Trompa de Elefante, 2008

Cuarenta versos cobre la realidad
Málaga, Editorial Sirio, 1988

Mis recuerdos de Ramana Maharshi
Recopilación de Sadhu Arunachala
Madrid, Trompa de Elefante, 2009

RAM DASS
Be Here Now
Three Rivers, MI: Three Rivers Press, 1971

The Only Dance There Is
Nueva York, Doubleday, 1974

RUMI, JALALUDDIN
Luz del alma
Madrid, Gaia Ediciones, 2001

Rumi, maestro de derviches
Recopilación de Al-Aflaki, Shamsud-din Ahmed
Madrid, Editorial Sufí, 1999

The Essential Rumi
Coleman Barks, trans.
Nueva York, HarperCollins, 1996

SEGAL, SUZANNE
Colisión con el infinito
Madrid, Gaia ediciones, 2019

SENG-TS'AN
El libro de la nada (Hsin-Hsin Ming)
Comentado por Osho.
Madrid, Gaia Ediciones, 2004

SHANKARA
Shankara's Crest-Jewel of Discrimination
Swami Prabhavananda & Cristopher Isherwood, trans.
Hollywood, CA, Vedanta Press, 1978

SOBOTTKA, STANLEY
A Course in Consciousness
http://faculty.virginia.edu/consciousness/home.html:2004

SUZUKI, D. T.
Ensayos sobre budismo zen
Buenos Aires, Editorial Kier, 1995

TAGORE, RABINDRANATH
Gitanjali
Palma de Mallorca, José J. de Olañeta (editor), 2004

TEILLARD DE CHARDIN, PIERRE
Le Milieu Divin
Londres, William Collins & Sons, 1962

TUNG-SHAN
The Record of Tung-shan
William F. Powell, trans.
Honolulu, Hawaii, University of Hawaii Press, 1986

VAUGHAN-LEE, LLEWELLYN
Sufismo: la transformación del corazón
Barcelona, Mandala & LapizCero, 2005

WAITE, DENNIS
The Book of One: The Spiritual Path of Advaita
Nueva York, O Books, 2003

WALSH, ROGER
Espiritualidad esencial
México, Editorial Alamah, 2002

WATSON, LYALL
La vida secreta de los objetos inanimados
Madrid, Susaeta 2000,

WEI WU WEI
El resto es esclavitud: La sabiduría del no yo
Vitoria, Ediciones La Llave, 2006

Escritos póstumos
Vitoria, Ediciones La Llave, 2006

El décimo hombre
Vitoria, Ediciones La Llave, 2006

Secreto abierto
Vitoria, Ediciones La Llave, 2006

Sabiduría trascendental
Vitoria, Ediciones La Llave, 2006

WILBER, KEN
Gracia y coraje: En la vida y en la muerte de Treya Killam Wilber
Madrid, Gaia Ediciones, 1995

Diario
Barcelona, Editorial Kairós, 2000

Sexo, ecología, espiritualidad: El alma de la evolución
Madrid, Gaia Ediciones, 2005

La pura conciencia del ser
Barcelona, Editorial Kairós, 2006

La conciencia sin fronteras:
Barcelona, Editorial Kairós, 1998

WU MEN
The Gateless Barrier: The Wu-men Kuan (Mumonkan)
Robert Aitken, trans.
Boston, Shambhala Publications, 2000

david carse vive en Vermont,
donde sigue trabajando como carpintero.
No imparte enseñanzas.

En esta misma editorial

Por RAM DASS

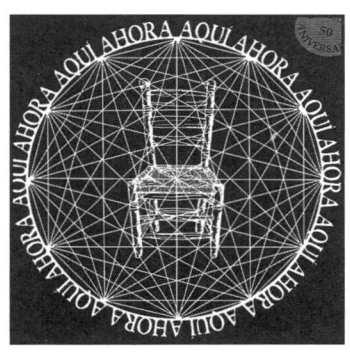

AQUÍ AHORA
RECUERDA

978-84-8445-859-3
412 páginas

AQUÍ AHORA fue una guía pionera en divulgar el Bhakti yoga (yoga de la devoción) en Occidente y en enseñar a los occidentales a convertirse en yoguis. Por su repercusión en el movimiento hippie y los subsiguientes movimientos espirituales, ha sido considerada «la biblia contracultural» y el texto más influyente de aquellos tiempos. Además de popularizar la expresión que le da título, AQUÍ AHORA ha influido en numerosos escritores y practicantes de yoga, incluyendo a Steve Jobs, Wayne Dyer o Lawrence Ferlinghetti, entre otros.

En esta misma editorial

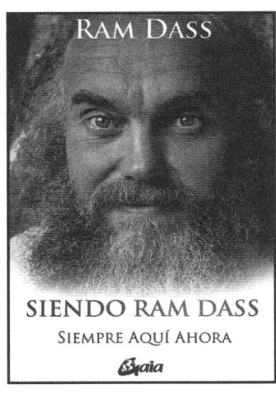

Por RAM DASS

SIENDO RAM DASS
SIEMPRE AQUÍ AHORA

978-84-8445-955-2
576 páginas

Siendo Ram Dass es el relato de la transformación y el despertar de Richard Alpert, un brillante profesor de psicología de la Universidad de Harvard que llegó a convertirse en Ram Dass, uno de los líderes espirituales más relevantes de nuestra época. Pero es también la crónica del nacimiento de la contracultura, de la exploración de la mente mediante el LSD y de los psicotrópicos en general, y de la difusión del Yoga y la espiritualidad oriental en Occidente.

En esta misma editorial

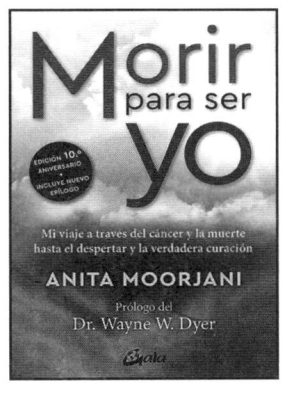

Por ANITA MOORJANI

MORIR PARA SER YO
MI VIAJE A TRAVÉS DEL CÁNCER Y
LA MUERTE HASTA EL DESPERTAR
Y LA VERDADERA CURACIÓN

978-84-1108-167-2
288 páginas

Un relato esclarecedor de lo que nos aguarda tras la muerte y el despertar final. Uno de los testimonios espirituales más lúcidos y poderosos de nuestro tiempo.

BESTSELLER DEL *NEW YORK TIMES*

«Es esta una historia de amor, un amor inmenso e incondicional con una visión revolucionaria de lo que somos en realidad, de por qué estamos aquí y de cómo podemos superar cualquier miedo o impulso negativo que esté marcando nuestras vidas».

En esta misma editorial

Por MICHAEL A. SINGER

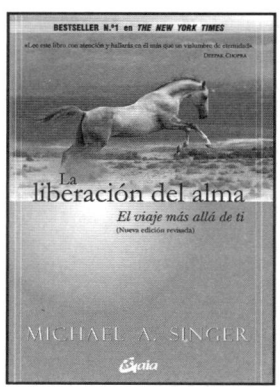

LA LIBERACIÓN DEL ALMA
EL VIAJE MÁS ALLÁ DE TI

978-84-8445-511-0
254 páginas

¿Quién eres tú realmente?

¿Cómo sería poder elevarte sobre tus barreras y vivir libre de limitaciones? ¿Qué puedes hacer cada día para liberarte y hallar paz interior? *La liberación del alma* ofrece una respuesta sencilla y profundamente intuitiva a esas cuestiones. Tanto si esta es la primera vez que exploras tu espacio interior como si has dedicado toda tu vida al viaje interno, este libro transformará tu relación contigo mismo y con el mundo que te rodea.

«En *La liberación del alma* Michael Singer emplea el Gnana Yoga (el yoga del intelecto) para llevarnos paso a paso hasta la Fuente con elegante simplicidad. Lee este libro con atención y hallarás en él más que un vislumbre de la eternidad». - Deepak Chopra

En esta misma editorial

Por RUPERT SPIRA

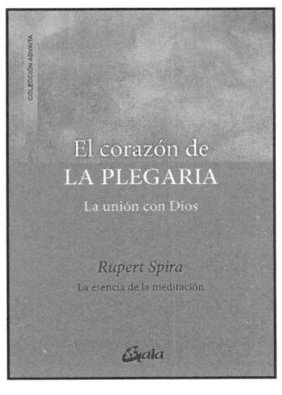

EL CORAZÓN DE LA PLEGARIA
LA ESENCIA DE LA MEDITACIÓN

978-84-1108-116-0
128 páginas

En *El corazón de la plegaria*, Rupert Spira profundiza en la comprensión de que la paz y la felicidad que anhelamos se hallan en el conocimiento de nuestro propio ser.

Basándose en las reflexiones desarrolladas previamente en sus obras *Ser consciente de ser consciente* y *Ser yo*, este nuevo volumen de la colección «*La esencia de la meditación*» explora otro aspecto esencial del ámbito meditativo: la unión con Dios, que tradicionalmente se ha abordado a través de la oración.

En esta misma editorial

Por RUPERT SPIRA

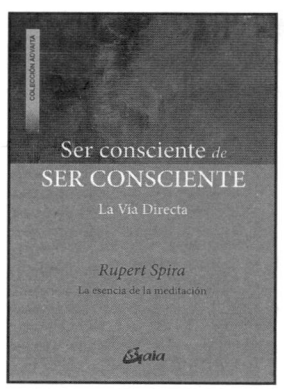

SER CONSCIENTE DE SER CONSCIENTE
LA VÍA DIRECTA

978-84-8445-771-8
128 páginas

Ser consciente de ser consciente explora nuestra experiencia primaria más íntima y familiar: el conocimiento de nuestro propio ser o el conocimiento que la conciencia tiene de sí misma a través de nosotros.

En esta misma editorial

Por SUZANNE SEGAL

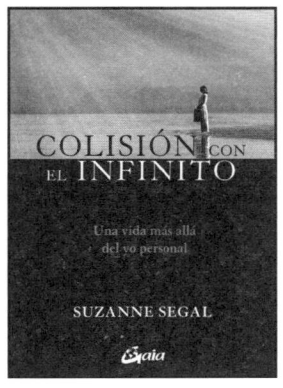

COLISIÓN CON EL INFINITO
UNA VIDA MÁS ALLÁ DEL YO PERSONAL

978-84-8445-796-1
256 páginas

Al igual que le sucedió a Ramana Maharshi, la realización de Suzanne Segal se produjo de forma abrupta e inesperada y sin ningún tipo de preparación. Estaba esperando el autobús tranquilamente y, en un instante, dejó de ser alguien; su identidad personal como Suzanne Segal desapareció en un chasquido.

En esta autobiografía, Suzanne describe sus esfuerzos y dificultades para comprender y afrontar esta extraordinaria transformación hasta alcanzar la realización de su auténtica naturaleza.

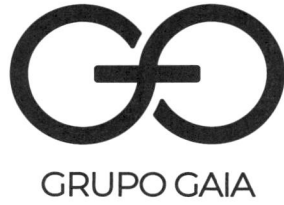

GRUPO GAIA

Para más información
sobre otros títulos de
GAIA EDICIONES

visita
www.grupogaia.es
Email: grupogaia@grupogaia.es
Tel.: (+34) 91 617 08 67